Johannes Huber

Die Gesundheit der Frau

UEBERREUTER

Univ.-Prof. DDr. Johannes Huber

Geboren 1946. Medizin- und Theologie-Studium. Universitätsklinik für Frauenheilkunde der Universität Wien, Leiter der klinischen Abteilung für Gynäkologische Endokrinologie, Allgemeines Krankenhaus. Forschungsschwerpunkte sind gynäkologische Endokrinologie, altersspezifische Veränderungen des weiblichen Organismus in der Menopause und damit auch die Hormonabhängigkeit von Alterungsprozessen sowie entsprechende Gegenstrategien. Zahlreiche Buchveröffentlichungen, zuletzt „Das Ende des Alterns".

ISBN 978-3-8000-7389-4

Covergestaltung: Martin Gubo, Wien
Coverfoto: Getty Images / Helen McArdle

Druck: MKT Print, Slovenija
7 6 5 4 3 2 1

Ueberreuter im Internet: www.ueberreuter.at

Inhalt

15. Kapitel
DER NEUE CODE DES LEBENS

16. Kapitel
DIE GENOM-MEDIZIN

Vorwort

Im Jahr 2008 würde Simone de Beauvoir ihren hundertsten Geburtstag feiern. Sie war knapp über vierzig, als sie ihr berühmtestes Buch präsentierte: „Das andere Geschlecht." Sie widerlegte darin die Behauptung, es gäbe so etwas wie eherne Gesetze, die „Frausein" zu einem Schicksal mit beschränkten Möglichkeiten machten. Wenn man Frauen körperliche und geistige Limitierungen einredet, darf man sich nicht wundern, wenn sie aus dem sorgfältig gezimmerten Rahmen steigen. So ihre Botschaft. Drei Jahre lang arbeitete Simone de Beauvoir an ihrem Buch und trug in einem ungeheuren Kraftakt unzählige Belege aus allen Bereichen zusammen – aus Geschichte, Politik, Psychiatrie und auch Biologie. Und wollte damit beweisen, dass es keine Notwendigkeit dafür gäbe, dass nur eine Hälfte der Menschheit – die männliche – regiert, predigt, malt, schreibt, wählt oder lehrt.

Vor allem, wenn man bedenkt, dass Frauen länger leben. Die durchschnittliche Lebenserwartung steigt alle fünf Jahre um ein zusätzliches Jahr an – dabei gehen die Frauen in Führung. 2006 betrug in Österreich die durchschnittliche Lebenserwartung der Männer 77,1 Jahre, für Frauen betrug sie bereits 82,7 Jahre. Und (männliche) Mediziner müssen zugestehen: In der zweiten Lebenshälfte übertrifft die Frau nicht nur an Lebenserwartung den Mann, sie ist in dieser Lebensphase auch geistig fitter, aktiver und gesünder. Im Jahre 2006 waren in Österreich 1,816.993 Menschen über 60 Jahre, davon waren 766.053 Männer und 1,050.940 Frauen. Im Jahre 2050 wird dieser Anteil auf 3,526.074 ansteigen, wobei 1,493.674 Männer 2,032.400 Frauen gegenüberstehen. In Deutschland ist es ähnlich, der Bevölkerungsanteil von über 60-Jährigen im Jahre 2006 betrug 20,540.098, davon waren 8,850.629 Männer und 11,689.469 Frauen. Im Jahre 2050 wird dieser Anteil auf 28,699.525 ansteigen, wobei 13,393.369 Männer 15,306.156 Frauen gegenüberstehen.

Damit übernimmt das „andere Geschlecht" – jahrtausendelang benachteiligt – die biologische Führung in einer neuen Zeit, die von der Verlängerung der Lebensspanne geprägt sein wird. Die Frau organisiert ihr biologisches (Über)leben mit Hilfe von Werkzeugen, die ihr – ganz im Sinne der Darwin'schen Evolution – von Mutter Natur zur Erhaltung der Art mitgegeben wurden – und die dem Mann fehlen.

Das ist eine Erklärung, warum Frauen länger leben als Männer: Der weibliche Körper ist – aus den evolutionären Gründen der Fortpflanzung – leistungsfähiger und anpassungsfähiger. Er hat mehr Funktionen und ist in der Lage, Gen-Programme zu aktivieren, die es im Körper des Mannes nicht gibt. Unabhängig davon, ob eine Frau schwanger wird oder nicht, hat sie von der Natur eine Reihe biologischer Privilegien bekommen.

Ein Wunderwerk ist der Körper der Frau und es bleibt unverständlich, warum sich über Jahrtausende der simplere männliche Organismus zum Beherrscher des höher differenzierten weiblichen Geschlechtes aufgespielt hat.

So kann die Frau im Unterschied zum Mann in ihrem Körper Nahrung produzieren, um ihr Kind zu stillen. Dies ist eine Meisterleistung der Natur: Die Muttermilch ist besser als jedes Nahrungsmittel genau auf die Bedürfnisse des Kindes abgestimmt. Sie enthält außerdem Schutzproteine, um einerseits das Neugeborene vor den Gefahren einer Infektion zu schützen und andererseits das Wachstum des Babys anzuregen. Dafür hat die Evolution ein geniales Konzept entwickelt, das allerdings nur im weiblichen Körper aktiviert ist. Diese Höchstleistung, der letzten Endes das menschliche Geschlecht ihr Überleben verdankt, hat allerdings auch einen Preis: Frauen erkranken häufiger an der Brust als Männer.

Vor 5000 Jahren gab es noch keine Babynahrungen von Milupa, Nestlé Alete. Die Stillzeit, aber auch die Schwangerschaft verbrauchen viel Energie, die in der Vorkonsumära nicht immer garantiert war. Deswegen entwickelte der weibliche Organismus ein Programm, das Energie – auch für lange Belastungen – verfügbar hält. Männer haben in ihrem Energiehaushalt nicht jenen langen Atem, über den die Frau verfügt. Allerdings gibt es auch hier eine Schattenseite: Die Frau kann mitunter mehr Gewichtsprobleme bekommen als der Mann.

Dass Nerven in unserem Gehirn nachwachsen können, galt lange Zeit in der Medizin als unmöglich. Im weiblichen Gehirn ist es jedoch Realität. Bestimmte Hormone sind dafür verantwortlich, die in diesem Muster nur bei der Frau freigesetzt werden. Sie bewirken, dass noch im Geruchszentrum im Gehirn erwachsener Frauen Nerven nachgebildet werden – ein Vorgang, vor dem die neurologische Wissenschaft mit großem Staunen steht.

Im Erwachsenenalter sind unsere Organe ausgebildet. Keines ist dann in der Lage, neu zu entstehen oder weiterzuwachsen – es sei denn unter krankhaften Zuständen. Die Gefahr für den Körper wäre viel zu groß, dass durch ungebremstes Wachstum der Gesamtorganismus Schaden erleidet. Der weibliche Körper hingegen besitzt die einmalige Fähigkeit, ein ausgebildetes Organ – die Gebärmutter – massiv wachsen und wieder schrumpfen zu lassen. Um das Kind beherbergen zu können, vergrößert die Gebärmutter in beeindruckender Weise ihr Volumen und schrumpft nach der Geburt wieder auf die Größe einer Birne. Dahinter liegt ein ausgeklügeltes und kompliziertes genetisches Programm. Allerdings gibt es auch hier eine kleine Schattenseite: Manchmal funktioniert die Größenkontrolle doch nicht ganz präzise – die Entstehung von Myomen ist die Folge.

Damit sich die Schwangerschaft ungestört entwickeln kann, muss die Gebärmutter ruhiggehalten werden. Dafür setzt der weibliche Organismus eines der ältesten Moleküle ein: das Stickoxid, das wegen seiner Kleinheit überall im Körper durchkommt und schnelle Botschaften vermittelt. Mit diesem Gas wird nicht nur die Gebärmuttermuskulatur entspannt, sondern auch die Muskulatur der Blutgefäße. Und davon profitiert auch das Herz-Kreislauf-System der Frau: Es ist geschützter und langlebiger.

Die Frau hat bekanntlich ein Stück Chromosom mehr als der Mann. Ob dieses letztendlich auch für die Überlegenheit des weiblichen Körpers gegenüber dem des Mannes verantwortlich ist, wird von der Wissenschaft diskutiert. Diese biologische Dialektik der weiblichen Überlegenheit auf der einen Seite und der höheren Störanfälligkeit auf der anderen Seite soll in diesem Buch dargestellt werden. Gleichzeitig zeigt das Buch Möglichkeiten auf, wie Defizite kompensiert werden können. Dafür werden einerseits frauenspezifische Strategien vorgestellt. Und andererseits allgemeine Empfehlungen, die Frauen helfen können, die immer länger werdende Lebensperiode gesund und attraktiv zu gestalten. Und diese gelten übrigens auch für den Mann ...

Wie Sie dieses Buch benützen können

Sie können dieses Buch entweder von vorn bis hinten lesen oder jeweils nur das Kapitel auswählen, das gerade für Sie von besonderem Interesse ist. Das Buch gliedert sich in mehrere Teile: Kapitel 1 bis 12 beziehen sich im Wesentlichen auf die Gesundheit der Frau und zeigen, welchen Einfluss vor allem die weiblichen Sexualhormone auf die Organe der Frau haben. Und welche gesundheitlichen Konsequenzen sich daraus für Frauen ergeben können. Kapitel 13 und 14 stellen zwei bewährte Strategien vor, mit denen Sie viel für Ihre Gesundheit tun können.

Die letzten zwei Kapitel helfen beim Verständnis der im Text zuvor vorgestellten Prinzipien. Kapitel 15 „Der neue Code des Lebens" erklärt, warum nicht nur unsere Chromosomen über Gesundheit und Krankheit entscheiden, sondern auch die „Verpackung" unserer Gene. Kapitel 16 „Die Genom-Medizin" zeigt, wie vielschichtig die genetische Steuerung ist. Dass Gene, die wichtige Funktionen des Körpers steuern, gleichzeitig im Dienst der Fortpflanzung stehen.

1. Kapitel
Das weibliche Herz

Warum es stärker ist, aber manchmal unregelmäßig schlägt

Im April des Jahres 1967 sitzen zwei hohe Funktionäre der Boston Athletic Association auf dem Rücksitz eines Pressewagens. Ihre Aufgabe besteht darin, Sportler zu fördern. An diesem Tag sehen sie aber ihre Aufgabe darin, den Läufer mit der Startnummer 261 an der Teilnahme des Bostoner Marathons zu hindern. Der einzige Grund: Läufer Nr. 261 ist eine Frau. Die Teilnahme war ihr – offensichtlich aus biologischen Gründen – untersagt. Diese Information hatte den Funktionären ein Fotograf gesteckt. Läufer Nr. 261 hatte sich unter dem Namen K. V. Switzer angemeldet. Niemand war auf die Idee gekommen, dass es Kathrin V. Switzer sein könnte, eine Frau. Mit Mütze und Jogging-Anzug trat also Nr. 261 an die Startlinie. Nach zwei Meilen sprangen die Funktionäre aus dem

Wagen, stürmten auf Nr. 261 zu und schrien: „Verschwinde, verdammt noch mal, aus dem Rennen!" Womit sie nicht gerechnet hatten: Tommy Miller, Hammerwerfer, Marathonläufer und Freund von Kathrin Switzer, tauchte plötzlich auf. Die Funktionäre landeten am Straßenrand. Und Switzer lief den Marathon zu Ende. Sie bewies damit, dass sein kann, was nicht sein darf: Frauen können ebenfalls Marathon laufen, auch wenn Generationen von Ärzten erklärt hatten, warum das eine körperliche Unmöglichkeit sei. Das Bild von K. V. Switzer ging damals um die ganze Welt. Und 17 Jahre später, 1984, wurde der Frauen-Marathon eine olympische Disziplin.

Die Geschichte der Marathonläuferin Kathrin Switzer zielt ins Herz des Problems: Dass nämlich das Kreislaufsystem der Frau bis dato unbekanntes Terrain war und dass es keineswegs so ist, wie man sehr lange auch in der Medizin dachte: Dass das biologische Herz der Frau dem des Mannes unterlegen wäre.

Warum das weibliche Herz geschützter ist als das männliche

Weibliche Herzen haben große und raffinierte Energiereserven, sind belastungsfähiger als männliche, erkranken nicht so häufig und verkalken – wie auch die Blutgefäße – seltener. Herzinfarkte in der ersten Lebenshälfte sind bei Frauen – verglichen mit Männern – eine Rarität. Ereignen sie sich dennoch, so werden sie auf Grund der Seltenheit aber leider nicht ernst genommen.
Warum leistet sich die Evolution diesen Unterschied? Warum privilegiert sie das Herz der Frau und nicht das des Mannes? Die Antwort darauf ist einfach: Die Frau ist für die Erhaltung der Art wichtiger und wird daher von Mutter Natur auch besser geschützt. Und zwar durch dieselben Botenstoffe oder Hormone, die auch für die Fortpflanzung verantwortlich sind. Auch beim Herzen ist jener Mechanismus im Gange, der an anderen Organen beobachtet werden kann: Die Steuerungshormone der Fruchtbarkeit sind gleichzeitig auch die Schutzfaktoren des Herzens. Die Evolution hat ein vorrangiges Ziel – die Fortpflanzung. Je mehr Aufgaben für die Erhaltung der Art übernommen werden, umso mehr Schutzmechanismen treten auf den Plan.

Wie Hormone das Herz der Frau schützen

Fortpflanzungshormone schützen in vielfältiger Weise Herz und Blutgefäße: Sie senken den Cholesterinspiegel, normalisieren den Blutdruck und erweitern Arterien und Venen. Sie tun dies, weil sie von Natur aus ein vorrangiges Ziel haben: optimale Bedingungen für Schwangerschaft und Geburt zu schaffen. Die weiblichen Sexualhormone bringen der Frau – auch über die Wechseljahren hinaus – einen enormen gesundheitlichen Vorteil. Auch wenn sie nicht immer schwanger ist oder wird, kann sie dennoch auf diese Schutzfaktoren zählen. Eigentlich würden sich diese Botenstoffe zur Behandlung von Herz-Kreislauf-Problemen eignen. Und zwar überall dort, wo ein Mangel an Eierstockhormonen die Beschwerden auslöst.

Geht man davon aus, dass die Hormone der Fortpflanzung gleichzeitig auch die Schutzhormone des Herzens sind, dann stellt sich natürlich die Frage, über welche Mechanismen dies abläuft.

Warum Hormone die Blutgefäße erweitern

Jene Hormone, die die Fortpflanzung steuern, schützen auch Herz und Gefäße der Frau: Sie senken den Cholesterinspiegel, normalisieren den Blutdruck und erweitern Arterien und Venen.

Die Weitstellung der Blutgefäße, also der Arterien und Venen, ist für die bessere Durchblutung der Gebärmutter, für ihre Anpassung an die Schwangerschaft, aber auch für die Aktivität des Eierstocks und des Gelbkörpers wichtig. Diese natürliche Dehnung der Blutgefäße wird durch die gleichen Fruchtbarkeitshormone bewirkt, die auch für den Eisprung und für den Beginn der Schwangerschaft mitverantwortlich sind. Die Hormone der Reproduktion fördern also gleichzeitig auch die Fitness im Herzen – um eben die Fortpflanzung mit einem geschwächten Herzen nicht in Frage zu stellen oder zu gefährden.

Alfred Nobel: „Just say NO“

Alfred Nobel, der an starken Durchblutungsstörungen am Herzen litt, vertraute kurz vor seinem Tod dem Tagebuch an, dass es für ihn eine Paradoxie des Schicksals wäre, wenn ihm die Ärzte jene chemischen Verbindungen verschrieben, die er selbst ein Leben lang erforschte, nämlich die sogenannten Nitroverbindungen.

Aus diesen Nitroverbindungen spaltet sich ein ganz kleines Molekül ab, das Stickoxid, welches vom Östrogen des Eierstockes angeregt wird und gleichzeitig die Blutgefäße erweitert. Von der Amerikanischen Akademie der Wissenschaften wurde Stickoxid – mit der chemischen Formel „NO“ – 1993 sogar zum „Molekül des Jahres“ gewählt.

„Just say NO," Unter diesem Titel publizierte das Fachmagazin Science diese Ankündigung, dass das kleine, aus nur zwei Atomen bestehende Molekül, eben zur Verbindung des Jahres gewählt wurde. Das Stickoxid (NO) steht unter der Kuratel des Östrogens, es wird von den Eierstockhormonen mitgesteuert und erfüllt zahlreiche Aufgaben im menschlichen Körper. Allerdings – noch vor einem Jahrzehnt – hatte es einen ganz schlechten Leumund. Damals war dieses Gas verpönt und galt als Abbauprodukt der Verbrennungsmotoren. Es wurde für den sauren Regen und für die Zerstörung der Ozonschicht mitverantwortlich gemacht. In der Zwischenzeit hat sich seine Reputation gebessert: Stickoxid ist als lebenswichtiger Signal-Überträger erkannt worden: Es reguliert nicht nur die Durchblutung und erfüllt eine wichtige Aufgabe für die Gebärmutter und die Schwangerschaft, sondern spielt auch eine große Rolle im Immunsystem. Denn Stickoxid befähigt die Abwehrzellen, Viren und Bakterien abzutöten.

> Stickoxid (NO) wird auch hormonell gesteuert und erfüllt zahlreiche Aufgaben im menschlichen Körper.

Warum Alpha-Tiere besser dran sind

Bei Schmerz und Stress verkrampfen sich Blutgefäße und Herz. Was wesentlich zur Entstehung von Arteriosklerose und Herz-Kreislauf-Erkrankungen beiträgt. Diese Erkenntnisse stammen aus der Beobachtung von Cynomolgus-Affen. Zum ersten Mal konnten Wissenschafter nachweisen, dass ein Molekül mit dem Namen Acetylcholin auf die Blutgefäße eine doppelte Wirkung ausübt: Einerseits verkrampft es bei Stress und Schmerz die Herzkranzgefäße, andererseits bewirkt es aber auch, dass die Zellen an der Innenwand der Arterien vermehrt Stickoxid-Gas freisetzen. Und dieses wiederum entfaltet eine entgegengesetzte, nämlich eine die Gefäße erweiternde Wirkung.

Wenn ein männliches Tier bedroht wird und um sein Leben kämpft, so ziehen sich kurzfristig die Blutgefäße des Herzens zusammen. Aber schon kurze Zeit später wird in den Arterien Stickoxid freigesetzt, sodass sich das Herz-Kreislauf-System wieder entspannt. Dies sieht man in besonderer Weise bei den „Alpha-Tieren", zum Beispiel bei jenen Affen, die in ihrer Gruppe die obersten Plätze der hierarchischen Rangordnung einnehmen.

Völlig anders funktionieren die biologischen Mechanismen bei den „Omega-Männchen", die in der Hackordnung niedriger platziert sind. Sie haben nur bedingt Zugang zur Nahrung und zum weiblichen Geschlecht. Dadurch kommen sie in eine chronische Stresssituation, die zu einer höheren Cortisol-Ausschüttung der Nebenniere führt. Dies verändert den Acetylcholin-Effekt dramatisch: Kränken sich die Omega-Männchen, so setzen sie zunächst auch Acetylcholin frei, das eine Verkrampfung der Gefäße bewirkt. Allerdings folgt darauf nicht – wie bei den Alpha-Männchen – eine Erweiterung der Blutgefäße. Fazit: Die Blutgefäße der Omega-Männchen bleiben verspannt, die Durchblutung ist reduziert und die Anfälligkeit für Herz-Kreislauf-Erkrankungen steigt.

Diese Beobachtungen aus dem Tierreich lassen sich auch auf den Menschen übertragen. Denn auch in der menschlichen Gesellschaft herrschen der Wettbewerb und das Gesetz von Darwin, wonach der Stärkere überlebt. Und auch hier gilt: Alpha-Menschen haben gegenüber Omega-Menschen in puncto Gesundheit die besseren Karten.

Östrogene rüsten für den Lebenskampf

Allerdings besteht im menschlichen Gehege ein großer Unterschied zwischen Omega-Männchen und Omega-Weibchen: Letztere haben einen Schutzfaktor, der den Omega-Männchen fehlt – nämlich das Fortpflanzungshormon Östrogen. Dieses entspannt beim Omega-Weibchen die Blutgefäße. Und damit verkraften Frauen – zumindest vonseiten des Herzens – die Bosheiten des Lebens besser als die Männer. Das bedeutet: Durch Östrogene kann der Gefäßkrampf, den das Stresshormon Acetylcholin auslöst, überwunden werden. Somit geht Frauen die Hackordnung des Lebens nicht so sehr ans Herz wie den Männern.

> Frauen geht die Hackordnung des Lebens nicht so sehr ans Herz wie Männern.

Dieser Mechanismus, von dem alle Frauen im gebärfähigen Alter profitieren, ist ebenfalls mit der Reproduktion zu begründen. Ziel ist es dabei, die Gebärmutter – einen großen Muskel – in der Zeit der Schwangerschaft zu entspannen, um Frühgeburten zu vermeiden. Und diesen Job verrichtet eben das Stickoxid. Innerhalb von neun Monaten erweitert sich die Gebärmutter der Frau von der Größe einer Birne auf mehr als einen halben Meter. Was ein wahres Wunderwerk der Natur ist. Jedes Organ, das so schnell wächst, muss verständlicherweise ausreichend mit Blut versorgt werden. Für das Kreislaufsystem ist dies eine enorme Herausforderung: Nicht nur die entsprechenden Blutgefäße müssen angelegt werden, sondern es muss auch die Durchblutung der Organe sichergestellt werden. Stickoxid, das uralte Gas, wurde von der Evolution eben für diese Aufgabe abgestellt. Es erweitert die Blutgefäße der Gebärmutter und sichert damit die Versorgung der Schwangerschaft.

Allerdings ist von diesem Mechanismus nicht alleine das Blutgefäßsystem der Gebärmutter betroffen. Der erweiternde Schutzeffekt betrifft auch andere Organe, wie das Herz, die Leber, die Milz und die Nieren. Dadurch sind diese vor der Verkalkung geschützter als die Organe des Mannes.

Was Östrogen und Sport gemeinsam haben

Die Fortpflanzung schützt also das weibliche Herz. Um es im Fachjargon zu erklären: Östrogen, ein wichtiges Hormon der Reproduktion und der Schwangerschaft, stimuliert ein bestimmtes Enzym, nämlich die „endotheliale NO-Synthase". Dieses sorgt für die Bildung des Stickoxids, das dann in die Muskelzelle strömt und dort für die Gefäßentspannung sorgt. Stickoxid entsteht aus der Aminosäure Arginin, die sich dabei in Citrulin umwandelt. Arginin ist sozusagen die Muttersubstanz des gefäßerweiternden Stickoxids. Diese Aminosäure spielt auch im Sport eine wichtige Rolle, da sie offensichtlich die Muskelarbeit verbessert, die Durchblutung fördert und die körperliche Leistungsfähigkeit erhöht.

Sport und Östrogene haben damit eines gemeinsam: Sie verbessern die Durchblutung, indem sie die Blutgefäße erweitern.

Dass sportliche Aktivitäten für das Herz-Kreislauf-System gesund sind, ist seit langem bekannt. Die Erkenntnis, dass Sport eine ähnliche Wirkung hat wie das Fortpflanzungshormon Östrogen, ist dagegen relativ neu. Denn auch beim Laufen, beim Schwimmen oder bei anderen Sportarten wird jenes Stickoxid freigesetzt, dessen sich auch das Östrogen bedient, um die Gebärmutterdurchblutung sicherzustellen. Beim Sport allerdings entsteht der durchblutungsfördernde Effekt durch die „Arterien-Massage" des zirkulierenden Blutes aus. Strengt man sich bei sportlicher Aktivität an, so fängt das Herz an schneller zu schlagen. Da mehr Blut in den Muskel transportiert wird, fließt dieses auch schneller in den Gefäßen. Dadurch wird wiederum die Innenauskleidung der Blutgefäße „massiert". Diese Endothel-Massage (Endothel ist die innere Auskleidung der Blutgefäße) bewirkt – ebenso wie Östrogen – eine verstärkte Stickoxid-Freisetzung. Damit erweitern sich die Blutgefäße und stellen die für den Sport notwendigen Höchstleistungen sicher. Sport und Östrogene haben damit eines gemeinsam: Sie verbessern die Durchblutung, indem sie die Blutgefäße erweitern. Östrogen fördert die Durchblutung allerdings nur bei der Frau – und zwar im Interesse der Fortpflanzung. Der Mann kann sich in dieser Beziehung nicht auf die Wirkung des Östrogens verlassen. Und muss daher auf Sport setzen.

Die Schattenseiten des Schutzeffekts

Das Power-Duo Stickoxid und Östrogen entspannt und erweitert die Blutgefäße – im Unterleib, aber auch in vielen anderen Organen des weiblichen Körpers. Selbst die kleinen Kanäle im Auge, welche das Kammerwasser kontrollieren, sind von diesem Effekt betroffen. Auch dort kann Östrogen entspannend wirken und den Augendruck senken. Entspannung bewirkt das Stickoxid auch im Darm, wo es allerdings zur Geblähtheit und Flatulenz führen kann. Manche Frauen leiden besonders vor der Regel darunter. Damit hat dieser Mechanismus ein Yin-Yang-Gesicht, das auch Schattenseiten beinhaltet. Östrogen erweitert durch die Freisetzung von Stickoxid auch die Venen in den Beinen. Das ist der Grund, warum Frauen häufiger Krampfadern bekommen als Männer. Vor allem nach der Schwangerschaft beobachten manche Frauen ein Durchscheinen der kleinen und der größeren Venen als Folge eines hohen Östrogenspiegels. Aber auch hormonelle Verhütung kann zu Lasten der Beine gehen: Östrogen in der Pille kann zu einer Erweiterung der Venen führen. In der Folge entstehen Besenreiser und manchmal sogar Krampfadern.

Im Darm kann eine zu intensive Entspannung Probleme machen. Sie können allerdings durch einen Gegenspieler des Östrogens, nämlich durch das Hormon Progesteron, gemildert werden. Progesteron hemmt die Wirkung des Östrogens auf das Stickoxid, es verstärkt den Tonus der Blutgefäße und auch des Darmes. Daher können prämenstruelle Darmprobleme und Beschwerden durch die Gabe von Progesteron gebessert werden.

Wo Stickoxid noch für Entspannung sorgt

Dieses kleine Gas NO, das die bessere Durchblutung der Gebärmutter garantiert, ist letzten Endes auch jenes Molekül, dessen sich Viagra bedient. Denn der Eröffnungsmechanismus der Venen des männlichen Gliedes wird ebenfalls durch Stickoxid beeinflusst. Die Verschlussmuskulatur des Penis erschlafft durch NO. Dadurch füllt er sich vermehrt mit venösem Blut – die Erektion entsteht.

> Stickoxid, das die bessere Durchblutung der Gebärmutter garantiert, ist auch jenes Molekül, dessen sich Viagra bedient.

Gleiches passiert übrigens in den Muskeln der Blase: Auch sie werden durch das Stickoxid entspannt. Probleme, die im Rahmen der Reizblase auftreten, können so gemildert werden. Der gute Behandlungserfolg mit Östrogenen an der Blase beruht auch auf der blutgefäßerweiternden Wirkung des Stickoxids.

Diese Entspannung tut – wie schon erwähnt – auch dem Auge gut. Normalerweise beträgt der Augendruck 16 mmHg und wird vom Durchmesser eines Kanals – dem Schlemm'scher Kanal – gesteuert, der die Augenflüssigkeit direkt in die Blutgefäße abführt. Der Widerstand dieses Kanals ist für den Augendruck mitverantwortlich. Wird der Kanal erweitert, so fließt mehr Flüssigkeit ab, der Augendruck sinkt. Die Zellen des Schlemm'schen Kanals besitzen ebenfalls glatte Muskelzellen und haben damit eine Ähnlichkeit zur Muskulatur der Blutgefäße und der Gebärmutter. Wie dort bewirkt das Östrogen auch hier eine Entspannung, was sich günstig auf die Senkung des Augendrucks auswirkt. Dies ist vor allem bei Glaukompatientinnen wichtig. Steigt der Augendruck mit Beginn der Menopause an, so ist eine Östrogenbehandlung zu überlegen.

Warum der Blutdruck in den Wechseljahren schwankt

Stickoxid senkt also nicht nur den Druck in der Gebärmutter, sondern auch in den Blutgefäßen. Dadurch tritt Bluthochdruck bei Frauen seltener auf als bei Männern. In der Lebensmitte jedoch, nach den Wechseljahren, benötigt der weibliche Körper keine Ruhigstellung der Gebärmutter mehr, da die Fortpflanzungsperiode abgeschlossen ist. Deshalb werden die dafür verantwortlichen Hormone – die Fortpflanzungshormone – eingespart. Damit bleibt der schützende Effekt auf das Herz und auf die Blutgefäße auf der Strecke. Die Entspannung, welche durch das Stickoxid bewirkt worden war, fällt weg. Dies ist einer der Gründe, warum manche Frauen in den Wechseljahren über einen Anstieg des Blutdrucks berichten, der ihnen völlig unerklärlich erscheint. Der schwankende Blutdruck ist ein häufiges Symptom der Wechseljahre und beruht auf der fehlenden Wirkung des Gases NO. Führt man in der Menopause Östrogen zu, so wird die Bildung von Stickoxid wieder angeregt. Die Folge: Der Blutdruck normalisiert sich wieder.

Einen ähnlichen Effekt auf das Herz-Kreislauf-System hat übrigens auch Melatonin, ein Hormon der Zirbeldrüse. Studien zeigen, dass Melatonin zusammen mit der Hormonersatztherapie nicht nur den Blutdruck, sondern auch den sogenannten „Pulsationsindex", also den Druck zwischen zwei Herzschlägen, senkt. Damit wäre die Kombination von Melatonin und Östrogen bei Frauen, die während der Wechseljahre einen hohen Blutdruck entwickeln, überlegenswert.

Östrogen und Melatonin können einen erhöhten Blutdruck senken.

Hatte eine Frau immer einen normalen Blutdruck, der allerdings mit Ausbleiben der Regel plötzlich zu schwanken beginnt und ansteigt, so liegt der Verdacht nahe, dass der Östrogenmangel auch zu einem Stickoxidmangel führt und dass dies eine Ursache für Blutdruckschwankungen wäre. Normalisiert sich durch eine Östrogengabe der Blutdruck, so ist das Hormondefizit die Ursache für das Übel gewesen. Eine internistische Untersuchung ist aber in jedem Fall sinnvoll.

Warum das weibliche Herz unregelmäßiger schlägt

Der plötzliche Herztod eines jungen Mädchens während der Fußball-Europameisterschaft in Wien hat erneut das Licht auf ein schon lange bekanntes Phänomen geworfen: Frauen haben zwar ein „geschütztes" Herz, allerdings leiden sie auch häufiger an Herzrhythmusstörungen. Diese können bei großer Aufregung mitunter sogar bis zum plötzlichen Herztod führen. Nach jedem Herzschlag benötigt die Frau eine längere Zeit, um jene elektrischen Verhältnisse wiederherzustellen, die eine erneute Muskelkontraktion des Herzens benötigt. Im EKG wird dieser Zeitraum als QT-Intervall bezeichnet. Ist das QT-Intervall verlängert, so ist die Störanfälligkeit für plötzlich auftretende, unregelmäßige Kontraktionen des Herzens größer. Männer haben ein kürzeres QT-Intervall, deswegen sind sie auch widerstandsfähiger gegenüber der Unregelmäßigkeit des Herzschlags. Dieser Geschlechtsunterschied beginnt in der Pubertät manifest zu werden: Der QT-Abstand verkürzt sich bei Buben, bleibt allerdings bei Mädchen verlängert. Grund dafür scheint das Sexualhormon Testosteron zu sein, welches im männlichen Hoden produziert wird. Buben verfügen verständlicherweise über einen höheren Testosteronspiegel als Mädchen. Dieser Unterschied im Hormonhaushalt wirkt sich auch auf den Herzschlag aus.

> Medikamente können die Anfälligkeit der Frau für Rhythmusstörungen zusätzlich verstärken.

Manche Medikamente verstärken übrigens noch diese höhere Anfälligkeit der Frau für Rhythmusstörungen. Dazu zählen zum Beispiel Antihistaminika, Kalziumantagonisten gegen Bluthochdruck und bestimmte Psychopharmaka.

Der kleine Cholesterin-Unterschied von Frauen und Männern

Der Cholesterinspiegel der Frau ist niedriger als der des Mannes – zumindest in der ersten Lebenshälfte. Dadurch ist das Herz-Kreislauf-System der Frau geschützter. In den Wechseljahren hingegen steigt der Cholesterinwert plötzlich und unerwartet an, selbst wenn sich Ernährung und Lifestyle nicht geändert haben. Auch dieser Mechanismus ist aus der Fortpflanzung erklärbar:

Für die Schwangerschaft, aber auch für die Hormonproduktion, benötigt der weibliche Körper Cholesterin und Fettsäuren. Östrogene verstärken den Einbau von Cholesterin in verschiedene Zellen, vor allem in den Mutterkuchen und in den Embryo. Dadurch verkürzt sich die Verweildauer des Cholesterins im mütterlichen Organismus. Fällt das Östrogen ab, so steigt der Cholesterinspiegel an. Viele Frauen sind darüber verwundert und bringen dies – wie manche Ärzte auch – zunächst nicht mit den Wechseljahren in Verbindung. Vergleicht man den Cholesterinspiegel von Männern und Frauen vor dem 50. Lebensjahr, so haben etwa 40-jährige Männer häufiger einen erhöhten Cholesterinwert. Bei Frauen mit normalen Eierstockfunktionen ist dies selten. Kommt allerdings die Frau in die Wechseljahre, so steigt scheinbar unerklärlich das Cholesterin an, da seine Verwertung in den Zellen reduziert ist.

Warum die Frau Cholesterin benötigt

Jeder weiß, dass Cholesterin und Fette die Killer unserer Blutgefäße sind. Andererseits sind sie aber auch für die Hormonproduktion in der Schwangerschaft und die Entwicklung des Embryos essenziell. Cholesterin ist ein wichtiger Baustein des Embryos. Der weibliche Körper stellt daraus Membrane her, die jede Zelle umgeben. Deswegen hat die Frau Mechanismen entwickelt, um das Cholesterin aus dem Blut sofort in die Gebärmutter und in das heranwachsende Kind umzuleiten. Dieser zügige Einbau von Cholesterin und Blutfetten im Mutterkuchen und im heranwachsenden Embryo setzt in den Arterien der Frau Cholesterin und Blutfette rasch um.

Die Blutfette werden nicht nur für die Schwangerschaft gebraucht, sondern auch für die Hormonproduktion. Denn auch die Sexualhormone des weiblichen Organismus, Östrogen und Progesteron, entstehen aus Cholesterin. Der Umbau der Blutfette ist im weiblichen Organismus um einiges höher als im männlichen. Arbeiten die Eierstöcke normal, so werden dort ausreichend Geschlechtshormone produziert. Cholesterin, das hier seine Funktion erfüllt, verweilt nur für kurze Zeit in den Blutgefäßen der Frau. Das heißt: Die Frau hat mehr Verwertungsmöglichkeiten für Blutfette und Cholesterin. Und deswegen sind diese auch nicht so schädlich für die Gefäße.

Die aus dem Cholesterin hergestellten Geschlechtshormone, vor allem Östrogen und Progesteron, haben einen direkten Schutz für die Zellen des weiblichen Organismus: Sie hemmen Entzündungen und besitzen eine dem Aspirin ähnliche Wirkung. Der Körper der Frau verwertet Blutfette also nicht nur besser, sondern stellt darüber hinaus aus Cholesterin körpereigene Schutzstoffe für das Herz-Kreislauf-System her.

Der cholesterinsenkende Effekt des Östrogens ist also eine Folge des verstärkten Cholesterineinbaus in Mutterkuchen und Kind, wo das Cholesterin wichtige Aufgaben bei der Neubildung von Organen übernimmt. Um den Transport des Cholesterins von der Frau zum Kind sicherzustellen, schafft das Östrogen Durchgangsstellen, aus denen LDL-Cholesterin vom Blut in die Zellen eintreten kann. Cholesterin wird in die Zellen transportiert und dort verarbeitet. Gleichzeitig sinkt es aber auch im Blut ab.

> Bei der Frau wird LDL-Cholesterin mithilfe von Östrogen aus dem Blut rasch in die Zellen transportiert. Gleichzeitig sinkt es im Blut ab.

Um es noch einmal zu betonen: Cholesterin übernimmt viele Aufgaben in unserem Körper. Es ist ein Baustein für viele weitere Moleküle – allerdings darf das sogenannte LDL-Cholesterin nicht zu lange im Blut verweilen, da es sich leicht verändert und damit die Verkalkung der Gefäße begünstigt. Aufgrund des höheren Östrogenspiegels verhält sich dieses Cholesterin im weiblichen Organismus anders als im männlichen.

Bei der Frau wird LDL-Cholesterin aus dem Blut rasch in die Zellen transportiert, wo es die Produktion der weiblichen Sexualhormone ermöglicht und die unterschiedlichsten Aufgaben erfüllt. Im männlichen Körper verbleibt dieses Cholesterin länger im Blut, dadurch neigt der Mann mehr zur Verkalkung. Die kurze Anwesenheit des Cholesterins in den weiblichen Blutgefäßen bewirkt das Östrogen: Es öffnet die Schleusen der Zellen (über eine Vermehrung der sogenannten LDL-Rezeptoren) und hat damit eine stark cholesterinsenkende Wirkung.

Aber sollen Östrogene nicht schlecht für das Herz sein?

Die Diskussion über die Wirkung der Östrogene auf das Herz-Kreislauf-System wurde in den letzten Jahren intensiv geführt. Langsam klärt sich die Situation und bietet folgendes Bild: In der geschlechtsreifen Zeit sind Östrogene starke Schutzfaktoren für das weibliche Herz, aber auch für das Kreislaufsystem der Frau. Fallen die Hormone während der Wechseljahre ab, können Blutdruck und Cholesterinspiegel zu steigen beginnen. Und es kann zu Herzrhythmusstörungen kommen. In diesem Lebensabschnitt hätten Östrogene ebenfalls einen Schutzeffekt für den weiblichen Körper. Sie können erhöhtes Cholesterin senken und das weibliche Herz schützend beruhigen. Mit zunehmendem Alter treten auch bei der Frau Verkalkungen und Gefäßschäden auf.

> Wird Östrogen erst Jahrzehnte nach der Menopause verordnet, so hat es nicht mehr jenen Schutzeffekt wie vor dem Wechsel oder im Klimakterium.

In den Wechseljahren, vor allem beim Auftreten von Herz-Kreislauf-Problemen, kann eine Hormonersatztherapie durchaus sinnvoll sein. Werden Östrogene erst ein oder zwei Jahrzehnte nach der Menopause verschrieben, ist Vorsicht geboten. Dann kann es tatsächlich – vor allem wenn in der Zwischenzeit Schäden und Verkalkungen an den Gefäßen auftraten – zu gesundheitlichen Problemen kommen.

Vorbeugung von Herz-Kreislauf-Erkrankungen

In den letzten Jahren hat die Medizin für die Vorbeugung von Herzerkrankungen viel geleistet. Dass für diese Prävention auch der „Gender-Aspekt“ wichtig wird, soll nochmals in einem Satz zusammengefasst werden: Hormone des Eierstocks können einen erhöhten Blutdruck senken, den Cholesterinspiegel normalisieren und Herzinfarkten vorbeugen.

Besondere Bedeutung hat dabei das Stickoxid, ein „Funktionär“ des Östrogens. Das Gas, das auch bei sportlicher Aktivität in den Zellen der Blutgefäße freigesetzt wird und die Elastizität der Arterien verbessert, stammt aus einer Aminosäure, aus Arginin. Diese kommt in Fischen und Meerestieren vor. Sie ist nicht nur Quelle für das die Blutgefäße schützende Stickoxid, sondern kann darüber hinaus noch etwas anderes: Arginin fördert die Freisetzung des Wachstumshormons, welches Muskelzellen vermehrt – auch die des Herzens. Dadurch kann unter Umständen das erste Alterungssymptom des Herzens hinausgezögert werden – nämlich die sogenannte Verlangsamung der „enddiastolischen Kammerfüllung“. Dazu kommt es, wenn zwischen zwei Pulsschlägen nicht ausreichend Blut in das Herz einfließt, da die Elastizität der blutzuführenden Gefäße abnimmt.

Das Wachstumshormon gehört zu den körpereigenen Hormonen, die den Muskelaufbau fördern. Auch das Herz ist ein Muskel. Der aber in der zweiten Lebenshälfte Zellen verliert und abbaut. Dies kann durch die körpereigene Produktion des Wachstumshormons mittels Kalorienrestriktion, sportlicher Aktivität und Verabreichung der Aminosäure Arginin hinausgezögert werden.

Erhöhte Blutfettwerte sind bekannte Risikofaktoren für das Herz-Kreislauf-System. Durch Östrogene werden LDL-Cholesterin und Triglyzeride in Körperzellen importiert und verlieren dadurch im Blut ihre Gefährlichkeit. Bleiben die Fettmoleküle zu lange in den Blutgefäßen, so werden sie durch aggressive Sauerstoffmoleküle, sogenannte freie Radikale, verändert. Und das ist der erste Schritt zur Verkalkung der Gefäße. Verständlicherweise versucht die präventive Medizin, Blutfette zu senken und gleichzeitig zu verhindern, dass Cholesterin und andere Fette durch freie Radikale umgebaut werden.

Fischöl hat einen günstigen Effekt auf Blutfette und bremst die Gefäßverkalkung.

In der Schatztruhe von Mutter Natur gibt es eine Substanz, die ähnlich wie das Östrogen den ungünstigen Umbau von Cholesterin und Triglyzeriden verhindert – nämlich das Fischöl. Es hat eine stark entzündungshemmende Wirkung und verhindert dadurch die Entstehung der Arteriosklerose. Für die Prävention ist diese Substanz hervorragend geeignet.

Wenn eine Frau unter Wechselbeschwerden leidet, so können diese mit der richtig angepassten Hormonsubstitution gebessert werden. Und gleichzeitig werden dabei auch Blutgefäße und Herz geschützt.

Für Frauen – und auch Männer! – wird zum Schutz des Herz-Kreislauf-Systems folgender Cocktail empfohlen: 500 mg L-Arginin plus 1 mg Folsäure, 1000 µg Vit B12 und 5 mg Vit B6. Dazu kommen noch die mehrfach ungesättigten Fettsäuren: 120 mg Eikosapentaensäure und 180 mg Dokosahexanolsäure. Diese Mischung soll die Durchblutung verbessern und vor Herz-Kreislauf-Erkrankungen schützen.

Blick in die Zukunft

Genetische Veranlagung und weibliches Herz

Gerade das Herz-Kreislauf-System der Frau zeigt, welche Wirkung die Fortpflanzung auf die weiblichen Organe und Körperfunktionen hat. Für den optimalen Verlauf von Schwangerschaft und Geburt wird der weibliche Körper von der Natur mit mehr Schutzfunktionen ausgestattet als der männliche. Man könnte auch sagen, die Frau leistet einen größeren Anteil an der Erhaltung der Art und hat dafür gegenüber dem Mann einen biologischen Vorteil. Dieser hängt allerdings auch von unterschiedlichen „Gen-Ausgaben" ab. Denn Blutdruck und Blutgerinnung werden nicht nur von Lifestyle-Faktoren, sondern auch von zahlreichen genetischen Vorgaben gesteuert. Das heißt: Nicht jede Frau profitiert in demselben Ausmaß von ihrer weiblichen Biologie. In Zukunft wird die Medizin diese Unterschiede in der genetischen Konstellation vermehrt berücksichtigen können. Denn sind die Mitspieler in den biologischen Mechanismen einmal bekannt, lassen sich auch die Wege zur Erhaltung oder Wiederherstellung der Gesundheit leichter definieren.

Die verschiedenen Aufgaben des Stickoxids

Östrogene senken den Blutdruck, einen Risikofaktor für das Herz-Kreislauf-System. Und benützen dafür die sogenannte Stickoxid-Synthase (NO-Synthase). Dieses Enzym veranlasst im Körper die Umwandlung der Aminosäure Arginin in Citrullin und weiters in Ornithin. Bei diesem chemischen Vorgang entsteht Stickoxid NO. Hinter der Stickoxid-Synthase stehen wiederum Gene, die unterschiedlich schnell arbeiten können – und dementsprechend wird mehr oder weniger Stickoxid im Körper produziert.

Das Enzym NO-Synthase ist eng mit der Fortpflanzung verbunden und erzeugt im Körper ein winziges Molekül mit großer Wirkung – das Stickoxid.

Stickoxid NO ist ein biologischer Multifunktionär, der in unserem Körper viele verschiedene Aufgaben zu erfüllen hat. Das aus nur zwei Atomen bestehende Molekül hat wegen seiner Kleinheit gasförmige Konsistenz. NO schwimmt nicht wie Aminosäuren oder Hormone durch das Blut, sondern verteilt sich im Gewebe. Dadurch eignet sich das Stickoxid auch zur Nervenübertragung. Man spricht dann von „neuronalem Stickoxid", weil es vor allem in Nerven gebildet wird und dort Kommunikationsaufgaben erfüllt. Als Gas ist es natürlich sehr schnell unterwegs und kann sich wie ein Geschoss auf Bakterien, Viren oder Pilze stürzen, bevor sie unserem Körper gefährlich werden können. Unsere Wächterzellen, Makrophagen und Lymphozyten, können, wenn notwendig, ebenfalls dieses Stickoxid bilden und schleudern es zusammen mit freien Elektronen auf die Eindringlinge, in deren Membran sie dadurch ein Loch brennen. Denn dieses Gas ist nicht nur schnell unterwegs, es reagiert auch schnell und verbindet sich mit Elektronen zu einem „Radikal", also zu einer chemischen Verbindung, welche die Bakterienmembran abbauen kann. In diesem Fall spricht man vom „induzierbaren Stickoxid," weil es durch eindringende Keime induziert und ausgelöst wird.

Und dann gibt es noch das dritte Stickoxid-Molekül – das „endotheliale Stickoxid." Es wird in den Zellen unserer Blutgefäße gebildet. Vor allem dann, wenn vermehrt Blut einströmt und die Innenwand der Gefäße massiert. Die darunter liegende Muskelschicht fängt Stickoxid ab, sodass kein freies Radikal daraus entstehen kann. Mit anderen Worten: Die Muskelzellen haben für dieses Kleinmolekül ein eigenes Schloss. Wenn der passende Schlüssel – das Stickoxid – dort andockt, kommt es zur Entspannung der Gefäßmuskulatur. Der Durchmesser der Blutgefäße wird weiter und es kann mehr Blut durch Arterien und Venen fließen. Dieser Mechanismus ist auch Sportlern bekannt. Körperliche Anstrengung presst zunächst vermehrt Blut an der Innenauskleidung der Blutgefäße vorbei. Dadurch spaltet sich Stickoxid aus Arginin ab. Was wiederum die Durchblutung fördert. Dies ist einer der Mechanismen, die erklären, warum Sport so gesund ist: Er erweitert die Blutgefäße, verhindert dadurch Verschlusserkrankungen, führt zu einer besseren Blutversorgung unterschiedlicher Organe und transportiert auch Zellmüll aus dem Gewebe ab.

Schwangerschaft und Steuerung der NO-Gene

> Das Stickoxid entspannt die Gebärmuttermuskulatur und verhindert dadurch die Wehentätigkeit.

Dass wir diesen sportlichen Effekt auch in der Schwangerschaft und bei der Fortpflanzung sehen, ist nur wenigen bekannt. Denn die Sicherstellung der Durchblutung, die Vermehrung des Nährstoffangebotes und die Ruhigstellung großer Muskel sind für das Wachstum und die Erhaltung der Schwangerschaft von vitaler Bedeutung. Vor der Schwangerschaft ist die Gebärmutter ein kleiner Muskel, ungefähr so groß wie eine Birne. Ab dem vierten Monat merken die meisten Frauen, wie dieser Muskel an Größe zunimmt, bis er dann beim Geburtstermin zum Rippenbogen emporgewachsen ist. Dabei entstehen unzählige Muskelfasern, die eine gewaltige Kraft haben und für die Wehentätigkeit benötigt werden. Viel stärker als das Herz kann sich dieser Muskel kontrahieren, um das Kind, wenn die Wehen eingesetzt haben, zur Welt zu bringen. Allerdings wäre es eine Katastrophe, wenn vor der Zeit diese Kontraktionen und Wehen beginnen. Die Gefahr, dass ein unreifes Kind zur Welt kommt, ist groß. Aus diesem Grund muss der weibliche Organismus Strategien entwickeln, um den größten Muskel, den es beim Menschen gibt, über Monate hindurch völlig ruhig zu stellen. Dem weiblichen Körper gelingt dies mit Hilfe des kleinen Gases, das über neun Monate hindurch den großen Muskel in Schach hält. Das Stickoxid entspannt die Gebärmuttermuskulatur und verhindert dadurch die Wehentätigkeit.

Steuerungshormon dafür ist das Östrogen, das in der Schwangerschaft in sehr hoher Konzentration vom Mutterkuchen der Gebärmutter angeboten wird. Am

Termin hört die Stickoxidproduktion in der uterinen Muskulatur auf, dadurch können die Kontraktionen und die Wehen beginnen. Es ist also letztlich das Östrogen, welches die glatte Muskulatur der Gebärmutter ruhig stellt. Der entspannende Effekt bleibt nicht nur auf die Uterusmuskulatur beschränkt, sondern erfasst auch die Muskulatur der Blutgefäße. Auch unabhängig von der Schwangerschaft erweitert Östrogen die Gefäße des weiblichen Körpers. Aus diesem Grund haben Frauen eine wesentlich bessere Durchblutung als Männer. Allerdings neigen sie dadurch auch zu erweiterten Venen, Besenreisern und Krampfadern. Da das Blut durch die Erweiterung des Gefäßdurchmessers langsamer fließt, steigt leider auch die Neigung zu Thrombosen. Dies sind die Schattenseiten, die ebenfalls hormonell gesteuert werden. Und unter denen viele Frauen leiden, wenn sie die Pille oder Hormone einnehmen. Krampfadern und Venenerweiterungen können die Folge eines erhöhten Östrogenspiegels sein.

Stickoxid erweitert nicht nur die Blutgefäße, sondern stimuliert auch die Gefäßneubildung – die Angiogenese – im Herzen. Das könnte die Erklärung dafür sein, warum Frauen, wenn sie genug Stickoxid und Östrogen zur Verfügung haben, seltener einen Herzinfarkt erleiden als Männer.

Das Gen, welches das endotheliale Stickoxid freisetzt, die endotheliale NO-Synthase, besteht aus 26 Abschnitten. Es ist somit ein sehr großes Gen und liegt am Chromosom 7.

Eine kleine Veränderung am Gen für die endotheliale Stickoxid-Synthase bewirkt, dass dieses Enzym nicht ausreichend zur Verfügung gestellt wird, Träger solcher kleiner Genveränderungen – Männer oder Frauen – bilden dadurch weniger Stickmonoxid, entspannen dadurch das Blutgefäßsystem geringer und neigen wahrscheinlich auch mehr zu Herz-Kreislauf-Erkrankungen. Die Erkenntnis dieses kleinen Gen-Unterschiedes wird in Zukunft präventive Strategien ermöglichen.

Das Angiotensin-Converting-Enzym (ACE)

Blutdruck sowie Wasser-Elektrolyt-Haushalt werden im Körper unter anderem vom sogenannten „Angiotensin-Converting-Enzym" (ACE) geregelt. Das Angiotensin-konvertierende Enzym ist – wie der Name sagt – ein Umwandlungsen-

ACE ist ein körpereigenes Protein, das den Blutdruck hebt.

zym: Es wandelt im Organismus den relativ inaktiven Botenstoff Angiotensin I in Angiotensin II um, wodurch in der Nebenniere die Aldosteronsynthese angeregt wird. Diese wiederum führt zu einer Einlagerung von Wasser und Natrium, was den Blutdruck ansteigen lässt. Gleichzeitig fördert das ACE auch die Freisetzung von Noradrenalin und stimuliert auf diese Weise ebenfalls den Blutdruck. ACE ist also offensichtlich das Hormon der Stressreaktion, das den Körper in gefährlichen Situationen zu Höchstleistungen treibt und so dem Überleben dient. Langfristig allerdings können die Nachteile des Angiotensin-Converting-Enzyms spürbar werden: Ein ständig erhöhter Blutdruck führt zur Herzmuskelverdickung. Die linke Herzkammer ist davon in besonderer Weise betroffen.

Östrogene und ACE-Gene

Diese biologische Schere „ACE“ zerschneidet auch andere Proteine, wie etwa das Bradykinin. Dieses Gewebshormon schützt das Herz, gleicht den Blutdruck aus und normalisiert den Elektrolyt-Haushalt. Ist das Gen aber so verändert, dass es zu einer erhöhten Aktivität von ACE kommt, dann steigen die blutdruckhebenden Botenstoffe, während gleichzeitig das Bradykinin als Blutdrucksenker zerschnitten wird. Menschen mit dieser genetischen Veranlagung neigen im besonderen Ausmaß zu einem erhöhten Blutdruck. Allerdings gibt es auch hier regulierende Mechanismen, die einmal mehr beweisen, wie viele anderen Gene berücksichtigt werden müssen, wenn man ein Gen beurteilt.

Das ACE hebt nämlich gleichzeitig das Stickoxid in den Endothelzellen an, jenes Gas, das die Blutgefäße entspannt, weit stellt und damit die Durchblutung verbessert. Doch auch das für die Bildung von Stickoxid verantwortliche Enzym NO-Synthase kann von Mensch zu Mensch variieren. Wenn aufgrund der genetischen Veranlagung das Enzym NO-Synthase wenig aktiv ist und gleichzeitig das ACE vermehrt arbeitet, ist das Risiko für Bluthochdruck doppelt hoch.

Die Enzyme, die den Blutdruck heben, werden aber wiederum durch Sexualhormone gesteuert. Die Geschlechtshormone reduzieren die Umsetzung der genetischen Information und wirken damit im Prinzip blutdrucksenkend.

ACE, das den Blutdruck steigen lässt, kann durch den Gegenspieler Stickoxid in Schach gehalten werden.

Gleichzeitig stimuliert das Östrogen den Gegenspieler des ACE, das Stickoxid. Dadurch wird der blutdrucksenkende Effekt verstärkt. Hohe Östrogenspiegel können allerdings die Synthese von ACE verstärken – die Dosis des Östrogens ist also von großer Bedeutung.

Die unterschiedlichen Formen des ACE-Gens

Gene können unterschiedliche Ausprägungen haben. Das Auftreten einer Genvariante wird in der Genetik als Polymorphismus bezeichnet. Auch im ACE-Gen, das am Chromosom 17 lokalisiert ist, kann es zum Einbau, aber auch zum Ausbau eines größeren Basenabschnittes kommen. Dementsprechend sprechen Wissenschafter von einem sogenannten Insertions-Polymorphismus oder von einem Deletions-Polymorphismus (DD).

Der DD-Genotyp ist mit einem höheren Plasmaspiegel des Angiotensin-Converting-Enzymes verbunden und führt deswegen auch zu einer erhöhten Konzentration des blutdruckhebenden Angiotensin II. Damit ist der Träger dieser genetischen Variation einem erhöhten Blutdruck ausgeliefert. Darüber hinaus macht dieser DD-Genotyp auch anfälliger – als genetischer Risikofaktor – für Herzinfarkte und für eine Vergrößerung der linken Herzkammer. Diabetiker mit dem DD-Genotyp neigen vermehrt zu Herz-Kreislauf-Erkrankungen. Bei dieser genetischen Konstellation ist die richtige Zuckereinstellung besonders wichtig. Insgesamt ist die Belastung des Herzens bei diesem DD-Genotyp, der mit einer erhöhten Enzymaktivität einhergeht, größer. Durch den dadurch bedingten Bluthochdruck kommt es zu einer Vermehrung von Herzmuskelzellen, sodass die Schlagkraft des Herzens nachlässt. Vor allem Raucher mit diesem DD-Genotyp sind gefährdet.

Bei Männern hat die genetische Variation in diesem ACE-Gen nicht nur Auswirkungen auf das Herz-Kreislauf-System, sondern auch auf die Sexualität. Erste Untersuchungen zeigten, dass DD-Männer nur zu 50 Prozent auf die Potenzpille Viagra ansprechen. Die in den blauen Tabletten enthaltene Substanz Sildenafil wirkt offensichtlich nicht bei jedem Mann – auch hier scheinen Genvarianten die Hände mit im Spiel zu haben.

Für sportliche Aktivitäten scheint der Polymorphismus in diesem ACE-Gen ebenfalls Bedeutung zu haben. Jene ACE-DD-Variante, die mit einer Blutdruckerhöhung einhergeht, hilft dem Körper bei kurzfristigen Hochleistungen. Sprinter, die in kürzester Zeit 100 Meter zurücklegen müssen, scheinen von dieser Genvariante zu profitieren.

Hormonersatztherapie und Gen-Varianten des ACE

Die verschiedenen Varianten des ACE-Gens bei Frauen haben Einfluss auf die Wirkung von Medikamenten, vor allem auf die Hormonersatztherapie. Denn die Umwandlung von Angiotensin I in Angiotensin II durch das ACE ereignet sich in der Leber. Dort trifft aber das Östrogen auf dieses Enzym und verstärkt, vor allem wenn es in hohen Dosen verabreicht wird, die Enzymaktivität. Ist diese durch die DD-Genvariante von Haus aus schon höher, so ist der blutdrucksteigende Effekt eines Präparates mit hohen Östrogendosen vorprogrammiert.

Für die differenzierte und individuelle Hormonersatztherapie ist die Kenntnis dieser Genvariante daher sinnvoll. Mitunter kann die beabsichtigte Blutdrucksenkung unwirksam bleiben, weil eine DD-Variante im ACE-System vorliegt, die auf eine Östrogenzufuhr wie mit einem Schallverstärker reagiert.

Trotzdem kann auch bei dieser genetischen Veranlagung der Blutdruck hormonell gesenkt werden. Allerdings wird man eher auf die blutdrucksenkende Wirkung des Progesterons setzen. Denn das Gelbkörperhormon ist ein Gegenspieler des Hormons Aldosteron, welches in der Regulation des Blutdrucks ebenfalls eine große Rolle spielt. Progesteron senkt damit jenes Hormon, über das Angiotensin II den Blutdruck erhöht.

> Der Plasminogenaktivator ist ein körpereigenes Protein, das die Blutgerinnung hemmt.

Wie Gene das Infarktrisiko erhöhen können

Der sogenannte Plasminogenaktivator ist eine biochemische Schere, welche stark in die Prozesse der Blutgerinnung eingreift. Vor allem löst er im Blut das Fibrin auf – er zerschneidet es einfach. Und hemmt damit die Blutgerinnung beziehungsweise die Entstehung eines Blutgerinnsels (Thrombus). Bei diesem Vorgang wandelt sich das Plasminogen in das Plasmin.

Doch was steckt hinter diesem Mechanismus? Die Evolution will uns nach Unfällen vor dem Verbluten schützen. Deswegen hat sie ein mehrfach abgesichertes System entwickelt, um verletzte Blutgefäße rasch verkleben zu können. Solche körpereigenen Klebstoffe sind das Thrombin und das Fibrin. Beide werden allerdings genau kontrolliert und in Schach gehalten. Denn zu viel Klebstoff würde das Blut in den Gefäßen stocken lassen. Der Plasminogen-Aktivator-Inhibitor (PAI) ist ein Aufpasser des Blutgerinnungssystems, er verhindert die überschießende Wirkung des Plasmins und trägt damit zur Balance zwischen Blutgerinnung und Gerinnungsauflösung (Fibrinolyse) bei. Während der Plasminogenaktivator die Blutgerinnung hemmt, bremst sein Gegenspieler PAI die Auflösung von Blutgerinnsel. Beide Aktivitäten sind lebenswichtig.

Für den weiblichen Körper hat diese Balance besondere Bedeutung, weil sie die Monat für Monat wiederkehrende Blutung steuert. Aber auch die Einnistung des Frühembryos wird durch diese komplexen Gerinnungsvorgänge geregelt. Das Gelbkörperhormon (Progesteron) verstärkt dabei die Aktivität des Plasminogen-Aktivator-Inhibitors und fördert in der Gebärmutterschleimhaut die Blutgerinnung. So kann sich der Embryo leichter einnisten.

Das mag auch einer der Gründe sein, warum die genetische Variante im Plasminogen-Aktivator-Inhibitor-Gen bei der Frau eine andere Rolle spielt als beim Mann. Liegt nämlich bei ihr die schneller arbeitende Form dieses Gens vor, so wird Thrombin im Blut langsamer aufgelöst. Und dann neigt die Frau zu einem erhöhten Herzinfarktrisiko.

Was macht bei diesem Gen den kleinen Unterschied aus? In der Steuerungsregion des Plasminogen-Aktivator-Inhibitor-Gens finden sich normalerweise hintereinander fünf Guanin-Basen. Sind jedoch nur vier vorhanden – was bei rund 30 Prozent der Bevölkerung der Fall ist –, dann fördert dies die Bluteindickung und reduziert die Fähigkeit des Körpers, Blutgerinnsel aufzulösen. Da Nachteile im Leben mitunter auch Vorteile haben, weist die stärker arbeitende Genvariante des Inhibitors auch positive Seiten auf: Sie kann die Gefahr von lebensgefährlichen Komplikationen (Plaque-Rupturen) bei einer ausgeprägten Arteriosklerose reduzieren.

Die Aufgaben des PAI-Gens

Im Alter wird der Plasminogen-Aktivator-Inhibitor PAI dominanter. Damit steigt auch die Gefahr von Blutgerinnseln. Was aber durch die Gabe von Östrogen abgemildert werden kann. Normale Östrogendosen bremsen den Plasminogen-Aktivator-Inhibitor und passen seine Aktivität dem Profil jüngerer Menschen an. Hohe Östrogendosen hingegen scheinen seine Wirkung noch zu verstärken und steigern dadurch das Thromboserisiko. Das zeigt, welche große Bedeutung der Dosierung von Hormonen in der Therapie zukommt.

> Der Plasminogen-Aktivator-Inhibitor PAI ist ein Hemmstoff der körpereigenen Auflösung von Blutgerinnseln. Er kann durch Östrogen in Schach gehalten werden.

Auch das Stresshormon Cortisol vermehrt den Plasminogen-Aktivator-Inhibitor, was die Anfälligkeit für Thrombose bei Stress erklären könnte.

Ebenso sind Fettzellen in der Lage, den Plasminogen-Aktivator-Inhibitor herzustellen. Das bedeutet: Je mehr Fettzellen im Körper vorhanden sind, desto höher die Neigung zur Blutgerinnung. Vor allem das Fett in der Bauchhöhle, das sogenannte „viszerale Fett", lässt den Plasminogen-Aktivator-Inhibitor ansteigen. Daher haben übergewichtige Menschen ein höheres Thromboserisiko. Besonders gefährdet sind Menschen mit Bauchfett plus einem genetisch aktiveren PAI-Gen. Es gibt aber bereits Medikamente, die einerseits die gefährlichen Fettzellen reduzieren und andererseits auch die verstärkte Hemmwirkung des PAI normalisieren. Sogenannte PPAR-Gamma-Argonisten zählen zu diesen Medikamenten.

Dies illustriert ferner, dass ein Polymorphismus nicht alleine, sondern im Umfeld mit anderen Faktoren interpretiert werden sollte. Findet man die Variation im PAI-Gen, so wird seine Risikoerhöhung für Thrombosen bei Frauen, die ein hohes viszerales Fett haben, erhöht. Aber auch andere Risikofaktoren, wie erhöhtes Homocystein, ein pathologisches „Lipoprotein (a)" sowie eine Genvariation im Angiotensin-Converting-Enzym spielen mit dem Plasminogen-Aktivator-Inhibitor zusammen. Treten diese Risikofaktoren gemeinsam auf, so erhöht sich dementsprechend auch die Wahrscheinlichkeit für Herz-Kreislauf-Probleme.

Der Plasminogen-Aktivator-Inhibitor spielt auch beim Wundheilungsprozess eine Rolle. Er hat damit Einfluss auf die Art der Narbenbildung nach einer Verletzung oder Operation. Weiters ist der Inhibitor – beziehungsweise das von ihm gehemmte Plasmin – an der Entstehung neuer Blutgefäße und an der Gewebsaussprossung in Krebstumoren beteiligt. Die genauen Zusammenhänge und betreffenden Gen-Variationen werden von der Medizin derzeit erforscht.

Bestimmte Genvarianten können die Neigung zu unregelmäßigem Herzschlag fördern.

Die Neigung zu Herzrhythmusstörungen kann durch eine genetische Veranlagung noch zusätzlich gefördert werden. Am Schlag des Herzens sind auch die Mineralstoffe Kalium und Kalzium beteiligt. Kalzium wird in den Muskelzellen aus dem sarkoplasmatischen Retikulum freigesetzt und lässt die Muskelfasern kontrahieren. Kalium wiederum regelt durch den Ein- und Ausstrom in die Zelle den Rhythmus des Herzens. Sind die Kanäle, über die das Kalium die Herzzellen wieder verlässt, durch einen kleinen genetischen Unterschied verändert, so kann das zu starken Rhythmusstörungen führen, die mitunter sogar zu einem plötzlichen Herztod führen können. Mediziner sprechen dann vom „langen QT-Syndrom".

Verantwortlich für diesen kleinen Unterschied in den Kaliumkanälen ist ein genetischer Unterschied mit der wissenschaftlichen Bezeichnung KCNQ1. Schwimmen und Tauchen können bei Trägern dieser genetischen Variation Herzrhythmusstörungen provozieren. Da die Kaliumkanäle auch vom sympathischen Nervensystem gesteuert werden, können mitunter auch psychische Ursachen dem Herzen gefährlich werden. Träger dieser Genvariante neigen bei emotionalem und physischem Stress zu Herzunregelmäßigkeiten.

Es gibt noch eine zweite Genvariante mit der Bezeichnung KCNH2, welche sich ebenfalls auf einen Kaliumkanal bezieht. Starker Lärm, aber auch Alarmanlagen können bei Trägern dieser genetischen Variation Herzkammerstörungen mit schweren Folgen auslösen.

Das weibliche Herz ist einerseits belastbarer, andererseits auch anfälliger für Rhythmusstörungen als das Herz des Mannes. Künftige Studien werden zeigen, ob männliche Hormone gegen einen unregelmäßigen Herzschlag eingesetzt werden können.

2. Kapitel
Das weibliche Gehirn

Warum es sich manches besser merkt und manches schneller vergisst

Frauen haben in der Schwangerschaft einen veränderten Geruchssinn. Mitunter kommt es zu folgenden Szenen: Eine Frau steht mit ihrem Mann auf der Straße und erwähnt beiläufig, dass es nach Ananas rieche. Der Mann schnüffelt, kann aber keinen Ananasgeruch registrieren und meint, dies müsse eine Einbildung seiner Frau sein.

> Das weibliche Gehirn kann neue Nervenzellen bilden – und zwar in größerem Ausmaß als das männliche.

Wahrscheinlich riecht es tatsächlich nach Ananas. Doch der männliche Hirnnerv ist nicht in der Lage, dies zu erkennen. Denn bereits in der Frühschwangerschaft ereignet sich im mütterlichen Gehirn ein Phänomen, welches die Medizin noch vor Jahrzehnten für unmöglich hielt: Nervenzellen beginnen sich zu vermehren. Aus Hirnstammzellen entstehen frische Neuronen, die der Frau eine bessere Erfassung der Wirklichkeit möglich machen. Vor allem beim Riechen ist dieser Vorgang gut untersucht. Prolaktin und Progesteron – Hormone, die in der Schwangerschaft ansteigen – regen das Riechzentrum im Gehirn an, seine Nervenanzahl zu vergrößern. Damit kann das Gehirn der Frau etwas, das dem Manne in diesem Ausmaß unmöglich ist – nämlich neue Zellen im Nervensystem zu bilden. Und das hat auch einen Sinn: Ist nämlich das Baby geboren, hilflos und nackt, so kommt es auf die Aufmerksamkeit, Konzentration und Beobachtungsgabe der Frau an, ob das Kind überlebt. Fertig hergestellte Babynahrung gab es vor Jahrtausenden nicht. So hing die Gesundheit des Kindes unter anderem davon ab, ob die Mutter es vor schlechtem Wasser, verdorbenen Nahrungsmitteln und anderen äußeren Feinden zu schützen vermochte. Und dafür benötigte sie einen stärkeren Geruchssinn. Ähnliches gilt für Geschmacksempfindungen: Auch sie werden durch die Schwangerschaftshormone – um des kindlichen Wohles wegen – intensiver. Diese Erkenntnisse sind für die Medizin der Zukunft von großer Bedeutung: Ab dem 70. Lebensjahr verlieren Menschen mitunter ihre Riech- und Geschmacksfähigkeiten. Wenn es der Forschung gelingt, diese Schwangerschaftsmechanismen in klinischen Studien zu reproduzieren und für die Therapie zu nutzen, so könnte älteren Menschen ihre volle Sinneswahrnehmung wieder zurückgegeben werden.

Das weibliche Gehirn – privilegierter als das männliche?

Dass Frauen belastungsfähiger sind und bessere Nerven haben als Männer, ist ebenfalls Plan der Evolution. Die berufliche Doppelbelastung der Frau ist ein Phänomen unserer Zeit, aber schon von jeher ist der weibliche Organismus stärker gefordert und auch gefährdet: Die monatliche Blutung, der Eisprung, vor allem aber die Schwangerschaft und die Geburt stellen Belastungen für den Körper dar, die dem Mann unbekannt sind. Ein Kind zur Welt zu bringen war früher unter Umständen ein lebensbedrohender Vorgang. Noch heute sterben in Entwicklungsländern Millionen Frauen während der Wehen oder unmittelbar nach der Geburt. Die Weitergabe des Lebens war lange Zeit für den weiblichen Körper eine existenzielle Bedrohung – und deswegen braucht die Frau Schutzmechanismen, die der Mann nicht in gleichem Ausmaß benötigt.

Sogar der Vorgang der Blutgerinnung ist auf diese besonderen Herausforderungen im Leben der Frau ausgerichtet. Der weibliche Körper verfügt über Genvarianten, die das Blut leichter gerinnen lassen. So wird die Verblutungsgefahr für werdende Mütter während der Geburt reduziert. Auch der Stoffwechsel arbeitet bei der Frau ökonomischer und besser, denn Schwangerschaft und Stillen sind hoch energetische Prozesse. Der männliche Körper ist für diese Vorgänge nicht ausgestattet und bekommt dafür auch keine „biologischen Privilegien".

Um mit Schwangerschaft und Geburt besser fertig zu werden, bekam die Frau von der Natur zahlreiche biologische Vorteile.

Für das Zentrale Nervensystem gilt Gleiches. Um die Belastungen, Stresssituationen und eventuellen Gefahren von Schwangerschaft und Stillzeit besser zu managen, bekam die Frau von der Evolution Programme geschenkt, die das Gehirn schützen und die Nerven erneuern. Diese genetische Ausstattung hilft Frauen, in brenzligen Situationen die Ruhe zu bewahren. Was letztlich wieder dem Wohl des Kindes zugutekommt. Da dieser biologische Vorsprung dem Mann fehlt, wird unter vorgehaltener Hand schon die Frage gestellt, ob das männliche Gehirn etwa dem weiblichen unterlegen sei.

Antal Festetic, Verhaltensbiologe und Schüler von Konrad Lorenz, bestätigt diese Phänomene auch für das Tierreich und fügt noch eine interessante Anekdote hinzu: Sein Ur-Ur-Großvater war Kanzler am Habsburgischen Hof und konnte über Jahre Maria Theresia aus nächster Nähe erleben. Ihre Fitness, ihre Entscheidungsfreudigkeit und ihr schnelles und sicheres Urteilen, aber auch ihre physische Kapazität waren in den Schwangerschaften besonders ausgeprägt. Ihre Umwelt konnte allein aus diesem Verhalten schließen, dass die Kaiserin wieder schwanger geworden war. Was wiederum zeigt: Schwangerschaftshormone sind das Doping der Natur. Doch wie so oft in der Evolution, hat dieser Vorteil der genetischen Bevorzugung auch seinen Preis. Der Überlegenheit des weiblichen Gehirns stehen auch Anfälligkeiten für bestimmte Probleme gegenüber.

Wie Nervenzellen Hormone produzieren

In den letzten Jahren bemüht sich die Medizin intensiv, jene Mechanismen zu durchschauen, die das weibliche Gehirn zu Hochleistungen konditioniert. Obwohl noch vieles im Dunkeln liegt, sind doch zwei Erkenntnisse bestechend und wissenschaftlich gesichert. Das weibliche Gehirn hat mehr und bessere Mechanismen, um zugrunde gegangene Nervenzellen zu regenerieren, vorhandene zu schützen und aus einem Stammzellenpool neue entstehen zu lassen. Andererseits kann das Gehirn der Frau den aufregenden Stresssituationen des Lebens besser widerstehen als der Mann. Die Frau baut sich eigene Beruhigungstabletten, wenn ihr Nervensystem dies benötigt.

Dabei haben die Hormone der Fortpflanzung ebenfalls ihre Hände im Spiel. Erstmals fiel das der Wissenschaft auf, als sie eine unerwartete Entdeckung machte. Die Hormone des Eierstocks, so sah man, kommen auch im Gehirn vor. Das weibliche Gehirn ist sogar in der Lage, das Schwangerschaftshormon Progesteron selbstständig zu bilden. Normalerweise wird dieses Hormon vom Mutterkuchen und vom Gelbkörper des Eierstocks produziert. Beide Organe, Mutterkuchen und Eierstock, nehmen dafür aus dem Blut das zirkulierende Cholesterin auf und bauen es so lange um, bis daraus Progesteron entsteht. Gleiches können GLIA-Zellen im Gehirn: Sie nehmen ebenfalls aus dem Blut Cholesterin und wandeln es in Progesteron um.

Progesteron wird im Gehirn weiterverarbeitet. Diese Hormonableger haben eine besondere Aufgabe für Psyche und Nervenzellen.

Das Gehirn kann aber noch mehr als Mutterkuchen und Ovar: Es stellt aus dem Progesteron weitere Metaboliten, also „Hormonableger", her, die unterschiedliche Aufgaben bekommen. So wird das Progesteron im Gehirn in Pregnenolon und Allopregnenolon umgewandelt. Das Progesteron des Eierstocks und des Mutterkuchens wird aber auch vom Gehirn resorbiert und – genauso wie das von Nervenzellen hergestellte Progesteron – weiterverarbeitet. Offensichtlich haben die Ableger des Progesterons im weiblichen Organismus eine wichtige Funktion, wirken sie doch regenerierend und beruhigend auf die Psyche. Sie heißen deswegen auch „Neurosteroide" und sind in jeder Lebensphase der Frau für die psychische Befindlichkeit von großer Bedeutung. Fehlen sie oder werden sie nicht ausreichend gebildet, kann dies mit dem prämenstruellen Syndrom, mit depressiven Verstimmungen in der Menopause, aber auch mit den starken Gemütsschwankungen des Wochenbettes einhergehen. Diese Probleme als seelische Turbulenz and Hysterie zu ironisieren, war die Medizin in der Vergangenheit versucht. Heute weiß man mehr um ihre Entstehung. Deswegen wird sich in Zukunft die Medizin auch hier neu orientieren und die Zusammenhänge zwischen Gehirn und Hormonen näher erforschen: Die Zeit für eine Endokrinologie des Gehirns ist gekommen.

Progesteron heilt Verletzungen des Gehirns

Intensivmediziner beobachten immer wieder: Werden Frauen nach einem schweren Unfall ins Krankenhaus eingeliefert und intensivmedizinisch betreut, so erholen sie sich schneller von einem Hirntrauma, wenn der Unfall in der zweiten Zyklusphase passiert. Denn dann ist der Progesteron-Spiegel normalerweise hoch und das Progesteron kann sofort mit der Reparatur der beschädigten Nerven im weiblichen Gehirn anfangen. Genauso wie das Gelbkörperhormon die Neubildung von Nerven in der Frühschwangerschaft anregt, um die geistige Fitness und Aufmerksamkeit der werdenden Mutter zu steigern, stimuliert es nach einem Unfall die Genesung der Nerven.

Die Nervenfasern sind in sogenannte „Myelinscheiden" eingebettet. Das sind Fettpölsterchen, die für die Gesundheit, Regeneration und Aktivität der Nerven verantwortlich sind. Denn sie transportieren Nährstoffe und Wachstumsfaktoren zu den Nervenzellen. Das Gelbkörperhormon Progesteron stimuliert die Myelinscheiden und nimmt damit in indirekter Weise auch auf die Nervenfunktion Einfluss. Das erklärt auch, warum verletzte Nerven bei der Frau rascher regenerieren können.

Allerdings hat auch dieses Phänomen seine Schattenseiten: Aus den Myelinscheiden der Nerven, die von Eierstockhormonen angeregt werden, können auch Tumore entstehen. Solche Gliome können durch das Progesteron in ihrem Wachstum beschleunigt werden. Daher sollten Frauen, die daran erkrankt sind, nicht mit hohen Progesteron-Dosen belastet werden.

Der große Kosmos der weiblichen Hormone

Nach dem derzeitigen Wissensstand ist es jedoch nicht nur das Progesteron allein, das die Nerven besser ernährt, sondern auch seine Nachfolgehormone. Die Metabolite, die aus dem Progesteron hervorgehen, sind für das Nervensystem von großer Bedeutung. Das Gelbkörperhormon Progesteron ist in diesem Fall nur eine Vorstufe, aus dem das Gehirn sich die notwendigen „Nachfolge-Progesterone“ holt. Für die Endokrinologie hat sich dabei das Verständnis um die Hormone etwas geändert: Früher war man der Meinung, dass nur die in einer Hormondrüse gebildeten Botenstoffe im Körper Wirkung zeigen. Heute sieht man die Situation differenzierter: Nicht das ursprüngliche, von der Drüse gebildete Progesteron, ist allein seeligmachend und wichtig, sondern die aus dem Progesteron sich weiterentwickelnden Botenstoffe werden im weiblichen Organismus mit Aufgaben betraut. Ihre Wirkungen sind mitunter denen der Ausgangssubstanz Progesteron entgegengesetzt. Mutter Natur bedient sich dabei einer nicht uninteressanten Dialektik.

> Die weiblichen Sexualhormone werden in verschiedenen Organen zu Metaboliten weiterverarbeitet.

Hauptproduktionsstätte der Hormone im Körper sind die verschiedenen Drüsen. So investieren zum Beispiel Eierstock oder Nebennierenrinde viel Energie in die Bildung von Östrogen, Progesteron und Androgenen. Die einzelnen Organe begnügen sich aber nicht mit den ihnen von den Drüsen überreichten Hormonen, sondern wandeln diese mit kleinen chemischen Kunstgriffen ab. Benötigt werden dafür nur zwei Atome: Diese sogenannte „OH-Gruppe“ kann sich an verschiedenen Stellen an die Hormone heften. Durch diese Veränderungen der Molekülstruktur entstehen Botenstoffe mit neuen physiologischen Wirkungen.

Auch das Östrogen des Eierstocks wird in einzelnen Organen, wie Gebärmutter, Brust, Leber und Gehirn, weiterverarbeitet und in neue Nachfolgehormone umgebaut. Durch das Hinzufügen und Wegnehmen der besagten OH-Gruppe entstehen neue und vom Östrogen des Eierstocks unabhängige Metabolite.
Ähnlich ergeht es dem Progesteron: Es wird zwar im Eierstock und in der Plazenta gebildet, ist aber ebenfalls Ausgangsprodukt für weitere Hormonableger. Unterschiedliche Organe addieren auch an das Progesteron jene zwei Atome, welche neue Progesteron-Metabolite erschaffen. Vor allem das Gehirn schafft sich auf diese Weise seine eigenen Botenstoffe oder Neurotransmitter.

Hormone haben mehrere Funktionen

Die Natur arbeitet ökonomisch: Einmal geschaffen, werden biologische Substanzen für mehrere Aufgaben herangezogen und haben in den einzelnen Organen verschiedene Funktionen zu erfüllen. Dies trifft auch auf das kleinste Hormon zu, das Stickoxid, das wahrscheinlich zu den ganz alten Signalstoffen unseres Planeten gehört. Stickoxid stellt die Gebärmuttermuskulatur ruhig und bewahrt damit die schwangere Frau vor einer Fehlgeburt. Es hat aber auch noch eine zweite Funktion: Stickoxid wirkt auf die Blutgefäße entspannend und bietet der werdenden Mutter Schutz vor Herz-Kreislauf-Erkrankungen.

> Ein Hormon oder Botenstoff hat im Körper zahlreiche unterschiedliche Aufgaben zu erfüllen.

Auch Progesteron und seine Abkömmlinge sind mehrfach aktiv. Das im Gehirn gebildete Nachfolgeprodukt des Progesterons wirkt auf die Gebärmuttermuskulatur entspannend, so als würde die Natur dem Stickoxid alleine nicht trauen. Daraus erkennt man die Genauigkeit, mit der die Evolution die Erhaltung der Art überwacht und mehrfach abzusichern versucht. Doch dieses Hydroxy-Progesteron hat noch eine zweite Aufgabe: Im Gehirn regt es die Myelinscheidenbildung an und stellt sicher, dass das Nervensystem der Frau für alle Stresssituationen nach der Geburt gewappnet ist. Auch dieser Mechanismus soll dem Wohl des Kindes dienen.

Hormontherapie für das Gehirn?

Progesteron und seine Ableger unterstützen schon in der embryonalen Zeit jene Zellen, die sie später weiter betreuen – nämlich die Nervenzellen. Kommt ein Kind in der 28. oder 29. Woche zur Welt, so bekommt es auf der Station für Frühgeborene alles für das Überleben Notwendige: Flüssigkeit, Nahrung, Elektrolyte und Nährstoffe. Progesteron, welches das Kind während der Schwangerschaft von der Mutter erhält und das für die Entwicklung des Gehirns so wichtig ist, wird nicht ersetzt. In klinischen Studien wird derzeit überprüft, ob auch bei Frühchen Progesteron den gleichen Effekt hat, wie bei schweren Schädel-Hirn-Traumen im Erwachsenenalter – aufbauend und die Nervenbildung unterstützend. Nach den bis jetzt vorliegenden Daten erscheint eine Hormonbehandlung von Frühgeborenen tatsächlich sinnvoll.

Eine weitere Frage, die sich die Medizin stellt: Kann eine Hormontherapie das Gehirn nicht nur in der Entwicklung unterstützen, sondern auch vor altersbedingten Veränderungen schützen? Die Weltgesundheitsorganisation hat das Jahr 2010 als jene Zeitenwende bezeichnet, ab der in den G7-Staaten mit einer starken Zunahme der Menschen, die älter als 85 Jahre sind, gerechnet werden muss. Die präventive Medizin sollte uns dabei helfen, die zweite Lebenshälfte ähnlich gesund und fit zu gestalten wie die erste. Die größte Herausforderung der älter werdenden Menschen ist das Altern im Gehirn, die Neurodegeneration, die zu einem Verlust des Gedächtnisses, der Konzentration und der Selbsteinschätzung führt. Dies zu verhindern ist von enormer Bedeutung. Die präventive Neurologie versucht, was sie kann, um auch den älteren Menschen intellektuell fit und gesund zu halten. Derzeit sind in Österreich 100.000 Menschen an Alzheimer erkrankt, in Deutschland sind es 800.000 – die Tendenz ist in beiden Ländern steigend. Und ebenso viele leiden an Demenz, einer anderen Form der Gehirnalterung.

Schützen Hormone vor Alzheimer?

> Östrogen hat nur dann eine Schutzwirkung auf das Gehirn, wenn es früh genug verabreicht wird.

Ob weibliche Hormone auch das Gehirn jung halten können, wurde in der Medizin lange und intensiv diskutiert. Kurzfristig wurde behauptet, dass Östrogen nicht nur nicht vor Alzheimer schützt, sondern diese Erkrankung sogar beschleunigt. Genaue Analysen der wissenschaftlichen Daten zeigten aber: Die Hormonersatztherapie wurde in diesen Studien durchschnittlich 15 bis 20 Jahre nach Beginn der Menopause begonnen. In diesem Lebensabschnitt waren bei gefährdeten Patientinnen die Neurone bereits belastet, eine Prävention durch die Hormontherapie kam dabei zu spät. Bei jenen Frauen, die unmittelbar nach der Menopause mit der Hormontherapie begonnen haben, konnte die Schutzwirkung des Östrogens auf das Gehirn hingegen demonstriert werden. Östrogene, rechtzeitig verordnet, können demnach auch im Gehirn die Gefäße vor Verkalkung schützen, die Durchblutung anregen und das Risiko für Alzheimer senken. Weitere Studien werden klären, ob und in welchem Umfang die Hormone des Eierstocks zur Prävention der Hirnalterung eingesetzt werden sollten.

Progesteron ernährt schon im Mutterleib die Nervenzellen des kindlichen Hirns; später bleibt dem Gelbkörperhormon diese Aufgabe erhalten. Es schützt die weiblichen Neurone, repariert sie und stattet sie mit besonderen Privilegien für die Schwangerschaft aus. Ob auch im Alter diese Schutzwirkung aufrecht bleibt, muss ebenfalls noch geklärt werden. Sicher ist, dass wir nicht so sehr durch einen Verlust der grauen Hirnsubstanz altern, sondern durch ein Defizit jener weißen Zellen, die unter dem Kuratel des Progesterons stehen. Diese nehmen im Laufe des Alterungsprozesses ab, wir verlieren sie kontinuierlich, dadurch werden die Nerven schlechter ernährt und die Gedächtnisleistung nimmt ab. Progesteron ist imstande, die weißen Gehirnzellen anzuregen, sie zu vermehren und sie in ihrer Arbeit zu unterstützen. Ob dies gegen den Alterungsprozess eingesetzt werden kann, werden wissenschaftliche Arbeiten der nächsten Jahre klären.

Wer es im Muskel hat – hat es auch im Kopf

Unabhängig von der Hormontherapie gibt es jedoch einen Weg, um das Gehirn in Trab zu halten: regelmäßige sportliche Aktivität. Dass die Muskulatur einen direkten Einfluss auf die Gehirntätigkeit hat, ist wissenschaftlich erwiesen. Bei intensiver Aktivität setzen Muskeln einen Eiweißstoff frei, den „brain-derived-nerve-growth-factor" (BDNF). Und dieser regt die Nervenzellen zum Wachstum an und verbessert die Gehirnleistung. Schon 15 Minuten Bewegung dreimal pro Woche reduzieren das Alzheimer-Risiko um 30 bis 40 Prozent, wie Forscher aus Seattle an 1.740 älteren Menschen dokumentierten. Viel Muskel, wenig Hirn, das war früher. Heute gilt: Wer es in den Beinen hat, hat es auch im Kopf. Molekularbiologen gehen davon aus, dass Muskelsignale sogar die Stimmung dauerhaft beeinflussen. Mit Krafttraining fühlt man sich auch noch eine Woche danach gut – aus biochemischen Gründen.

Progesteron – das natürliche Beruhigungsmittel der Frau

In ihrem biologischen Leben wird die Frau stärker gefordert als der Mann, sie ist belasteter und von der Natur mit wichtigeren Aufgaben befasst als der Mann. Darüber hinaus kann die Fortpflanzung für die Frau mitunter lebensgefährlich werden, deswegen unterstützt Mutter Natur das weibliche Gehirn mehr als das männliche. Sie gibt ihm eine höhere Regenerationskraft und Strategien, verletzte Neurone zu reparieren und sogar neue entstehen zu lassen. Schwangerschaftshormone, mit denen der weibliche Körper diese faszinierenden Aufgaben erledigt, verbessern nicht nur die Anatomie des weiblichen Hirns, sondern auch seine Funktion. Die Hormone der Fortpflanzung, der Einnistung und der Schwangerschaft haben einen starken beruhigenden und ausgleichenden Effekt, denn das braucht der weibliche Organismus bei seinen mitunter lebensgefährdenden Funktionen.

Die Hormone der Fortpflanzung haben eine ähnliche Wirkung wie Psychopharmaka und schützen die Frau vor allzu großem Stress.

Hormone des Eierstocks gibt es also auch im Gehirn; diese Erkenntnis ist noch gar nicht so alt. Sie regulieren dort nicht nur die Ernährung der Nerven und deren Wachstum, sondern haben darüber hinaus noch weitere Funktionen: Sie sind Antidepressiva, Stimmungsaufheller und Psychopharmaka in einem. Spezielle Nervenzellen haben die Aufgabe, das Gehirn auch im Stress und bei Belastung in einem ruhigen Zustand zu halten. Diese Zellen besitzen spezifische Tore, sogenannte Rezeptoren, durch die beruhigend wirkende Botenstoffe eindringen. Wie die Gamma-Amino-Buttersäure, die den Nerven Ruhe und Ausgeglichenheit gibt. Führen wir pharmazeutische Stimmungsaufheller und Psychopharmaka zu, dann benützen diese die gleiche Tür und schleichen sich über den Rezeptor der Gamma-Amino-Buttersäure in die Zelle.

Auch das Progesteron, vor allem aber seine „metabolischen Kinder“ können den gleichen Rezeptor, die gleiche Tür, mitbenützen und über die Nervenzelle wirken, um dort stimmungsaufhellend und beruhigend zu wirken. Damit erleichtert Mutter Natur der Frau den Gang durch viele physiologische Belastungen.

Diese Erkenntnis faszinierte die Molekularbiologen. Sie wollten nun genau wissen, welche Hormonverbindung wie ein Psychopharmakum wirkt. Dabei wurde das Progesteron in seiner Bedeutung etwas geschmälert: Denn es ist nicht primär das Progesteron, welches als Beruhigungsmittel verwendet werden kann, sondern ein Nachfolgehormon des Progesterons, ein Metabolit, der die zwei Atome (OH-Gruppe) an eine bestimmte Stelle des Progesterons angehängt bekam und sich dadurch auch einen neuen Namen zulegte – nämlich „Allopregnenolone“.

Tatsächlich ist unser Gehirn in der Lage, diese chemische Verbindung zu bilden. Dafür nimmt es das bekannte Gelbkörperhormon Progesteron, welches vom Eierstock in das Gehirn gelangt, das aber in geringen Mengen auch von manchen Hirnzellen hergestellt wird.

Warum nehmen Frauen so viele Psychopharmaka?

Die Statistik der Verschreibungen von Arzneimitteln zeigt eine erschreckende Realität: Frauen nehmen doppelt so viele Psychopharmaka ein wie Männer. Auffallend ist weiter, dass der Bedarf an Antidepressiva bei Frauen in der Lebensmitte plötzlich hinaufschnellt: Er steigt um die Menopause auf das Zehnfache an. Verschiedene Gründe können dafür verantwortlich sein, dass sich Frauen in dieser Phase ihres Lebens nicht wohlfühlen: das soziale Umfeld, der Beruf, die Partnerschaft oder familiäre Veränderungen wie das Leere-Nest-Syndrom. Doch manchmal treten um das 50. Lebensjahr auch unabhängig von äußeren Lebensumständen depressive Verstimmungen auf. Dann liegt die Ursache wahrscheinlich im Absinken des Hormonspiegels.

Das erste Hormon, das in den Wechseljahren auszufallen beginnt, ist Progesteron. Ein Progesteronmangel manifestiert sich in unregelmäßigen Blutungen, im Wasserstau und auch an der Seele. Depressive Verstimmungen in der Menopause sind mitunter Symptom eines Progesterondefizits. Obwohl das weibliche Gehirn es herstellen kann, bezieht es einen Teil dieses Rohmaterials vom Eierstock, um es dann – wie erwähnt – im Gehirn durch das Hinzufügen zweier Atome zu einem körpereigenen Psychopharmakum zu machen. Dieses wirkt stimmungsauflösend und antidepressiv – ähnlich wie die berühmten Selektiven Serotonin Reuptake Inhibitoren (SSRI), welche Serotonin in Nervenspalten anhäufen und so die Stimmung anheben können.

Warum junge Mädchen zu Panikattacken neigen

Progesteronmangel kann zu psychischen Problemen wie Depressionen oder Panikattacken führen.

Der Progesteronmangel in der Menopause und die daraus entstehenden Depressionen und Panikattacken haben ein spiegelbildliches Äquivalent, welches bereits am Beginn der reproduktiven Phase des weiblichen Lebens beobachtet werden kann: Junge Mädchen, die gerade in die Pubertät kamen, leiden häufiger an Panikattacken und Phobien als ihre männlichen Altersgenossen. Oft scheint nur eine psychiatrische Behandlung Hilfestellungen leisten zu können – zum großen Schmerz der Eltern. Ähnlich wie das Klimakterium ist auch die Pubertät eine Lebensphase, die durch einen Progesteronmangel charakterisiert ist. Die Folge dieses Defizits ist eine höhere Anfälligkeit für seelische Verletzbarkeit.

Die Geschlechtsreife ist ein hochsensibler Lebensabschnitt in der Biografie einer Frau. Um die Pubertät zu starten, müssen jene Nervenzellen im weiblichen Gehirn zu feuern beginnen, über welche die Hirnanhangdrüse den Eierstöcken die Befehle zur Arbeit gibt. Damit die Keimdrüsen der Frau nicht frühzeitig, also bereits in der Kindheit, Hormone zu bilden beginnen, wird die dafür verantwortliche Schaltzentrale im Gehirn ruhig gestellt. So gibt sie keine Befehle zur Östrogen- und Hormonproduktion an die Hirnanhangdrüse weiter. Diese Blockade übernimmt ebenfalls die Gamma-Amino-Buttersäure, der beruhigende Neurotransmitter unseres Gehirns. Um aber am Ende der ersten Lebensdekade diese Bremse zu lockern und den Schalter dieser Steuerungsneurone auf Arbeit und Aktivität zu legen, muss die Gamma-Aminosäure in ihrer Aktivität zurückgenommen werden. Ein anderer Neurotransmitter tritt nun auf den Platz, die Glutaminsäure. Sie regt die Nervenaktivität an und lässt jene Schaltzentrale aktiv werden, die die Hormonbildung in den Eierstöcken startet. Dadurch fehlt der beruhigende Botenstoff Gamma-Amino-Buttersäure. Dieses Defizit ist der Preis für die beginnende Pubertät und für die nun beginnende Aktivität der Eierstöcke.

Kommt der Eierstock aber in Gang und fängt er auch an, das Gelbkörperhormon Progesteron herzustellen, so gewinnt der weibliche Körper im Normalfall einen neuen Stoff, der ebenfalls regulierend auf die Psyche wirkt. Allerdings fehlt manchen Mädchen unmittelbar nach Pubertätsbeginn noch der Eisprung, es gibt zwar Östrogene und Monatsblutungen, aber nur selten eine Ovulation und dadurch zu wenig Progesteron. So bleibt kurzfristig jenes Hormon aus, welches eigentlich die Funktion der Gamma-Amino-Buttersäure übernehmen müsste, das Gelbkörperhormon, das ebenfalls angstlösend und stimmungsaufhellend wirkt.

Dies ist wahrscheinlich einer der Gründe, warum junge Mädchen häufig an Panikattacken und Phobien leiden. Ob eine Behandlung mit Progesteron Abhilfe schaffen könnte, wird derzeit wissenschaftlich geprüft. Eine derartige Hormontherapie erschiene vor allem dann sinnvoll, wenn junge Mädchen gleichzeitig über unregelmäßige Blutungsintervalle klagen. Dabei ist allerdings zu beachten: Das Progesteron muss vom Körper in jenes Allopregnenolon verwandelt werden können, das die beruhigende Wirkung im Gehirn simuliert. Dafür benötigt das Progesteron noch zusätzliche zwei Atome, die berühmte OH-Gruppe. Führt man das Gelbkörperhormon durch den Mund und damit über den Verdauungstrakt zu, kann das Hinzufügen der beiden Atome mitunter durch die Umbauarbeiten der Leber vereitelt werden. Deswegen erscheint es sinnvoll, dem Körper reines Progesteron als Zäpfchen anzubieten, wodurch es den Umbauprozessen in der Leber entgeht.

Progesteron bei PMS und Wochenbettdepression?

Der Progesteronspiegel ist niemals konstant. Ändert das Gelbkörperhormon kurzfristig seine Konzentration, bekommt dies der weibliche Körper manchmal zu spüren. Gebildet wird Progesteron erst ab dem Eisprung, das heißt in der Zyklusmitte. Tritt eine Schwangerschaft ein, so wird es weiter produziert und begleitet Einnistung sowie Entfaltung des Kindes. Kommt es jedoch zu keiner Schwangerschaft, fällt das Progesteron – unmittelbar vor der Menstruation – wieder ab, was vom weiblichen Organismus als kurzfristiger Gelbkörpermangel registriert wird. Depressive Verstimmungen sind die Folge. Natürlich kann das prämenstruelle Syndrom (PMS) auch andere Ursachen haben, eine von ihnen ist jedoch auch der Progesteronmangel. In diesem Fall bessert sich die Depression durch die Zufuhr des Progesterons. Ähnliches gilt auch für jene Stimmungsveränderungen, die manche Frauen im Wochenbett nach der Entbindung erleben. Schuld daran ist der plötzliche Progesteronabfall, der zur Entleerung der beruhigenden Neurosteroide im Gehirn führt. Die Folge sind dann jene seelischen Probleme nach der Entbindung, die viele Frauen nicht zuordnen können, da sie eigentlich Anlass zur Freude hätten. Ob eine Progesteronzufuhr auch dabei hilft, wird derzeit ebenfalls wissenschaftlich untersucht.

Wie Östrogen die Gedächtnisleistung verbessert

Bei Frauen ist die für das Gedächtnis zuständige Region im Gehirn ausgeprägter als bei Männern.

Unter den wenigen Menschen, die das New Yorker Telefonbuch auswendig können, sollen Frauen in der Überzahl sein. Verantwortlich für diese Gedächtnisleistung ist das „Seepferdchen" im Gehirn, der Hippocampus. Bei Frauen scheint diese Hirnregion – da sie für das Überleben ihrer Kinder zuständig ist – ausgeprägter zu sein als bei Männern. Treten allerdings in der Lebensmitte Hormonstörungen auf, hört man oft von den betroffenen Frauen folgende Klage: „Früher benötigte ich kein Notizbuch, selbst Telefonnummern zu merken fiel mir nicht schwer, nun muss ich mir alles notieren."

Vor allem im Hippocampus des weiblichen Gehirns vermehrt Östrogen einen wichtigen Stoff, der für das Gedächtnis bedeutsam ist: Acetylcholin, eine kleine Verbindung, welche die Gedächtnisimpulse von einem Nerventeil zum anderen trägt. Hergestellt wird dieses Acetylcholin in den sogenannten „cholinergen Acetyltransferasen", die aus verschiedenen Bausteinen Acetylcholin basteln. Und Östrogen trägt diese Bausteine zusammen.

Das Gedächtnis braucht aber nicht nur den Botenstoff Acetylcholin, sondern auch Kalzium. Je mehr Kalzium in die Nervenzellen einströmt, umso höher die Leistung und umso besser das Gedächtnis. Östrogene vermehren nun nicht nur das Acetylcholin, sondern auch den Kalziumeinstrom, in dem es die sogenannten NMDA-Rezeptoren anregt. Da Kalzium auch beim Knochenaufbau eine wesentliche Rolle spielt, ist es nicht verwunderlich, dass die Knochendichte jüngst von einer wissenschaftlichen Arbeitsgruppe mit der verbalen Gedächtnisleistung in einen Zusammenhang gebracht wurde.

Um optimal zu funktionieren, benötigt das Gehirn vor allem Kohlenhydrate, also Glukose. Östrogene stellen sicher, dass ausreichend Zucker in die Neurone transportiert wird und die Gehirnzellen zu Höchstleistungen bereit sind. Entsprechend dem Östrogenspiegel schwankt daher auch der Glukosestoffwechsel im Gehirn. Während des Eisprungs findet man die höchste Zuckerverwertung – in dieser Phase ist auch der Östrogenspiegel am höchsten. Das ist auch der Grund, warum Frauen um die Zyklusmitte die besten Gedächtnisleistungen erbringen können.

Östrogen verbessert den Glukose-Stoffwechsel im Gehirn und fördert jene Wachstumsfaktoren, die für die Hirnleistung wichtig sind.

In faszinierender Weise erfüllt Östrogen also viele Aufgaben im weiblichen Gehirn: Es steuert den Kalziumeinstrom, ist für die Zuckerverwertung der Nervenzellen verantwortlich und erhöht den Wachstumsfaktor TGF-beta, der die motorischen und sensorischen Hirnleistungen verbindet. Hinter diesem Programm steht ein bestimmtes Anliegen der Natur: optimale Bedingungen für die Arterhaltung zu schaffen. Die Schwangerschaft – und das passt in das Gesamtkonzept – verbessert Gedächtnis und Lernverhalten. Sowohl Östrogen wie auch Progesteron erhöhen die Anzahl der Nervenausläufer, wodurch die Gesamtoberfläche der Berührungsorte zwischen den Nerven vergrößert wird.

Warum das weibliche Gehirn manches vergisst

Östrogene verbessern also das Gedächtnis der Frau. Doch die Natur wollte auch nicht, dass sich die Frau an alles erinnert. Denn die Schmerzen bei der Geburt können mitunter so gewaltig sein, dass Frauen nie wieder schwanger werden wollen. Deswegen gab offensichtlich die Evolution jenem Hormon, das für den Wehenbeginn und damit auch für die Schmerzen mitverantwortlich ist, dem Oxytocin, eine zusätzliche Aufgabe: Es soll die Erinnerung an die furchtbaren Wehenschmerzen löschen, wenn das Kind auf der Welt ist, um der Frau nicht die Freude an weiteren zukünftigen Schwangerschaften zu nehmen. Im Unterschied zu Östrogen hat Oxytocin, das während der Wehentätigkeit freigesetzt wird, einen „Vergessenseffekt". Und auch das dient der Fortpflanzung und Erhaltung der Art.

Warum Frauen häufiger an Migräne leiden

Frauen klagen öfter über Kopfschmerzen als Männer. Und sie leiden auch häufiger unter Migräneattacken. Daher stellt sich die Frage nach dem Zusammenhang zwischen Migräne und Hormonen. Während der Schwangerschaft gehen Migräneattacken häufig zurück, werden leichter erträglich oder treten überhaupt nicht mehr auf. Dasselbe gilt für die Menopause. Der für Betroffene offenkundige Zusammenhang zwischen Hormonspiegel und Migräne ist in der Medizin allerdings erst teilweise erforscht. Gerade weil Migräneanfälle zyklusabhängig auftreten und in besonderen hormonellen Situationen, wie zum Beispiel Schwangerschaft oder Klimakterium, weitgehend zurückgehen können, sollten der frauenspezifische Aspekt dieser Beschwerden und der Einfluss von Hormonen bei diesem Leiden nicht übersehen werden.

Migräne oder Kopfschmerz?

Nicht immer ist die Migräne eindeutig gegen normale Kopfschmerzen abzugrenzen. Dem Arzt stehen wenige Untersuchungsmethoden zur Verfügung, um eine objektive Diagnose zu stellen. Er ist zunächst auf die genaue Beschreibung der Beschwerden durch die betroffene Frau angewiesen. Im Unterschied zu Spannungskopfschmerzen ist die Migräne eine Erkrankung, die den ganzen Körper in Mitleidenschaft zieht. Die Dauer des Anfalls kann zwischen drei und 72 Stunden liegen. Und: Migräneschmerzen treten überwiegend halbseitig auf. Dazu kommen häufig Begleitsymptome wie Übelkeit, Erbrechen, Durchfall, Lichtscheu, Benommenheit und Überempfindlichkeit der Kopfhaut. Der Migräneanfall ist oft mit zahlreichen, heftigen vegetativen Reaktionen verbunden: Gesichtsblässe, Herzrasen, unkontrollierbare Speichelproduktion, Tränenfluss und Harnflut nach Ende der Attacke. Bei der schweren Migräneform sind auch die Augen in Mitleidenschaft gezogen, die Betroffenen klagen über ein Flimmern vor den Augen, Sehstörungen, ein verkleinertes Gesichtsfeld und Halluzinationen.
Migräneattacken kündigen sich bisweilen in diskreter Form an: Innere Unruhe, Konzentrationsstörungen, Abgeschlagenheit und eine unmotivierte Getriebenheit können dem eigentlichen Anfall Stunden bis Tage vorausgehen.

Der Migräne-Generator sitzt im Hirnstamm

> Ursache der Migräne ist eine Entzündung. Hormonschwankungen scheinen diese zu begünstigen.

Die Ursachen all dieser Beschwerden sind nach wie vor unklar. Die bei Migräne auftretenden Störungen des vegetativen Nervensystems sind unter Umständen durch im Gehirn gebildete Botenstoffe ausgelöst, die auch unter ihrem Einfluss der Eierstöcke stehen. Der eigentliche Migräne-Generator sitzt also im Hirnstamm.

Nach dem derzeitigen Wissensstand wird Migräne durch eine sogenannte „sterile Entzündung“ verursacht, die in den Blutgefäßen der Gehirnhülle stattfindet. Das heißt, die Entzündung wird nicht durch Bakterien, sondern wahrscheinlich durch Botenstoffe hervorgerufen. Gleichzeitig kommt es zu einer Weitstellung der Blutgefäße. Ausgelöst wird dies durch Nervenreize, die von außen an die Hirnhaut herangetragen werden.

Der sogenannte „Trigemino-meningeale Reflex“ ist dabei in besonderer Weise zu erwähnen. Er scheint von Hormonschwankungen abhängig zu sein, die diesen Reflex verstärken, wodurch der Anfall intensiviert wird. Dies erklärt, warum Frauen häufiger zu dieser Erkrankung neigen – weil ihre Hormone stärker fluktuieren als die des Mannes. Es gibt im Leben der Frau aber auch Perioden, in denen der Hormonspiegel relativ konstant bleibt – wie zum Beispiel in der Schwangerschaft. In dieser Phase wird die Migräne oft besser. Sind die Migräneattacken auf starke Hormonschwankungen zurückzuführen, kann eine maßgeschneiderte hormonelle Therapie Erleichterung bringen.

Was tun bei Migräne?

Bei leichteren Migräneanfällen können schon Allgemeinmaßnahmen helfen. Dazu zählen eine möglichst vollständige Abschirmung gegen äußere Reize wie Licht und Lärm und die Vermeidung körperlicher Aktivität. Ein kurzer Schlaf, das Auflegen kalter Kompressen oder spezieller Kältegels bewirken bisweilen eine deutliche Linderung der Symptome. Reichen diese allgemeinen Maßnahmen nicht aus, so sind Schmerzmittel angezeigt. Gegen Migräne gibt es heute spezielle Medikamente: Präparate aus der Wirkstoffgruppe der „Triptane“ stoppen im Gehirn die Dehnung der Gefäßwände und damit auch die Schmerzen. Sie wirken allerdings nur bei „echter“ Migräne und nicht bei alltäglichen Kopfschmerzen. Manchen Frauen hilft gegen Migränebeschwerden auch Acetylsalicylsäure (Aspirin), da es entzündungshemmend wirkt. Häufig wird für den akuten Anfall ein Mittel gegen Übelkeit empfohlen, ein sogenanntes Antiemetikum, das gleichzeitig antihistaminisch wirkt.

Ein Teil der Migränepatienten spricht auf diese Behandlung nicht oder nur schlecht an. In diesen Fällen hat sich die Gabe von Ergotamin, einem gefäßwirksamen Mittel, bewährt. Es wird als Zäpfchen oder Injektion verordnet. Ergotamine (= Mutterkornalkaloide) sind gegen Migräne sehr wirksam, sie können aber mitunter auch Migränesymptome auslösen oder verstärken. Übelkeit, Erbrechen und Kollapsneigung gehören zu den Nebenwirkungen.

Wenn sich ein Migräneanfall ankündigt, ist möglichst früh mit einer einfachen konventionellen Behandlung zu beginnen. Hat sich nämlich die ganze Kaskade der

Symptome erst in Bewegung gesetzt, dann ist der Anfall medikamentös schwieriger zu beherrschen. Auch die langfristige Migräneprophylaxe – eine Veränderung des Lebensstils – ist empfehlenswert. Schlafentzug, Hungergefühle, Flüssigkeitsmangel, Überstimulierung durch visuelle Reize, aber auch der Genuss bestimmter Nahrungsmittel können die Attacken in Gang setzen. Es hilft schon, diese Migräne-Auslöser zu protokollieren und dann – so gut es geht – zu meiden.

Ob eine vorbeugende Behandlung mit Medikamenten ratsam ist, wird von Experten derzeit unterschiedlich beantwortet. Gegen die medikamentöse Prophylaxe spricht, dass viele Patientinnen aus Angst vor den quälenden Migräneschmerzen unbegründet Medikamente (Analgetika) schlucken und so ihren Organismus belasten. Die Vorbeugung mit Hilfe von Medikamenten wird vor allem dann akzeptiert, wenn sich im Rahmen eines Migräneanfalls neurologische Beschwerden manifestieren, die nur langsam wieder verschwinden. In diesen Fällen ist die vorbeugende tägliche Einnahme von Betarezeptorenblockern hilfreich; die Migräneanfälle können damit reduziert werden. Mittel der zweiten Wahl sind Kalziumantagonisten, die bisweilen allerdings zu einer starken Appetitsteigerung und damit oft zu einer Gewichtszunahme führen. Auch Psychopharmaka werden bei der Migräneprophylaxe mitunter eingesetzt. Bei Neigung zu Migräne sollte immer ein Neurologe konsultiert werden, der die jeweils optimale Therapie verordnen kann.

Ein hoher Östrogenanteil in der „Pille“ kann Migräne fördern. In diesem Fall sind gestagenbetonte Präparate vorzuziehen.

Verhütung und Migräne

Frauen, die an sehr starker Migräne leiden, sollten auf die gebräuchlichen Pillen zur Empfängnisverhütung verzichten. Die bei der Migräne auftretenden Veränderungen der Gefäßreaktionen im Kopfbereich könnten durch den mitunter hohen Östrogenanteil der „Pille“ verstärkt werden. Dadurch könnte unter Umständen auch das Risiko für Thrombosen steigen.

Für Migräne-Patientinnen gibt es heute zahlreiche Alternativen zur Pille. Wie zum Beispiel die östrogenfreie Pille Cerazette oder das Verhütungsstäbchen Implanon, das unter die Haut gesetzt wird. Besonders bewährt hat sich die „Dreimonatsspritze“, eine Depotinjektion von reinem Medroxyprogesteronazetat. Die

Injektion dieses Gelbkörperhormons kann nicht nur eine Schwangerschaft so sicher verhüteten wie die Pille, sondern auch die Schwere und Häufigkeit der Migräneattacken reduzieren. Allerdings sind diese Präparate nicht zur Linderung der Migräne registriert.

Behandlung der Migräne mit Progesteron

Aus der empirischen Erkenntnis, dass sowohl unter der Dreimonatsspritze wie auch während der Schwangerschaft die Migräneattacken abnehmen – also immer wenn die Frau über große Mengen an Gelbkörperhormonen verfügt –, wurde eine Migränetherapie aus Basis von Progesteron entwickelt. Die Behandlung der weiblichen Migräne mit einem injizierbaren Gelbkörperhormon erscheint vor allem deshalb empfehlenswert, weil Medroxyprogesteron eine gut verträgliche, nebenwirkungsarme Substanz ist. Wird Progesteron in Tablettenform geschluckt, wird es von der Magensäure rasch inaktiviert, in andere Metabolite umgewandelt und zeigt schwankende Wirkstoffspiegel. Folglich haben die oralen Gelbkörperpräparate in der Vergangenheit – was die Migräne betrifft – nicht immer die in sie gesetzten Erwartungen erfüllt. Anders verhält es sich mit der Injektion: Sie umgeht Magen, Darm und Leber; das Gelbkörperhormon wird aus dem Muskelgewebe absorbiert, bleibt im Blut stabil, schwankt nicht und beruhigt damit auch die Botenstoffe, die die Migräne auslösen.

Zur Migränebehandlung kann das Gelbkörperhormon unabhängig vom Zyklus in einer Dosierung von 150 Milligramm in den Gesäßmuskel injiziert werden. Es wirkt vor allem bei Migräne-Patientinnen, die während ihrer Schwangerschaft eine Abnahme der Schmerzattacken beobachteten. Allerdings hat diese Behandlung eine Nebenwirkung: Es können Zwischenblutungen auftreten, die in den ersten Monaten schwer in den Griff zu bekommen sind. Sie verschwinden allerdings nach drei bis vier Monaten von selbst.

> Für die hormonelle Therapie der Migräne sollte Progesteron als Injektion oder Zäpfchen zugeführt werden.

Warum das Gelbkörperhormon die Migräne bessert, ist wissenschaftlich noch nicht ganz geklärt. Progesteron hat im Körper entzündungshemmende Wirkung. Daher ist anzunehmen, dass es auch die entzündungsähnlichen Reaktionen der Migräne stoppen kann. Wahrscheinlich bewirkt es auch eine Entkrampfung der Gefäßmuskulatur. Außerdem scheint Progesteron bestimmte Botenstoffe wie Serotonin, Noradrenalin, Adrenalin und Histamin, die am Migräneanfall mitbeteiligt sind, zu hemmen.

Nebenwirkung der Progesteron-Therapie

Diese hormonelle Migränetherapie kann auch Schattenseiten haben. Das Medroxyprogesteronazetat hemmt die Hirnanhangdrüse und wahrscheinlich auch übergeordnete Neurotransmitter. In der Folge hört auch der Eierstock auf, Östrogene zu produzieren, was mitunter das Wohlbefinden der Frau beeinträchtigen kann. Symptome dieses Östrogenmangels sind zum Beispiel eine trockene Scheide sowie eine überempfindliche Haut. Diese bessern sich, wenn man den therapeutisch herbeigeführten Östrogenmangel durch die Verabreichung eines natürlichen Östrogens kompensiert.

Um die gelegentlichen Nachteile einer oralen Einnahme von vornherein auszuschließen, ist die Östrogenzufuhr durch die Haut zu bevorzugen. Migränepatientinnen, die infolge der Dreimonatsspritze an einem relativen Östrogenmangel leiden, können einmal wöchenlich ein Östrogenpflaster (zum Beispiel Estraderm TTS) verwenden: Über die Haut wird so dem weiblichen Organismus eine Östrogenmenge zugeführt, die ausreicht, um die Mangelerscheinungen zu beseitigen. Auch eine lokale Östrogenbehandlung ist in diesen Fällen oft sehr hilfreich. Östriol gibt es als Zäpfchen, die in die Scheide eingeführt werden und binnen zwei bis drei Wochen die normale Funktion der Vaginalschleimhaut wiederherstellen. Eine östrogenhaltige Creme, zum Beispiel Ovestin, kann am äußeren Genitale, aber auch auf andere behandlungsbedürftige Hautregionen aufgetragen werden. Sowohl das über die Haut zugeführte Östradiol wie auch das Östriol sind natürliche Östrogene, die auf die Migräne keinen Einfluss ausüben. Daher sind diese Hormone geeignet, die unerwünschten Begleiterscheinungen der Migränebehandlung mit Medroxyprogesteron zu unterdrücken.

Die Anzahl der Gelbkörperinjektionen bestimmt die Frau selbst; denn sie fühlt am besten, wann eine weitere Spritze notwendig wird. Erfahrungsgemäß ist das alle sechs bis zwölf Wochen der Fall.

Die prämenstruelle Migräne

Vor Menstruationsbeginn fällt das Progesteron steil ab und auch die im Eierstock gebildeten Östrogene beginnen zu schwanken. Diese Fluktuation der Hormone kann die typischen prämenstruellen Migräneattacken auslösen. In diesem Fall genügt ein kurzfristiger Progesteronersatz unmittelbar vor der Regel. Am besten verwendet man dazu Zäpfchen, die abendlich rektal oder intravaginal appliziert werden können.

Blick in die Zukunft

Vor allem in der Altersprävention wird die Medizin in den nächsten Jahren gefordert sein. Da Gehirn und Herz-Kreislauf-System zusammenhängen, sind all jene genetischen Variationen, die für das Herz wichtig sind, auch für das Gehirn von Bedeutung. Manche dieser Genvarianten scheinen mit einem erhöhten Risiko für Morbus Alzheimer und Demenz einherzugehen. Ihre Kenntnis könnte ein gezieltes Präventionsprogramm möglich machen.

Apolipoproteine sind Transporter für Cholesterin und können genetische Variationen aufweisen.

Gibt es eine genetische Veranlagung für Alzheimer?

Rund um die Uhr werden in unserem Blut Fettmoleküle (Lipide) zu den Körperzellen transportiert. Für diesen Transport sind die Blutfette in spezielle U-Boote namens Lipoproteine gepackt. Diese Transporter enthalten auf ihrer Oberfläche Eiweißstoffe, sogenannnte Apolipoproteine. Je nach ihrer Zusammensetzung haben Apolipoproteine unterschiedliche Aufgaben.

Das Apolipoprotein E steuert den Cholesteringehalt von Makrophagen (Abwehrzellen) und Neuronen (Nervenzellen). Liegt diese Verbindung in einer besonderen Variante vor, nämlich als Epsilon 4, so bleibt verstärkt Cholesterin im Gehirn liegen, was mit einem erhöhten Risiko für Morbus Alzheimer einhergeht. Natürlich muss nicht jeder Mensch mit dieser genetischen Variation an Alzheimer erkranken und umgekehrt gibt es diese Form der Neurodegeneration auch unabhängig vom Apolipoprotein E-Epsilon 4. Trotzdem ist die Häufung der Alzheimer-Erkrankung bei dieser Proteinform auffallend. Eine Prävention ist in diesen Fällen durchaus empfehlenswert.

Der Vorteil für Frauen in diesem Zusammenhang: Das weibliche Sexualhormon Östrogen kann Apolipoprotein E-Epsilon 4, also einen genetisch schlechten Transporter für Cholesterin, entschärfen.

Östrogene scheinen, so der derzeitige Stand der Wissenschaft, vor Morbus Alzheimer zu schützen. Allerdings benötigen sie dafür jenen Rezeptor, über den das Hormon an der DNA andocken kann. Liegt das Gen von diesem Rezeptor in einer schwächer arbeitenden Variante vor – kann demnach also weniger Östrogen an die DNA der Hirnzellen vordringen –, so steigt das Alzheimerrisiko vor allem dann, wenn die ungünstige APO-E-Epsilon-4-Genvariante vorliegt. Eine ähnliche Beobachtung hat man übrigens bei den Blutfetten gemacht: Die schwach arbeitende Östrogenrezeptor-Genvariante (entspricht der Östrogentür für die DNA) geht mit einem erhöhten LDL-Cholesterinwert einher. Durch die Gabe von Östrogen kann sich dieser aber rasch normalisieren. Wie effektiv eine Östrogentherapie bei Morbus Alzheimer ist, werden weitere Studien klären.

Aber auch Androgene, also männliche Sexualhormone, sollen das Risiko für Alzheimer senken. Die belastende APO-E-Epsilon-4-Genvariante hemmt von sich auch den Androgenrezeptor und verhindert demnach, dass Androgene an die DNA von Nervenzellen vorgelassen werden. Männliche Hormone wirken entzündungshemmend. Wird ihnen durch das APO-E-Epsilon-4 der Zutritt in die Zelle verwehrt, dann fehlt dieser ein Entzündungsschutz. Vor allem Frauen scheinen von dieser unglückseligen Kombination, nämlich einem APO-E-Epsilon-4-Gen und einem niedrigen Androgen-Spiegel, Nachteile zu haben.

Ein niedriger Spiegel an männlichen Hormonen und ein schlechter Cholesterin-Transporter fördern das Risiko für Demenz.

Im Übrigen ist das APO-E-Epsilon-4-Gen nicht nur für das Gehirn relevant, sondern auch für das Herz-Kreislauf-System. Da es die Stickoxidsynthase hemmen kann, ist die Anfälligkeit für Gefäßverkalkung bei APO-E-4-Trägern höher.

Was dem Gehirn schadet

Ein erhöhter Cholesterinspiegel, aber auch ein erhöhter Blutdruck oder Blutzucker scheinen den Ausbruch neurodegenerativer Erkrankungen zu beschleunigen. Eine wichtige Rolle spielt in diesem Zusammenhang das „Renin-Angiotensin-System". Es lässt den Blutdruck ansteigen und hemmt die Freisetzung von Acetylcholin, das für die Nervenaktivität und Gehirnleistung wesentlich ist. Wie bereits in Kapitel 1 dargestellt, gibt es Genvarianten, die mit einer erhöhten Renin-Angiotensin-Aktivität und damit einer Neigung zu Bluthochdruck einhergehen. Eine Normalisierung des Blutdrucks schützt nicht nur das Herz, sondern auch das Gehirn.

> Frauen haben häufig einen Mangel an Folsäure. Damit steigt das gefährliche Homocystein.

Ein zu hoher Homocystein-Wert stellt ebenfalls ein Risiko für das Gehirn dar. Wie gefährlich Homocystein für den Körper ist, ist erst seit relativ kurzer Zeit bekannt. Der Eiweißstoff gilt als Risikofaktor für Alzheimer, Depression, Herzinfarkt, Schlaganfall, Diabetes, Osteoporose und Krebs. Die Aminosäure wird dann besonders gefährlich, wenn ihr Entsorgungsenzym mit dem komplizierten Namen „Methylentetrahydrofolatreduktase" in einer schwach arbeitenden genetischen Variation vorliegt. Oder wenn im Körper nicht genug Folsäure vorhanden ist, die Homocystein abbaut. Viele leiden unter Folsäuremangel. Frauen haben durch die Einnahme der Pille und durch Schwangerschaft besonders häufig ein Defizit an Folsäure. Die deutsche Gesellschaft für Ernährung empfiehlt eine tägliche Aufnahme von ca. 400 Mikrogramm Folsäure. Frauen, die schwanger werden wollen, sollten sogar 600 Mikrogramm zuführen.

Der frühzeitige Einsatz von Statinen (Cholesterinsenkern) – auch unabhängig vom Cholesterinspiegel – scheint vor Morbus Alzheimer zu schützen. Entzündungshemmende Medikamente wie COX-2-Inhibitoren und Aspirin sollen eine ähnliche Schutzwirkung auf die Gehirnzellen haben.

Die „drei L“ der Altersprävention

Anti-Aging-Mediziner empfehlen die berühmten drei „L“, um bis ins Alter fit zu bleiben. Diese Lebensstil-Maßnahmen können vor allem das Gehirn vor altersbedingten Veränderungen schützen.

Das erste „L“ steht für Laufen: Körperliche Bewegung bewirkt im Gehirn eine Aktivierung der dort ansässigen Stammzellen. Diese können – ähnlich wie Progesteron und Prolaktin – Gehirnzellen teilweise erneuern. Wahrscheinlich bedient sich unser Organismus dabei ebenfalls der Endothelzellen, der Auskleidungszellen von Blutgefäßen, die durch sportliche Aktivitäten angeregt werden und positive Regenerationssignale an das Gehirn geben.

Anti-Aging-Mediziner empfehlen Laufen, Lernen und Lieben, um das Gehirn fit zu halten.

Das zweite „L“ steht für Lernen: Auch das Lernen stellt einen Ansporn für die Neuronen dar, sich dem frühen Zelltod zu widersetzen. Aus der Erfahrung ist hinlänglich bekannt, dass die intensive geistige Beschäftigung mit einem Thema den Alterungsprozess langsamer voranschreiten lässt. Dabei muss man nicht wählerisch sein: Marken zu sammeln kann das Gehirn ebenso in Trab halten wie das Spielen eines Musikinstrumentes.

Das dritte „L“ bedeutet Lieben: Es ist mittlerweile in Studien nachgewiesen, dass auch Sexualität vor dem vorzeitigen Altern schützen kann. Beim Orgasmus wird im Gehirn der Botenstoff Prolaktin ausgeschüttet, der – ähnlich wie in der Frühschwangerschaft – eine nervenregenerierende Wirkung besitzt. Weiters kommt es beim Geschlechtsverkehr zu einer vermehrten Freisetzung von gefäßerweiterndem Stickoxid. Und auch davon profitiert das Gehirn. „L für Lieben“ beinhaltet aber auch die Pflege befriedigender zwischenmenschlicher Beziehungen: Soziale Kontakte – auch das beweisen zahlreiche Untersuchungen – halten jung.

3. Kapitel
Der weibliche Bewegungsapparat

Was Kalzium alles kann und für den Knochenaufbau leistet

Wenn im Frühjahr Knospen zu sprießen beginnen, dann ist ein Mineralstoff daran entscheidend beteiligt: Kalzium. Und werden Blätter von Raupen befallen, so ist es ebenfalls Kalzium, das auf den Plan tritt und die Schädlinge bekämpft. Kalzium sorgt dafür, dass sich Pflanzen in der Erde verwurzeln können. Und auch Muscheln verdanken ihre Schale dem Kalzium. Es ist einer der wichtigsten Bestandteile der Materie und mengenmäßig der am stärksten vorkommende Mineralstoff im menschlichen Organismus, wo es bekanntlich am Aufbau von Knochen und Zähnen beteiligt ist.

Doch Kalzium leistet in unserem Körper noch viel mehr. Kalziumionen übertragen Signale zwischen den Nervenzellen. Sie bestimmen mit, wie aktiv Enzyme und Gene arbeiten und wann Hormone von Drüsen und Zellen abgegeben werden. Sie beeinflussen die Zellteilung, das Wachstum von Zellen und auch den Zelltod. Kalzium ist auch an der Kontraktion unserer Muskulatur, am Schlagen des Herzens und an der elektrischen Übertragung von Impulsen im Gehirn beteiligt. Vor allem aber ist es das tragende Element unseres Bewegungsapparates: Im Knochengerüst hat die Natur Kalzium eingelagert.

Stammzellpool und biologischer Tresor

Knochen beinhalten Kalzium und Stammzellen – beide sind für das Leben von entscheidender Bedeutung.

Die Natur hat also sichere Kalziumvorräte geschaffen, die gewährleisten sollen, dass immer dann, wenn Kalzium gebraucht wird, dieses aus dem Depot mobilisiert werden kann. Benötigt der Körper also Kalzium, dann holt er es sich aus dem Knochen. Unsere Knochen sind aber mehr als eine Vorratskammer für den Mineralstoff. Erst vor Kurzem machte die Wissenschaft eine spannende Entdeckung: Kalzium hütet auch den „Heiligen Gral" unseres Körpers – das Stammzellreservoir im Knochen, aus dem sich unsere Organe permanent regenerieren. Und das macht unsere Knochen zum biologischen Tresor.

Und dieser Tresor bildet sich jeden Tag neu: In unseren Knochen finden permanent Umbauprozesse statt. Aktive Knochenzellen (Osteoblasten) bauen ständig Knochengewebe auf. Damit unsere Knochen aber nicht ins Unendliche wachsen, bauen andere Zellen (Osteoklasten) das wieder ab. Bis zum 25. Lebensjahr sind vor allem die aufbauenden Osteoblasten aktiv. Bis zur Pubertät findet dieser Umbauprozess im Knochen ohne die Beteiligung der Sexualhormone statt. Mit Beginn der Geschlechtsreife mischen bei der Frau Östrogen und beim Mann Testosteron beim Knochenstoffwechsel mit. Ohne diese Sexualhormone kann keine Knochendichte aufgebaut werden.

Ab dem vierten Lebensjahrzehnt nehmen Knochenmasse und Knochendichte kontinuierlich ab. Je nachdem wie schnell dieser Knochenabbau vor sich geht, unterscheidet die Medizin „fast looser" und „slow looser". Faktoren, die den Knochenabbau beschleunigen, sind neben genetischer Veranlagung auch Mangel an Kalzium und Vitamin-D, wenig körperliche Aktivität, Östrogenmangel und Untergewicht. Nehmen die Osteoklasten überhand, so kommt es zu Knochenschwund: Osteoporose ist heute die häufigste Erkrankung des Knochenstoffwechsels.

Kostet jede Schwangerschaft einen Zahn?

Auch bei der Fortpflanzung spielen Kalziumionen eine zentrale Rolle – von der Befruchtung bis zum Heranwachsen des Embryos. In der Schwangerschaft benötigt der weibliche Körper Kalzium, um Stammzellen für die Heranbildung des Brustdrüsengewebes zu aktivieren. Die in der Brust später gebildete Muttermilch enthält reichlich Kalzium, das das Neugeborene für seine Entwicklung braucht. Dies ist auch einer der Gründe, warum während einer Schwangerschaft der Kalziumbedarf der Mutter hoch ist. Und deswegen behaupteten unsere Großmütter, dass jede Schwangerschaft einen Zahn kostet. Um das zu verhindern, wird heute auf eine Zufuhr von Kalzium in dieser Zeit besonders viel Wert gelegt.

> Der weibliche Körper mobilisiert mit Hilfe von Östrogen das Kalzium aus dem Knochen.

Im Hinblick auf eine eventuelle Schwangerschaft wird jeden Monat während des Eisprungs Kalzium aus dem Knochen mobilisiert. In der Mitte des Zyklus sinkt Östrogen ab, was eine Stimulation der Osteoklasten bewirkt. Diese bauen kurzfristig Knochen ab und lösen daraus Kalzium, das nun durch die Blutbahn schwimmt. Steigt Östrogen wieder an, wird das vorher freigesetzte Kalzium in verschiedene Zellen eingebaut. Das bedeutet: Östrogen stellt den Körperzellen das Turboelement Kalzium zur Verfügung, welches in der Zelle für Teilungsgeschwindigkeit und erhöhte Leistung mitverantwortlich ist.

Östrogene üben auf den Knochenstoffwechsel eine günstige Wirkung aus, da sie die vorher genannte Balance zugunsten des Knochenaufbaus verschieben. Sie unterdrücken auch die Osteoklasten, die für den Knochenabbau verantwortlich sind. Das enge Zusammenspiel von Sexualhormonen, Fortpflanzung und Knochen ist ein uraltes Erbe. Und kann sogar bei den Dinosauriern nachgewiesen werden: Aus den Knochen der Dino-Weibchen konnte durch Schwankungen östrogenähnlicher Hormone Kalzium freigesetzt werden, welches die Ei-Schalen für den Embryo bildete. Demnach könnte es auch in Jurassic Park Fälle von Osteoporose gegeben haben.

Das gleiche molekularbiologische Setting, das man bei den Dinosauriern fand, ist also bis in die heutige Zeit erhalten: Kurz vor der Entbindung sinken die Sexualhormone ab. Damit fällt die Schutzfunktion für den Knochen weg und Kalzium kann aus dem Depot entkommen und wichtige Funktionen erfüllen.

Kalzium – auf die Balance kommt es an

> Der Spielraum des normalen Kalziumspiegels ist gering. Dieses Element ist für die Zelle und für unseren Körper so wichtig, dass selbst kleine Abweichungen zu Katastrophen führen.

So elementar Kalzium auch ist – es muss in lebenden Organismen in der richtigen Menge vorhanden sein: Zu wenig ist ebenso schädlich wie zu viel Kalzium. So schleusen Fische, die im kalziumreichen Meerwasser leben, schleusen überschüssiges Kalzium mit Hilfe von Calzitonin sofort in die Knochen. Damit bleibt die hochsensible Kalziumbalance im Blut aufrecht.

Als sich die Evolution vom Wasser auf das Land bewegte, war dort die Gefahr des Kalziummangels größer. Deswegen wurden zusätzlich neue Strategien entworfen: Vitamin D ist, abhängig von der Sonneneinstrahlung, genauso in den Dienst des Kalziumhaushaltes gestellt worden wie das Parathormon. Beide sollten sicherstellen, dass Zellen genug Kalzium bekommen. Für die permanente Feinabstimmung des Kalziumspiegels im Blut sorgt unser Körper auch ohne unser Zutun, vorausgesetzt wir stellen auch ausreichend Kalzium und Vitamin D zur Verfügung.

Vitamin D ist der Koalitionspartner des Kalziums

Der große Koalitionspartner des Kalziums ist Vitamin D. Während Kalzium die Stammzellen mobilisiert und als Wachstumsfaktor fungiert, hat Vitamin D die Aufgabe, diese Stammzellen am Ort ihrer Bestimmung fertigzustellen, also ausdifferenzieren zu lassen. Und: Das Vitamin überwacht den Kalziumspiegel im Körper, indem es den Verlust von Kalzium verhindert und seine Aufnahme im Darm unterstützt. Deswegen ist es auch sinnvoll, Kalzium und Vitamin D gleichzeitig einzunehmen.

Vitamin D schützt übrigens nicht nur unsere Knochen, es steuert auch Prozesse, die über das Schicksal der Zelle mitentscheiden: Fehlt dieses Vitamin D, dann werden die Zellen „nicht erwachsen" und die Gefahr einer bösartigen Entartung ist größer. Vitamin-D-Mangel steht im Verdacht, das Krebsrisiko zu erhöhen. Darüber hinaus verursacht dieses Defizit Schmerzen an Weichteilen, vor allem am Muskel. Eine interessante Studie der Mayo-Klinik zeigte, dass 90 Prozent jener Personen, die mit unerklärbaren Muskelschmerzen aufgenommen wurden und bei denen ein Chronique-Fatique-Syndrom, eine Fibromyalgie oder Depression diagnostiziert wurde, eigentlich nur an einem Vitamin-D-Mangel litten.

Vitamin-D-Mangel ist viel häufiger als angenommen. Studien zeigen, dass mehr als die Hälfte der postmenopausalen Frauen – auch wenn sie Medikamente gegen Osteoporose einnehmen – einen zu niedrigen Spiegel von Vitamin D25 aufweisen. Liegt dieser Wert unter 30 ng/ml, kann das Knochengewebe nicht regenerieren. Vitamin D ist eine Substanz mit Nachhaltigkeit: Was wir davon in der Kindheit aufnehmen, wirkt im Erwachsenenalter. Vitamin-D-Mangel in der Pubertät kann Jahrzehnte später unangenehme Folgen haben. Wie eine Studie aus Boston vor Kurzem ergab, zeigen bereits 50 Prozent der Jugendlichen einen Vitamin-D-Mangel. In Europa ist die Situation ähnlich oder wahrscheinlich noch dramatischer.

Dass sich die Einnahme von Vitamin D günstig auf den Knochenstoffwechsel auswirkt, können zahlreiche Studien belegen. Liegt der Vitamin-D-Spiegel unter 18 ng/ml, ist eine tägliche Zufuhr von 800 internationalen Einheiten Vitamin D empfehlenswert. So steigt der Spiegel auf jene 40 ng/ml, die der Knochen benötigt.

Dass UV-Strahlen für die Bildung von Vitamin D wichtig sind, ist lange bekannt: Durch die Sonneneinstrahlung nimmt die Haut Cholesterin auf und wandelt es in Vitamin D um, das dann in Leber und Niere transportiert wird. Dort wird es aktiviert und in das biologisch aktive Vitamin D 1,25, OH umgebaut. Die Haut produziert demnach nur das Grundhormon Vitamin D, welches mit Hilfe von UV-Strahlung in weitere Abkömmlinge, vor allem in das biologisch aktive Vitamin D 1,25 umgewandelt wird. Endproduktionsstelle ist die Niere. Neue Erkenntnisse zeigen jedoch, dass auch die Brust in der Lage ist, das in der Haut gebildete Vitamin D in die aktive Form umzubauen. Dass dies Bedeutung für die Gesundheit des Menschen haben muss, liegt auf der Hand, da ansonsten eine Vitaminaktivierung außerhalb der Niere nicht stattfinden würde.

Die Bedeutung des Vitamin D wird durch neue Publikationen bestätigt: Spanische Wissenschafter wollten wissen, ob Vitamin D das Leben verlängert, und analysierten Daten von 57.311 Studienteilnehmern. Das Ergebnis: Menschen, die zusätzlich zur Nahrung Vitamin D als Nahrungsgergänzung einnahmen, hatten ein um sieben Prozent niedrigeres Sterberisiko. Die Zellkontrollfunktion des Vitamin D zusammen mit der Stammzellüberwachungsaufgabe des Kalziums wird in Zukunft für das Verständnis von Krebserkrankungen wesentlich sein.

Die tägliche Zufuhr von Vitamin D als Nahrungsergänzung ist für die Gesundheit von Knochen und Zellen empfehlenswert.

Die Schattenseiten des Kalziums

Kalzium treibt die Funktionen und die Leistung von Körperzellen an. Und das kann im Alter auch Nachteile mit sich bringen. Für das Herz ist Kalzium wichtig, weil es den Rhythmus seiner Kontraktionen vorgibt. Strömt allerdings zu viel Kalzium ein, dann führt dies zu kardiologischen Problemen, gegen die sogenannte Kalziumantagonisten eingesetzt werden. Ähnliches gilt für das Gehirn: Strömen vermehrt Kalziumionen in eine bestimmte Hirnregion, die Substantia nigra, werden die Nervenzellen dort überstrapaziert und sterben ab. Die Ursache für Morbus Parkinson. Auch bei dieser neurologischen Erkrankung werden seit längerer Zeit Kalziumantagonisten verwendet, die die Gehirnnerven vor ihrem frühen Tod bewahren. Nach neuesten Erkenntnissen der Wissenschaft soll Kalzium auch bei der Entstehung von Morbus Alzheimer eine Rolle spielen. Ist der Eiweißstoff Beta-Amyloid erhöht, so fungiert es als Kalziumkanal und lässt vermehrt Kalzium in die Nervenzellen einfließen. Gleichzeitig verliert auch die Proteinfabrik der Nervenzelle, das endoplasmatische Retikulum, zunehmend an Kalziumionen. Dies irritiert die in der Nähe befindlichen Mitochondrien und die Zelle stirbt ab.

Kalzium hat demnach ein Janus-Gesicht. Einerseits fördert es die Regeneration, andererseits kann es Zellen so stark anheizen, dass diese zugrunde gehen. Dabei geht es nicht um Kalzium, das in Form von Milchprodukten oder auch als Tablette aufgenommen wird, sondern um die interne Kalziumkontrolle der Zelle. Sind die Tore für das Kalzium defekt, dann strömt vermehrt Kalzium in die Zellen. Es ist Aufgabe der Medizin der Zukunft, Strategien zur Verbesserung der Zellmembranen zu entwickeln und positiv in die Zellregulation einzugreifen. Doch wir können auch selbst etwas tun, um die Leistung der Zellen zu ökonomisieren: länger dauernden Stress so gut es geht zu vermeiden. Denn bei Belastung öffnen sich die Kalzium-Tore, Kalziumionen strömen vermehrt hinein und die Zelle brennt aus.

Was unsere Knochen aufbaut ...

Kalzium ist das wichtigste Baumaterial für den Aufbau unserer Knochen. Für seinen Einbau in das Knochengewebe wird Phosphor und ausreichend Vitamin D benötigt. Doch es gibt im Knochenstoffwechsel noch zwei weitere Mitspieler: Das in der Schilddrüse produzierte Calcitonin und das Parathormon, das in der Nebenschilddrüse gebildet wird.

Eine kalziumreiche Ernährung ist die Basis für eine gute „Knochenarbeit". Der Mineralstoff kommt vor allem in Milchprodukten vor, besonders kalziumreich sind Parmesan und Emmentaler. Wer Kuhmilch nicht verträgt, kann zu Sojamilch greifen. Auch in Sesam, Mandeln, Karotten und Mineralwasser ist Kalzium enthalten. Als Tagesdosis wird die Zufuhr von 1000 bis 1500 mg Kalzium empfohlen. Wer das nicht über die Ernährung schafft, kann zusätzlich Kalzium in Form von Lutsch- oder Brausetabletten einnehmen. Ähnliches gilt auch für Vitamin D. Es ist zwar in Eigelb, Fisch, Milch und Avocados enthalten und bildet sich im Körper bei Sonneneinstrahlung, doch diese Quellen reichen oft nicht aus. Amerikanische Ärzte empfehlen heute die zusätzliche Einnahme in Form von Nahrungsergänzung.

Je mehr der Knochen belastet wird, desto härter wird er. Bewegung schützt vor Osteoporose.

Unsere Knochen lieben aber auch Bewegung: Regelmäßige sportliche Aktivität ist die beste Strategie, um Osteoporose vorzubeugen. Diese Erkenntnis machte die Medizin bei Knochenbrüchen, denn da zeigte sich: Je mehr der Knochen belastet wird, desto härter wird er. Druck und Belastung auf die Muskulatur aktivieren im Knochen die aufbauenden Osteoblasten. Das bedeutet: Der Knochen stärkt sich durch Bewegung.

... und was sie abbaut

Und natürlich hat der Knochen auch jede Menge Feinde. Dazu gehört vor allem das Rauchen. Nikotin ist der Knochenfeind Nummer eins. Auch zu viel Alkohol und Kaffee können sich negativ auswirken: Alkohol bremst die Knochenaufbauzellen und mehr als drei Tassen Kaffee pro Tag können die Kalziumausscheidung fördern. Besonders schädlich ist der übermäßige Genuss von Cola-Getränken. Laut Framingham-Studie von 2006 haben Frauen, die häufig Cola trinken, eine schlechtere Knochendichte. Coca-Cola und Pepsi enthalten viel Phosphorsäure, die die Aufnahme von Kalzium hemmt. Diese Wirkung wird durch das enthaltene Koffein noch verstärkt. Auch Oxalsäure, die in Spinat, Roten Rüben und Rhabarber enthalten ist, bremst Kalzium im Körper aus. Im Übrigen können auch bestimmte Medikamente, wie etwa Kortison oder blutverdünnende Arzneimittel, den Knochenabbau fördern.

Auch andauernder Stress ist ein Feind unserer Knochen. Noradrenalin, das bei Belastung vom sympathischen Nervensystem ausgeschüttet wird, bewirkt eine Stimulation des sogenannten „Rank-Rezeptors". Dieser lässt die knochenfressenden Osteoklasten reifen, wodurch vermehrt Kalzium freigesetzt wird. Noradrenalin ist in der Evolution immer ein Signal für drohende Gefahr. So wird dem Körper zur Bewältigung einer gefährlichen Situation Kalzium zur Verfügung gestellt und die Mobilisierung von Stammzellen für eventuelle Verletzungen vorbereitet. Bei einem Unfall macht das Sinn. Allerdings kommt unser Stress heute nicht aus der Wildnis und wir werden auch nur äußerst selten von Raubtieren angefallen. Wird bei Dauerbelastung im Alltag ständig Kalzium freigesetzt, so fehlt es den Knochen. Übrigens ist Kalzium ein natürliches Beruhigungsmittel und kann bei Stress Wunder wirken: Eine Brausetablette (1000 bis 1500 mg) abends eingenommen hilft auch gegen Schlafstörung.

Warum Diäten zu Knochenabbau führen

Einseitige Ernährung, Diäten und rascher Gewichtsverlust können zu Verlust an Knochenmasse führen. Knochen und Stoffwechsel stehen in einem permanenten Dialog. Das von den Adipozyten (Fettzellen) gebildete Hormon Leptin zum Beispiel baut Knochenzellen auf. Nimmt während langer Hungerperioden dieses

Leptin ab, so fällt der positive Stimulus auf den Knochen weg. Das ist eine der Ursachen, warum ein zu schneller Gewichtsverlust dem Knochen nicht guttut. Oder warum sehr dünne Menschen ein höheres Risiko für Osteoporose haben.

Die aufbauenden Osteoblasten kommunizieren wiederum mit der Bauchspeicheldrüse und vermehren deren Beta-Zellen. Daraufhin setzt die Drüse mehr Insulin frei, die Verwertung von Kohlenhydraten und Zucker wird verbessert. Gleichzeitig bildet der Knochen Adiponektin, ein Stoffwechselhormon, welches das Hungergefühl reguliert und die Wirkung des Insulins verstärkt. Das zeigt, dass das Knochengewebe sogar in den Stoffwechsel aktiv eingreift. Die Sorge um unsere Knochen ist also durchaus berechtigt.

Essstörungen und häufige Diäten in der Jugend können eine spätere Osteoporose fördern.

Der Knochen hat außerdem ein gutes Gedächtnis. Bereits bei jungen Mädchen können Essstörungen und starke Gewichtsabnahme oder häufige Crash-Diäten zu krankhaften Veränderungen des Knochens führen. Auch unregelmäßige Regelblutungen, wie sie bei jungen Mädchen vorkommen, können den Knochen unangenehm belasten. Bleibt die Blutung über sechs Monate oder über ein Jahr aus, so kostet das mitunter Knochensubstanz, die später nur schwer oder gar nicht mehr aufzubauen ist.

Hormonelle Einflüsse auf den Knochen

Nicht nur der häufige Ausfall der Monatsblutung, auch die frühe Menopause ist ein Risikofaktor für das Knochengewebe: Kommt eine Frau zu früh in den Wechsel, so reduziert auch das den Knochen mit all seinen Funktionen. Aber auch andere hormonelle Störungen können eine negative Wirkung auf den Knochen ausüben. Ein erhöhter Spiegel des für die Milchproduktion zuständigen Hormons Prolaktin sowie Dysfunktionen der Schilddrüse stören den Knochen in seiner Entwicklung. Ist das follikelstimulierende Hormon FSH zu hoch, bremst das die knochenaufbauenden Zellen. Die ganze Bedeutung dieses Hormons wurde erst in den letzten Jahren erkannt: Ein hohes FSH ist nicht nur ein Marker für die Menopause und zeigt an, dass die betroffene Frau nicht mehr schwanger werden kann. Es hat auch einen ungünstigen Einfluss auf die Knochendichte und vermehrt außerdem Cholesterin in den Nervenzellen.

Die Prävention der Osteoporose

Der Knochen ist kein starres Gewebe, sondern er lebt und baut sich permanent um. Obwohl man es auf den ersten Blick nicht vermutet, ist er ein hochsensibles Organ, das auf Umweltreize, aber auch auf Hormonschwankungen schnell reagiert. Bei Osteoporose ist die Balance zwischen Aufbau und Abbau im Knochengewebe stark gestört. In der Folge verändern sich Substanz und Struktur des Knochens, was im Extremfall zu Rundrücken und Knochenbrüchen führt. Laut WHO erleiden rund 40 Prozent der Frauen über 50 einen Bruch aufgrund poröser Knochenstruktur.

Vorbeugung gegen Osteoporose erhält nicht nur die Beweglichkeit im Alter, sondern schützt auch unseren biologischen Stammzell-Tresor und damit die Regenerationsfähigkeit des ganzen Körpers. Die Bedeutung der genetischen Faktoren bei Osteoporose sind der Medizin seit Langem bekannt. Körperliche Risikofaktoren sind ein graziler Körperbau und Pigmentarmut, wie helle Haut, blaue Augen und blonde Haare.

Osteoporose verläuft über lange Zeit schleichend und symptomfrei. Umso wichtiger ist eine rechtzeitige Diagnose. Ob man osteoporosegefährdet ist, lässt sich durch die Knochendichte-Messung einfach überprüfen. Der T-Score ist jene Maßeinheit, die für die Bewertung der Knochendichte ausschlaggebend ist. Sinkt er unter minus 2,5 ab, so ist Gefahr für den Knochen im Verzug. Die Diagnose: Osteoporose. Bei einem Wert zwischen minus 1,5 und minus 2,5 spricht man von Osteopenie – die Vorstufe der Osteoporose.

Die Menopause erhöht bei Frauen das Risiko für Osteoporose dramatisch. Denn dann sinkt der Östrogen-Spiegel und der Knochen verliert plötzlich einen wichtigen Schutz. Männer können ebenfalls an Osteoporose erkranken, wenn auch nicht in dem gleichen Umfang wie Frauen. Knochenschwund kann auch die Folge einer Schilddrüsendysfunktion sein. Aber auch Asthma-, Leber-, Nieren- und chronische Darmerkrankungen erhöhen das Risiko für Osteoporose. Es ist daher wichtig, bei der Diagnose und Therapie organischer Erkrankungen auch an die Knochengesundheit zu denken.

Die sehr sensible Knochenphase im Leben der Frau sind die Jahre unmittelbar nach der Menopause – in diesem Zeitraum das Knochenrisiko zu

> Die sehr sensible Knochenphase im Leben der Frau sind die Jahre unmittelbar nach der Menopause.

kennen und mit einer Prävention zu beginnen ist von großer Bedeutung.

Medikamentöse Behandlung der Osteoporose

Osteoporose ist heute kein unabwendbares Schicksal mehr. Spezielle Medikamente können den Knochenabbau bremsen und die Gefahr für Knochenbrüche reduzieren. Dazu zählen sogenannte Bisphosphonate, die heute nur mehr einmal pro Woche verabreicht werden müssen. Seit Kurzem ist der Wirkstoff auch als Injektion verfügbar, die nur alle drei Monate verabreicht werden muss. Gentechnisch verändertes Parathormon ist ein völlig neues, eben auf den Markt kommendes Medikament, das die Knochenmasse aufbaut. Auch Strontium ist eine interessante Substanz, die die Knochenaufbauzellen stimuliert und damit den Selbststärkungsprozess des Knochens fördert. Alle Medikamente gegen Osteoporose müssen mit der Einnahme von Vitamin D und Kalzium kombiniert werden.

Sowohl in der Prävention wie auch in der Therapie der Osteoporose kann sich eine Hormonersatztherapie günstig auf den Knochenstoffwechsel auswirken. Östrogene unterdrücken zum Beispiel den Botenstoff Interleukin-6 bei entzündlichen Vorgängen im Knochen. Ist der Östrogenspiegel allerdings zu hoch, wird vermehrt Kalzium in die Zellen der Blutgefäße und in die Brustdrüse transportiert. Dort wird das Wachstum der Zellen angeregt, was eventuell gefährlich ist, wenn diese Zellen inaktivierte Gene oder Brüche in ihren Chromosomen tragen. Diese vorgeschädigten Stammzellen ruhen meist, ohne dass sie in ihrem Schlaf etwas anstellen. Wird Östrogen in hohem Maße in der zweiten Lebenshälfte verordnet, dann könnten unter Umständen diese ruhenden Zellen erwachen und zu Krebstumoren werden. Es kommt also gerade bei der Hormontherapie auf die richtige und individuelle Dosierung an.

Blick in die Zukunft

Die genaue Kenntnis der genetischen Veranlagung wird in der Prävention von Osteoporose künftig eine noch wichtigere Rolle spielen. Kalzium und Vitamin D werden über bestimmte Rezeptoren aufgenommen und dem Knochen zur Verfügung gestellt. Die Gene für diese Rezeptoren können unterschiedliche Varianten aufweisen, was sich auf den Knochenstoffwechsel auswirken kann. Die Kenntnis der genetischen Variabilität kann durchaus hilfreich sein: Schon einfache Maßnahmen in der Ernährung können die Nachteile der Gene ausgleichen.

Wie Vitamin D in die Zelle gelangt

Der genetisch angelegte Rezeptor bestimmt, wie viel Vitamin D in die Zelle einreisen darf.

Vitamin D benötigt – genauso wie Östrogene und Progesteron – ein eigenes Tor, einen Rezeptor, über den es in die Zelle kommt. Diese wichtigen Portale im Genom unterliegen einer genetischen Variation. Sie können – bildlich gesprochen – kleiner oder größer sein. Je nachdem wie diese Tore angelegt sind, gelangt mehr oder auch weniger Vitamin D in den Zellkern. Entscheidend für den Knochenstoffwechsel ist also nicht nur, ob der Körper über genug Vitamin D verfügt, sondern auch wie viel davon in die Zelle einreisen darf. Und das hängt von der Ausstattung des Rezeptors ab. Diese verschiedenen Eingangsportale für Vitamin D tragen bestimmte Bezeichnungen.

Ungünstige Gen-Varianten

Die genetischen Variationen befinden sich in der DNA. Auf diesem Lebensfaden sind die einzelnen Basen wie Perlen auf einer Kette in einer bestimmten Reihenfolge aufgereiht. Nun gibt es Enzyme, welche meist aus Bakterien stammen, die gewisse Teile im Lebensfaden durchtrennen können. Ändert sich jedoch – durch einen Polymorphismus – eine Base und wird sie durch eine andere ersetzt, so verliert das Enzym seine Schneidekraft. Es kann die Perlenkette an der gewohnten Stelle nicht mehr durchschneiden, da sich plötzlich eine andere Perle dort findet, die der Schere Widerstand bietet.

Nach diesen Enzymen richtet sich dann auch die Bezeichnung der genetischen Variation. So gibt es zum Beispiel das bakterielle Enzym BsmE, das eine bestimmte Stelle im Vitamin-D-Rezeptor-Gen durchtrennen vermag. Ist es durch einen Polymorphismus daran gehindert, spricht man von einem B-Allele (B steht für die Enzymbezeichnung BsmE). 30 Prozent der kaukasischen Menschen haben den BB-Genotyp. Bei ihnen tritt Osteoporose dreimal häufiger auf. Dieser Polymorphismus geht mit anderen Abweichungen im Vitamin-D-Gen einher. Diese Variationen heißen APA1, TAQ1 und Poly-A-Polymorphismus. Besonders bedeutsam ist das Aufeinandertreffen mehrerer Gen-Varianten. Die gleichzeitige Bestimmung des Vitamin-D-Serumspiegels und des Vitamin-D-Rezeptor-Gens erlaubt eine bessere Diagnose.

Nun wird es etwas kompliziert: Auch im sogenannten Exon 2 des Vitamin-D-Rezeptor-Gens gibt es Teile des Lebensfadens, die von Enzymen nicht durchtrennt werden können. Diese Genotypen heißen f-Allele. Das ff-Gen ist weniger aktiv und baut sozusagen ein kleines Tor für Vitamin D. Auch dieser Polymorphismus ist mit einer geringeren Knochendichte verbunden. Nach der Nurse Health Study kann darüber hinaus diese Genvariante das Risiko für Brustkrebs erhöhen. In diesem Fall ist die Einnahme von Vitamin D empfehlenswert, da es auch gegen Brustkrebs schützen kann. Es vermindert die Wirkung des Wachstumsfaktors IgF1.

4. Kapitel
Das weibliche Immunsystem

Warum es mehr kann und manchmal fremdgeht

Unser Körper ist ein permanentes Schlachtfeld: Ein von der Natur genial konstruiertes Zellsystem, ausgestattet mit Fähigkeiten eines Luke Skywalkers, sorgt dafür, dass bedrohliche Feinde erkannt, gestellt und zerstört werden. Das biologische Abwehrsystem ist ein komplexes Netzwerk aus Organen, Zelltypen und Botenstoffen. Die Patrouille des Immunsystems ist bunt zusammengesetzt: Fresszellen, Leukozyten, T-Lymphozyten, B-Zellen, Immunglobuline oder Histamin ackern rund um die Uhr, um uns vor Pilzen, Viren, schädlichen Bakterien zu schützen. Läuft alles reibungslos ab, sind wir für das Leben gerüstet und strotzen vor Gesundheit. Doch mitunter schlagen die Truppen wild drauflos und greifen auch freundliches Territorium an. Wendet sich das Immunsystem gegen körpereigenes Gewebe, entstehen Autoimmunerkrankungen wie Allergie oder Rheuma. Im Getümmel der Abwehr mischen bei der Frau auch noch die Geschlechtshormone eifrig mit. Während sich im Körper des Mannes nur Star Wars abspielt, ist das weibliche Immunsystem auch noch in die Aufgaben der Fortpflanzung eingebunden.

Eine Statistik aus Deutschland zeigt: Frauen werden mehr Medikamente gegen Rheuma verschrieben als Männern – und zwar um 10 Millionen Packungen pro Jahr. Was ebenfalls aus den Daten hervorgeht: Bei Frauen steigt die Verordnung von Antirheumatika ab dem 54. Lebensjahr dramatisch an. Dass der weibliche Körper zu autoaggressiven Krankheiten neigt, ist in der Medizin bekannt. Trotzdem ist diese Zunahme von rheumatischen Erkrankungen in der zweiten Lebenshälfte der Frau auffallend. Doch was liegt dahinter? Darauf hat die Wissenschaft jetzt viele spannende Antworten. Wie zum Beispiel: Dass der Organismus der Frau über Abwehrmechanismen verfügt, die dem Mann fehlen. Oder dass Frauen durch spezielle hormonelle Strategien vor bestimmten Erkrankungen besser geschützt sind als Männer. Dafür aber auch anfälliger für Entgleisungen des Immunsystems. Denn letztlich sind es die Immunzellen im Körper der Frau, die unter der Regie der Sexualhormone die Fortpflanzung regeln – vom Eisprung und der Menstruation bis zur Schwangerschaft und Geburt.

Die Armada des Immunsystems

Vereinfacht ausgedrückt, besitzt das Immunsystem zwei schlagkräftige Armeen: Eine schnell einsetzbare, die sich sofort auf Eindringlinge stürzt. Zu diesen blitzartig agierenden Eingreiftruppen zählen unter anderem bestimmte Lymphozyten. Diese Killerzellen attackieren Bakterien, Tumorzellen oder Fremdkörper. Rasche Abwehrzellen sind für das weibliche Immunsystem besonders von Bedeutung. Die zweite große Armada ist zwar langsamer unterwegs, dafür ist ihre Abwehr nachhaltiger. Sie besteht aus Immunglobulinen, die der Körper zunächst bedächtig zu bilden beginnt, wenn er einen Feind identifiziert. Allerdings legen sie ein genaues Protokoll seiner Eigenschaften an. Sollte er später noch einmal den Körper in Gefahr bringen, sind die Abwehrzellen sofort zur Stelle und überschütten ihn mit immunologischen Geschützen.

> Progesteron und Östrogen bremsen bestimmte Immunzellen, um die Schwangerschaft nicht zu gefährden.

Die Immunabwehr gehört zu den zentralen Überlebensstrategien. Die Abhängigkeit des weiblichen Immunsystems von den Geschlechtshormonen erklärt sich durch die komplexe Aufgabe der Reproduktion. Progesteron und Östrogen bremsen die rasch arbeitenden Elitetruppen: Würden sich diese ungehemmt auf jeden Fremdkörper stürzen, würde jede Schwangerschaft in einem Abort enden. Dies erklärt auch das Phänomen, warum manche Autoimmunerkrankungen, bei denen sich die schnellen Immunzellen gegen körpereigenes Gewebe wenden, in der Schwangerschaft bessern.

Doch die Natur hat noch eine zweite Strategie entwickelt, um den Embryo vor dem Immunsystem zu schützen. Sollte sich die schnelle Abwehrtruppe der Lymphozyten dennoch in die Gebärmutter verirren, so wird sie durch eine List lahmgelegt. Denn diese Immunzellen benötigen die Aminosäure Tryptophan, die mit der Nahrung aufgenommen wird. Die Gebärmutter verfügt über ein spezifisches Enzym, mit dem sie dieses Tryptophan zerstört, damit den Lymphozyten ihre Kraft nimmt und deren Attacken verhindert.

So intelligent agiert die weibliche Abwehr

Das weibliche Immunsystem vollbringt Höchstleistungen: Es ist in der Lage, in kürzester Zeit Organteile förmlich in nichts aufzulösen und zu entsorgen. Das geschieht jeden Monat. Wird eine Frau nach dem Eisprung nicht schwanger, so benötigt sie auch nicht jene Gebärmutterschleimhaut, die für eine Schwangerschaft vorbereitet wurde. Bei der Menstruation wird diese abgestoßen. Dieser komplizierte Vorgang ist keineswegs eine simple Zerstörung von Zellen, sondern ein immunologisch gesteuerter Prozess, durch den körpereigenes Gewebe gelöst und eliminiert wird. Kurzfristig setzt der weibliche Körper dafür entzündungsähnliche Reaktionsmuster ein, um so die Gebärmutterschleimhaut abstoßen zu können.

Dies ist allerdings nicht die einzige Immunreaktion gegen eigene Organe. Monat für Monat reift in den Eierstöcken ein Eibläschen (Follikel) heran, aus dem beim Eisprung die Eizelle freigesetzt wird. Dabei platzt das Bläschen. In der Vergangenheit stellte man sich diesen Prozess sehr naiv vor und dachte, der größer werdende Follikel würde wie ein Ballon immer mehr aufgeblasen und ab einem gewissen Durchmesser platzen und die Keimzelle freilegen. So einfach hat die Natur diesen Vorgang jedoch nicht gestrickt. Sie überlässt den Eisprung nicht einem mechanischen Zufall, sondern setzt dafür Immunreaktionen ein. An der obersten Stelle des Eibläschens sammeln sich Entzündungszellen und brennen mit biologischen Scheren – Matrixmetalloproteinasen, die zu jeder Entzündung herbeieilen – ein Loch. Die Eizelle kann durchschlüpfen und in den Eileiter gelangen. Schwelgt allerdings an anderer Stelle im weiblichen Körper eine Entzündung, so eilen durch den Hormonabfall die schnellen Immuntruppen dort ebenfalls hin und eröffnen ihre Attacken. Schwachstellen wie zum Beispiel Gastritis oder Herde im Kiefer können zweimal im Monat mehr Probleme machen, nämlich vor und während der Regel sowie zum Zeitpunkt des Eisprungs.

> Eisprung, Menstruation oder Wehenbeginn werden durch entzündungsähnliche Reaktionen ausgelöst.

Auch kurz vor der Geburt ruft der weibliche Körper sein Immunsystem auf, um körpereigene Organe abzubauen: Der Blasensprung beruht auf ähnlichen Mechanismen wie der Eisprung. Auch dabei werden Eiweißbausteine versammelt, welche über die Matrixmetalloproteinasen ein Loch in die Eihäute schneiden. Auch das ist eine entzündungsähnliche Reaktion, die ohne Bakterien abläuft. Sie richtet sich gegen keinen Keim, sondern gegen eigene Strukturen des Körpers. Und kann manchmal zu einer erhöhten Körpertemperatur führen, was manche Frauen beunruhigt. Dieses leichte Fieber wird durch Entzündungsstoffe ausgelöst, welche den Blasensprung und damit auch die Wehentätigkeit einleiten.

Welchen biologischen Preis Frauen zahlen müssen

Monat für Monat muss die Frau entzündungsähnliche Belastungen durchstehen, und zwar beim Eisprung und bei der Regel. Häufig kommt es im Zuge dieser Immunvorgänge auch zu Abgeschlagenheit und Unwohlsein, wie sie sonst mit Fieber und Entzündung einhergehen. Die großen Belastungen einer Autoimmunreaktion nimmt der weibliche Körper auf sich, um reproduktive Aufgaben wie Eisprung, Menstruation oder Wehentätigkeit erfüllen zu können. Zweifellos stellt das eine Belastung für den weiblichen Organismus dar, die dem männlichen Körper unbekannt ist.

So clever das weibliche Immunsystem auch konstruiert ist, ist es doch nicht mit einer 100-prozentigen Präzision ausgestattet. Denn es setzt seine Immunabwehr nicht immer ganz selektiv gegen Eibläschen oder Gebärmutterschleimhaut ein, sondern attackiert manchmal auch andere Strukturen des Körpers. Das erklärt die geschlechtsspezifischen Unterschiede bei vielen autoaggressiven Krankheitsbildern. Schilddrüsenentzündungen, Morbus Hashimoto, rheumatoide Arthritis oder der Lupus erythematodes kommen bei der Frau häufiger vor als beim Mann. Genauso wie das weibliche Immunsystem gegen die Gebärmutterschleimhaut oder die Fruchtblase Attacken zu reiten beginnt, streckt sie diese mitunter auf andere Organe aus. Die Immunangriffe gehen dabei auf das Schilddrüsenepithel, auf die Innenauskleidung der Gelenke oder auf die Haut.

Wann das Immunsystem der Frau die Bremse zieht

Einerseits scheint die Frau anfälliger für Reaktionen gegen eigenes Gewebe zu sein. Andererseits können Autoimmunerkrankungen gerade in der Schwangerschaft besser werden, da das Immunsystem die raschen Abwehrzellen bremst, um den Embryo nicht zu gefährden. Nach dem derzeitigen Wissensstand ist auch die Migräne eine entzündungsähnliche Reaktion. Bei vielen Migräne-Patientinnen verschwindet die Migräne während der Schwangerschaft, um nach der Entbindung erneut und mitunter verstärkt wiederzukommen.

Dass das weibliche Immunsystem viel stärker gefordert ist als das männliche, liegt auf der Hand. Es muss Monat für Monat durch überschießende Reaktionen die Gebärmutterschleimhaut bei der Menstruation eliminieren. Im Falle einer Schwangerschaft muss dieses clevere System aber die Abwehrreaktion völlig unterdrücken können, um das Kind nicht abzustoßen. Beide Immunreaktionen – die Unterdrückung und die Überstimulierung des Immunsystems – dienen der Fortpflanzung. Und so liegt es auch auf der Hand, dass jene Hormone, die einerseits die Fortpflanzung steuern, andererseits auch auf die dafür notwendigen Immunvorgänge achten. Dies gilt vor allem für Östrogen und Progesteron. Beide Hormone steigen in der Schwangerschaft an und stellen das aggressive Immunsystem ruhig.

Warum plötzlicher Hormonabfall zu Entzündungen führt

In der Schwangerschaft sind die Östrogen- und Progesteronwerte stabil. Während des Monatszyklus unterliegen sie hingegen großen Schwankungen. Unmittelbar nach der Menstruation steigt Östrogen an und erreicht vor dem Eisprung seinen Spitzenwert, um aber kurz darauf noch vor dem Eisprung abzusinken. In der zweiten Zyklushälfte kommt es zu einem erneuten Östrogenanstieg, der allerdings, wenn keine Schwangerschaft eintritt, wieder in einen Hormonabfall mündet. Warum fluktuiert dieser Hormonspiegel bei der Frau im Unterschied zur Testosteronproduktion des Mannes? Auch diese Hormonschwankungen sind aus der Fortpflanzungsmedizin erklärbar: Östrogen bremst die Kampfzellen des Immunsystems und hemmt den wichtigsten Entzündungsfaktor, den sogenannten nuklearen Faktor κB. Ein hoher Östrogenspiegel in der Schwangerschaft schützt also das Kind.

Östrogen bremst die Kampfzellen und den nuklearen Faktor κB, welcher Entzündungen auslöst.

Unmittelbar vor dem Eisprung fällt das Östrogen jedoch ab: Es nimmt die Bremse von den Immunzellen, wodurch diese kurzfristig zu arbeiten beginnen und die Follikelwand – mit entzündungsähnlichen Instrumenten – aufbrechen. Gleiches ereignet sich auch vor der Menstruation: Das nach dem Eisprung wieder kurz angestiegene Östrogen sinkt erneut ab und enthemmt die Kampf-Lymphozyten. Auf diese Weise werden die Lymphozyten mobilisiert, die ihren Angriff gegen die Gebärmutterschleimhaut richten und damit die Regelblutung auslösen. Die Immunreaktion wird durch die Fluktuation des Östrogens in Gang gesetzt. Bleibt der Östrogenspiegel hoch – ähnlich wie in der Schwangerschaft –, dann wird die Aggressivität der Immunzellen unterdrückt. Fällt Östrogen in seiner Konzentration kurzfristig ab, führen entzündungsähnliche Reaktionen zum Eisprung beziehungsweise zur Blutung. Ähnliches gilt auch für das Gelbkörperhormon Progesteron. Es steigt nach dem Eisprung an und bleibt im Falle einer Schwangerschaft erhöht. Wenn es nicht zu einer Befruchtung kommt, fällt Progesteron ab und unterstützt dabei Östrogen. Im Sinkflug lösen beide Hormone Entzündungsvorgänge und damit die Menstruation aus.

Erhöhte und gleichbleibende Spiegel von Östrogen und Progesteron unterdrücken die Attacken bestimmter Immunzellen, während plötzlicher Hormonabfall entzündungsähnliche Vorgänge ermöglicht. Dies ist ein Grundprinzip des weiblichen Immunsystems und erklärt zahlreiche frauenspezifische Beschwerden. Durch das gleichzeitige Abfallen der Eierstockhormone können sich Gelenkschmerzen und Migräne in der Mitte des Zyklus und vor der Menstruation verstärken. Dadurch wird das Immunsystem weiter gereizt und verstärkt die schon vorhandenen Autoaggressionskrankheiten der Frau. Während der Schwangerschaft hingegen wirken die hohen und gleichbleibenden Hormonkonzentrationen entzündungshemmend.

Mehr Histamin durch Östrogene?

Dies ist jedoch nur eine Facette der weiblichen Immunologie. Schon seit Jahren ist bekannt, dass die Freisetzung von Histamin aus den Mastzellen durch einen hohen Östrogenspiegel angeregt wird. Östrogen löst das Histamindepot dieser Zellen auf, was zu Allergien, Hautausschlägen und mitunter auch Atemproblemen führen kann. Das erklärt auch, warum in der Zyklusmitte – wenn der Östrogenwert am höchsten ist – histaminbedingte Probleme vermehrt auftreten.

Östrogen löst das Histamindepot der Mastzellen auf und fördert damit allergische Reaktionen.

Histamin bewirkt auch eine verstärkte Durchblutung, die möglicherweise auch für den Eisprung benötigt wird. Denn was sich hier im Körper abspielt, erinnert an einen Krimi: Unmittelbar bevor Östrogen abfällt und eine Entzündungskaskade initiiert, setzt es am Höhepunkt seiner Konzentration vermehrt Histamin aus den Mastzellen frei. Der Botenstoff strömt aus und markiert eifrig jene Areale im Körper, die der Immunreaktion zum Opfer fallen sollen. An den vom Histamin gekennzeichneten Stellen setzt „der nukleare Faktor κB“ entzündungsähnliche Reaktionen in Gang und baut Gewebe ab. Der nukleare Faktor κB ist die Schaltstelle für Entzündungen und entzündungsähnliche Prozesse und wird von Hormonen gesteuert.

Frauen haben einen besseren Impfschutz ...

Um den Embryo zu schützen, verzichtet der weibliche Körper in der Frühschwangerschaft auf das schnelle immunologische Eliteheer. Gleichzeitig müssen bakterielle und virale Infektionen abgewehrt werden. Dieses Problem scheint das weibliche Immunsystem genial gelöst zu haben, denn im Allgemeinen sinkt in der Schwangerschaft die Infektanfälligkeit. Es pfeift zwar die eine Armee zurück, setzt aber dafür die Truppe der Immunglobuline ein. Sie ist zwar nicht so schnell, arbeitet aber gezielt.

Jede Impfung geht nach dem gleichen Prinzip vor: Dem Körper werden inaktivierte Feinde injiziert, die zwar die Krankheit nicht auslösen, wohl aber dem Immunsystem Modell sitzen. Antikörper passen sich im Detail dem Feind an und schmieden Abwehrreaktionen, die exakt auf ihn zugeschnitten sind. Dringt dieser erneut in den Organismus ein, so stehen die Bataillone der spezifischen Immunglobuline bereit: Sie beginnen ihren Marsch gegen das Virus und verhindern, dass es sich vermehrt. Das erklärt auch die bessere Wirksamkeit von Impfstoffen bei Frauen, die Eierstockhormone produzieren. Sie haben einen höheren Impfschutz als Männer, da die Schar der Antikörper bei ihnen größer ist. Östrogene vermehren Immunglobuline und schützen damit vor allem die Gebärmutterhöhle vor einer Infektion. Aber auch in der Nase und in der Lunge bewirkt Östrogen eine Anhäufung von Immunglobulinen, die das Eindringen von Keimen verhindern.

... und leiden häufiger an Allergien

Immunglobuline werden von Geschlechtshormonen stimuliert und verbessern die Immunkraft der Frau. Allerdings wird dieser Vorteil um einen gar nicht so niedrigen Preis eingekauft: Immunglobuline sind auch an der Entstehung allergischer Reaktionen beteiligt. Vor allem dann, wenn sie von Pollen irritiert werden. Denn auch Pflanzenbestandteile werden als Fremdkörper oder Allogen eingestuft. Immunglobulin E stürzt sich zum Beispiel gern auf Blütenpollen und ruft die Feuerwehr des Immunsystems zu Hilfe wie Mastzellen, basophile und eosinophile Abwehrzellen. Diese besitzen alle einen Anker – den FcRI-Rezeptor –, über den die Pollen-Antikörper immunologische Reaktionen und damit eine Allergie auslösen. Die pollenbedingte Übererregung der Lunge, die bis zu schweren Asthmaanfällen führt, resultiert daraus. Ebenso Heuschnupfen oder das Anschwellen der Nasenschleimhaut.

> Die Frau bildet mehr Immunglobuline als der Mann und neigt daher vermehrt zu Allergien.

Die Frau neigt mehr zu allergischen Reaktionen als der Mann, da sie mit Hilfe der Sexualhormone einfach mehr Immunglobuline bildet. Ein Polymorphismus des Östrogenrezeptors, der eine stärkere Östrogenwirkung zulässt, könnte als Verstärker wirken. Tatsächlich zeigen Studien, dass Frauen mit einer derartigen Genveränderung eine höhere

Bereitschaft für Allergien haben. Darüber hinaus aktiviert Östrogen auch Kalzium, welches die Immunzellen anheizt und die Ausschüttung von Histamin fördert. Beide Mechanismen erklären, warum Frauen eine höhere Anfälligkeit für Allergien haben.

Auch umgekehrt ist der Zusammenhang von Hormonen und Allergien dokumentiert: Frauen, die an Asthma oder Heuschnupfen leiden, haben unregelmäßige Zyklen. Allergische Reaktionen führen offensichtlich zu einer Irritation des Eierstocks. Die höhere Bereitschaft des weiblichen Körpers für Allergien und Asthma kann durch eine hoch dosierte Pille, aber auch durch die Hormonersatztherapie noch verstärkt werden. Progesteron hemmt die Wirkung des Östrogens auf Mastzellen und vermindert damit überschießende Reaktionen des Immunsystems.

Immunerkrankungen werfen ihre Schatten voraus

Jahre bevor Autoimmunerkrankungen ausbrechen, können bereits Antikörper im Blut entdeckt werden. Immunerkrankungen beginnen häufig nach einer Schwangerschaft, wenn die beiden Schutzhormone Östrogen und Progesteron abfallen. Das Immunsystem des weiblichen Körpers wird dadurch entkoppelt und beginnt dann häufig gegen eigenes Gewebe Antikörper zu bilden. So finden sich bei fünf Prozent aller Frauen nach der Geburt Antikörper gegen ein bestimmtes Schilddrüsenprotein (Thyroxin-Peroxidase – TPO). Die Hälfte von ihnen entwickelt innerhalb von fünf Jahren eine Autoimmunerkrankung gegen die Schilddrüse. Das Risiko kann durch eine Antikörperbestimmung erkannt werden: Ist der sogenannte Anti-TPO-Titer 1:16.000, so ist die Wahrscheinlichkeit groß, im Jahr nach der Geburt eine Schilddrüsenerkrankung zu bekommen. Aber auch Lupus erythematodes oder das Sjörgen-Syndrom lassen sich voraussagen, wenn man unmittelbar nach der Geburt einen diesbezüglichen Antikörperanstieg entdeckt. Die Geburt ist ein besonderes Auslösemoment für schon leicht schwellende, noch nicht erkannte immunologische Prozesse. Daher erscheint es sinnvoll, nach schwangerschaftsassoziierten Antikörpern zu fahnden.

Rheumatoide Arthritis

> Auch das weibliche Hormon Prolaktin scheint mit der Entstehung rheumatoiden Beschwerden in einem Zusammenhang zu stehen.

Die „Gender Medicine“ steht zwar erst am Anfang, doch es ist seit Längerem bekannt, dass bestimmte Autoimmunerkrankungen bei Frauen öfter auftreten als bei Männern. Die klassische rheumatoide Arthritis kommt bei Frauen fünfmal häufiger vor als bei Männern. Die dabei typischen Schmerzen entstehen aufgrund der Entzündung im Gelenk. Hormonelle Verhütungsmethoden und Schwangerschaft führen auffallend oft zu einer Verbesserung der rheumatoiden Arthritis, da die immunologischen Akutreaktionen unterdrückt werden. Das gilt auch für Rheuma, das sich in 75 Prozent der Fälle bessert. Nach der Entbindung treten die Symptome erneut auf, und dies oft in verstärktem Ausmaß. Auch durch das Stillen werden Rheumabeschwerden mitunter verstärkt. Die Ursache liegt wahrscheinlich im erhöhten Prolaktin-Spiegel. Die Medizin vermutet schon seit Längerem einen direkten Zusammenhang zwischen dem Hormon Prolaktin und Rheuma. Prolaktin zeigt im Laufe des Tages Schwankungen, die mit dem Rhythmus der Gelenks- und Weichteilschmerzen korrelieren. Bromocriptin – ein Präparat, das Prolaktin senkt – ist derzeit in klinischer Untersuchung. Die Studie soll klären, ob die Unterdrückung von Prolaktin Rheumabeschwerden bessert.

Ein weiterer innovativer Ansatz der Rheumatologie greift in die Immunreaktion ein. Die Aminosäure Tryptophan ernährt die T-Lymphozyten. Diese können mitunter irregeleitet sein und sich gegen körpereigene Zellen richten. Rheumatologen haben dagegen einen Kunstgriff entwickelt: Sie nehmen den Immunzellen das Tryptophan einfach weg und machen sich dadurch zahnlos. Sie imitieren damit einen Vorgang, den der Körper zum Schutz des Embryos im Mutterleib einsetzt. Nähern sich die T-Lymphozyten dem Kinde, so wird ihnen die Aminosäure Tryptophan weggenommen. In genialer Weise ist damit Mutter Natur vor Millionen Jahren den Rheumatologen voraus gewesen.

Multiple Sklerose

Auch die Multiple Sklerose gehört zu den autoaggressiven Erkrankungen. Zwei Drittel der davon Betroffenen sind Frauen. Multiple Sklerose ist die häufigste neuro-immunologische Erkrankung und führt zu Gehstörungen und Lähmungen. Die autoaggressive Tendenz der eigenen Immunzellen richtet sich gegen die Myelinscheiden der Nerven, deren Regeneration vom Schwangerschaftshormon Progesteron normalerweise gefördert wird. Deswegen werden die Beschwerden in der Schwangerschaft besser.

Lupus erythematodes

Der systemische Lupus erythematodes ist eine chronisch entzündliche Erkrankung, die durch eine Störung des Immunsystems verursacht wird. Betroffen sind vor allem Haut und kollagenhaltiges Bindegewebe. Typisch sind die Hautrötungen an Wange und Nase. Daher wird die Krankheit auch Schmetterlingsflechte genannt. Auch hier ist der Geschlechtsunterschied gewaltig: Auf einen erkrankten Mann kommen etwa 15 erkrankte Frauen. Lupus erythematodes tritt vor allem zwischen dem 15. und 45. Lebensjahr auf. Schon seit Längerem werden männliche Hormone zur Therapie eingesetzt. Dehydoepiandosteron (DHEA) sowie das Androgen-Derivat Danazol scheinen die Beschwerden zu bessern.

> Lupus erythematodes kann durch die Gabe von androgen wirkenden Substanzen gebessert werden.

Beim Lupus sind die B-Lymphozyten und deren Antikörper überaktiv und richten sich gegen eigene Zellen. Da Östrogene die Antikörpersynthese stimulieren, verschlechtern sie die Beschwerden. Sogar während der Schwangerschaft kommt es zu einer Verschlimmerung der Symptome. Schuld daran ist das 16-Hydroxy-Östrogen, ein Abkömmling des Östrogens. Es verstärkt die Durchblutung und regt die Lymphozyten zur Bildung von Antikörpern an.

Auch Prolaktin verstärkt die Antikörpersynthese und hat daher einen ungünstigen Einfluss auf die Erkrankung. Der beim Lupus häufig erhöhte Prolaktinspiegel belastet auch die Brust. Es scheint, als ob diese Immunerkrankung das Brusterkrankungsrisiko erhöht. Auch Osteoporose und Herz-Kreislauf-Erkrankungen sind bei Lupus-Patientinnen häufiger. Da Östrogene die Antikörpersynthese verstärken, soll eine östrogenfreie Methode zur Verhütung gewählt werden. Auch bei der Hormonersatztherapie muss die Östrogendosis so niedrig wie möglich gehalten werden.

Sjögren-Syndrom

Bereits 1930 beobachtete der schwedische Augenarzt Henrik Sjögren, dass Frauen besonders oft zu trockenen Augen neigen – vor allem, wenn sie sich der Menopause nähern und die Hormone abfallen. Die Trockenheit der Augen und des Mundes kann nicht nur durch das Fehlen des Schleims ausgelöst werden. Sie ist mitunter Folge einer Immunattacke: Lymphozyten richten sich gegen die Tränen- und Speicheldrüse, die sich dadurch chronisch entzünden und nicht mehr genug Flüssigkeit produzieren.

Männliche Hormone können das Eindringen von Lymphozyten in unterschiedliche Gewebe verhindern und wirken sich daher günstig auf das Sjögren-Syndrom aus. Aber auch Östrogene haben mitunter einen positiven Effekt, was letztlich davon abhängt, welche Immunzellen an der Auslösung dieser Erkrankung überwiegen: Sind es die entzündungsauslösenden T-Zellen, dann kann eine Verordnung von Östrogenen hilfreich sein. Dabei genügt oft auch die lokale Anwendung eines Östrogens, das mit Androgenen vermischt werden kann. Nach dem bisherigen Wissensstand ist diese Kombination in vielen Fällen erfolgreich und schafft eine Linderung der Beschwerden.

Hilft Östrogen in der AIDS-Forschung?

Frauen sind von der Immunschwäche-Erkrankung besonders betroffen. Das Virus dringt durch die Vaginalwand ein und legt das Immunsystem der Frau lahm. In der Menopause steigt die Wahrscheinlichkeit einer HIV-Infektion an. Östrogen schützt deswegen vor einer HIV-Infektion, weil es die vaginale Barriere verbessert und das Eindringen des Keimes erschwert. Eine lokale Hormonbehandlung der Scheide kann das Epithel stärken, sodass die Wahrscheinlichkeit einer HIV-Infektion sinkt. Neue Forschungsergebnisse bestätigen die Schutzwirkung des Östrogens, die sich auf das Immunsystem erstreckt.

Blick in die Zukunft

Analyse von Antikörpern

Die immunologischen Prozesse noch besser zu verstehen, wird eine der größten Herausforderungen der Medizin der Zukunft sein. Die Erhebung von Antikörpern und Genvarianten erweitert das Spektrum der präventiven und therapeutischen Methoden. Eine Studie zeigte: Ein Viertel der Frauen, die einen Schwangerschaftsdiabetes entwickeln, haben bereits Monate bis Jahre vorher Antikörper gegen eigenes Gewebe. Aber auch autoimmunologische Schilddrüsenerkrankungen kündigen sich bereits während der Schwangerschaft oder unmittelbar danach an. Dies macht deutlich, dass die Zeit nach der Entbindung auch für die Vorsorge besser genützt werden sollte.

Gelenksbeschwerden belasten viele Frauen, auch wenn sie nicht an einer rheumatoiden Arthritis leiden. Hinweise mehren sich, dass lokal aufgetragene Hormone – direkt über das Gelenk – in vielen Fällen die Gelenksbeschwerden verbessern. Die Medizin der Zukunft wird überprüfen müssen, ob in placebokontrollierten Untersuchungen tatsächlich durch eine topische Hormonbehandlung diese Probleme der zweiten Lebenshälfte – Gelenksbeschwerden, trockenes Auge, trockene Schleimhaut, Sicca-Syndrom – gebessert werden können.

Darüber hinaus gibt es auch Gen-Varianten, die mit einer überschießenden Bereitschaft zu entzündungsähnlichen Reaktionen verbunden sind. Diese in ihrer Wertigkeit zu erkennen und präventiv zu nutzen, wird eine Aufgabe der nächsten Jahre sein.

AIDS und Geschlechtshormone

Frauen sind für die Infektion mit HIV besonders gefährdet. Die „immunologischen Polizisten" der Scheide sind die Langerhans'schen Zellen, die sich aus den dendritischen Zellen entwickeln. Sie nehmen das HI-Virus über einen bestimmten Rezeptor, das Langerin, auf und transportieren es in die Birbeck-Granula, einen Müllhaufen innerhalb der Zelle, wo das Virus zerstört werden kann. Gelingt das nicht, weil die Langerhans'sche Zelle überfordert ist, wird das Virus an die Lymphozyten und an das Immunsystem weitergegeben und es kommt zum Ausbruch von AIDS. Dementsprechend hängt alles davon ab, wie viele Polizisten in der Scheidenschleimhaut positioniert sind und wie intensiv sie zu arbeiten verstehen. Neueste Erkenntnisse sprechen dafür, dass Östrogen die Anzahl der Polizisten erhöht und darüber hinaus das Abwehrsystem dieser Zellen – über Langerin und den Entsorgungseinheiten der Birbeck-Granula – stärkt. Hier wird die Wissenschaft noch ein sehr interessantes Feld zu beackern haben.

5. Kapitel
Die weibliche Lunge

Warum sie unter dem Einfluss der Hormone steht

Es war der Revolutionär Che Guevara, der als Erster den Zusammenhang zwischen Lunge und Hormonen entdeckte. Vor seiner revolutionären Aktivität studierte er Medizin und veröffentlichte eine Arbeit über das Progesteron und die Lungenfunktion. Dass ihn die Atmungsorgane besonders interessierten, ist verständlich: Che Guevara litt an Asthma.

Frauen verfügen über eine bessere Atmung

Eine Schwangerschaft verändert nicht nur das Herz-Kreislauf-System, sondern auch die Lungenfunktion. Um die Sauerstoffversorgung des Kindes sicherzustellen, verbessern die Hormone der Fortpflanzung auch die Atmung: Der Kohlendioxidgehalt des Blutes nimmt ab, während die Sauerstoffkonzentration ansteigt.

Dabei wartet der weibliche Organismus gar nicht erst auf den Eintritt der Schwangerschaft, sondern optimiert die Lungenfunktion bereits ab dem Eisprung. Schließlich könnte es ja zu einer Befruchtung kommen. Progesteron beugt auch einer unregelmäßigen Atmung vor, indem es in den Nervenspalten den Botenstoff Serotonin erhöht. Dieser Neurotransmitter steuert unter anderem auch die Atmungszentrale mit.

> Das Schwangerschaftshormon Progesteron erhöht in der zweiten Zyklusphase den Sauerstoffgehalt im Blut und verbessert die Atmung.

Geschlechtshormone garantieren somit die optimale Sauerstoffsättigung des weiblichen Blutes. Fehlen sie – bei Störungen der Hormondrüsen oder auch in der Menopause –, so nehmen Atmungsprobleme zu. Die Luftzüge werden seichter und manchmal setzt kurzfristig sogar die Atemfrequenz aus. 60 Prozent der postmenopausalen Frauen zeigen demnach – oft ohne es zu registrieren – nächtliche Atmungsprobleme, die zu einer Minderversorgung mit Sauerstoff während des Schlafes führen. Die Ursache ist höchstwahrscheinlich Progesteronmangel. Auch das „Polycystische Ovarialsyndrom" – eine Form der Hormonstörung – geht mit Progesteronmangel einher. Betroffene Frauen leiden mitunter in der Nacht vermehrt unter Atemprobleme.

Warum Frauen seltener schnarchen als Männer

Progesteron hat noch eine weitere Funktion: Es stärkt die Kehlkopfmuskulatur und verringert die Erschlaffung des Gaumensegels, wenn sich im nächtlichen Ruhezustand viele Muskeln zu entspannen beginnen. Diese Erschlaffung ist auch die Ursache für Schnarchen: Das Gaumensegel flattert im Sog der Atemluft und sorgt für die lauten Geräusche. Da Männer nicht über dieses Hormon verfügen, kollabiert ihr Kehlkopf leichter. Deswegen schnarchen Männer häufiger als Frauen.

Schnarchen ist nicht harmlos: Denn es kann dabei zu kurzzeitigem Atemstillstand (Schlafapnoe) kommen, wenn die erschlafften Weichteile im Rachen die Luftröhre blockieren. Fällt während der Nacht mitunter ein Atemzug aus, so reagiert der Körper darauf mit Stress. Er lässt vermehrt Kortisol bilden, wodurch morgens der Blutdruck anzusteigen beginnt, das Herz-Kreislauf-System ist dadurch belastet, denn Lungenfunktion und Blutgefäßsystem liegen verständlicherweise eng beieinander.

Progesteron tonisiert in der zweiten Zyklushälfte bei Frauen das sogenannte „genio-glossale" Muskelpaket und hemmt die Entstehung von Schnarchzuständen. Alkohol – vor allem am Abend genossen – reduziert die Spannkraft der Kehlkopfmuskulatur zusätzlich und fördert daher das Schnarchen. Frauen sind durch das Progesteron vor Schnarchattacken geschützt.

Rauchen ist bei der Frau noch gefährlicher als beim Mann

Rauchen und Östrogene sind Feinde. Seit langem ist bekannt, dass Frauen, die rauchen und zur Empfängnisverhütung die Pille nehmen, häufiger zu Thrombosen und Erkrankungen des Blutgerinnungssystems neigen. Deswegen sollten Raucherinnen ab dem 35. Lebensjahr eher eine östrogenfreie Methode der Empfängnisverhütung wählen.

> Östrogen und Rauchen sind eine schädliche Liaison: Durch Nikotin können gefährliche Hormonableger entstehen.

Befindet sich Östrogen auch in der Lunge – und das ist bei der geschlechtsreifen Frau der Fall –, so ist Rauchen besonders schädlich. Ein Viertel aller Frauen, die an Krebs sterben, hatten ein Bronchialkarzinom. Die Fünf-Jahres-Überlebensrate bei Lungenkrebs liegt leider nur bei 15 Prozent. Raucht eine Frau, so ist die Wahrscheinlichkeit, an Lungenkrebs zu erkranken, höher als beim Mann. Wenn Frauen über fünf Lebensjahrzehnte hindurch geraucht haben, steigt ihr Lungenkrebsrisiko um 327 Prozent. Aber auch andere Organe sind von der Nikotingefahr betroffen: Zungen- und Mundhöhlenkrebs, Speiseröhrenkrebs, Blasenkrebs und Magenkrebs kommen bei Rauchern viel häufiger vor als bei Nichtrauchern – und leider bei weiblichen Raucherinnen häufiger als bei Männern, die rauchen.

Die höhere Gefährlichkeit des Nikotins im weiblichen Körper hängt tatsächlich mit den Eierstockhormonen zusammen, vor allem mit jenen Enzymen, die die Östrogene weiterverwerten. Diese sogenannten CYP1A1-Proteine bauen das Östrogenmolekül um. Schadstoffe, wie Nikotin und andere in Zigaretten enthaltene Substanzen, können diese Enzymaktivität aber stören. Die Folge ist, dass nicht nur das Östrogen wie vorgesehen in andere Metabolite verwandelt wird. Das durch Nikotinschadstoffe völlig durcheinandergebrachte Enzym CYP1A1 beginnt, Östrogen-Nachfolgeprodukte herzustellen, die dem weiblichen Körper schaden können.

Das im Eierstock gebildete Östrogen wird in einzelnen Organen weiterverwertet und in sogenannte Ableger oder Metabolite verwandelt, die wiederum eigene Aufgaben erfüllen. Diese Umbauarbeiten des Östrogens folgen einem fein ausgeklügelten Plan, der durch das Nikotin völlig entgleist. Dadurch entstehen in der Lunge plötzlich Hormone, welche die Zellen zur Teilung zwingen, neue Blutgefäße entstehen lassen und Geschwulstbildungen vorbereiten. Diese Enzyme aktivieren darüber hinaus zahlreiche, im Zigarettensmoke vorkommende Schadstoffe, die in ihrer Wirkung und Gefährlichkeit verstärkt werden.

Zunehmend erkennt man, wie Zigaretten das Hormongleichgewicht der Frau stören.

Die Lunge garantiert im Fall einer Schwangerschaft auch die Sauerstoffversorgung des Kindes. Deswegen verfügt der weibliche Körper über geniale Programme, welche die Lunge zu Höchstleistungen hochfahren lassen. Am X-Chromosom, von dem die Frau eine doppelte Ausgabe hat, sitzt das Gen für den sogenannten „Gastrin-Releasing-Peptidrezeptor". Tritt irgendwo ein Schaden im Lungengewebe auf, so regt das Gastrin-Releasing-Peptid die Stammzellen an, den Schaden zu reparieren. Dieses Protein stellt also sicher, dass dem vermehrten Sauerstoffbedarf in der Schwangerschaft Rechnung getragen wird. Auch dieses ausgeklügelte Programm wird durch den Zigarettensmoke gestört. Stammzellen und Reparaturmechanismen werden irritiert. Dadurch steigt das Risiko für ein Bronchialkarzinom.

Frauen leiden häufiger an Asthma

Mädchen erkranken seltener an Asthma als Buben; allerdings wendet sich das Blatt in der Pubertät dramatisch. Mit Beginn der Geschlechtsreife beginnt der weibliche Organismus auf Pollen, Luftverunreinigungen und Schwebstoffe der Luft überschießend zu reagieren. Wie ein Tsunami erfassen die Schleimhäute von Nase und Bronchien Eindringlinge und schießen dabei mit Kanonen auf Spatzen – offensichtlich aus der großen Angst heraus, ein Feind könnte den mütterlichen Organismus bedrohen. Mit dieser übereifrigen Immunreaktion will die Evolution Mutter und Kind vor äußeren Feinden schützen. Doch die Abwehrreaktionen führen auch zu einer starken Belastung des weiblichen Organismus.

> Muttermilch enthält Stoffe, die das Kind vor späterem Asthma und Allergien schützen sollen.

Die Natur hat allerdings auch einen Schutzmechanismus gegen Allergien mitgeliefert, den die Medizin erst vor Kurzem entschlüsselte. Die stillende Mutter ist mit jenen Allergenen konfrontiert, die später beim Kind allergische Reaktionen oder Asthma auslösen können. Sie entwickelt in ihrem Körper aber einen Schutzfaktor und gibt ihn mit der Muttermilch an ihr Kind weiter. Und so funktioniert das Anti-Allergie-Programm: Die gefährlichen Fremdstoffe treffen im Körper der Mutter mit einem besonderen Protein, dem TGF-Beta (Transforming Growth Factor-Beta), zusammen. Dieser Immunmodulator verhindert auch, dass körpereigenes Gewebe vom Immunsystem angegriffen wird. Dafür imprägniert er die immunologischen Kampfzellen mit den Kennmerkmalen körpereigenen Gewebes und stellt dieses Schutzschild Lymphozyten zur Verfügung. „Regulatorische T-Zellen" heißen diese Sondereinheiten, die den aggressiven Immunpolizisten des Körpers einen Wink geben und deren überschießende Reaktionen gegen das besonders markierte Gewebe verhindern. Auch den Allergenen wird ein derartiges Schutzschild umgehängt, das das Kind über die Muttermilch bekommt und das lebenslang halten sollte. Dass wir uns auf diesen Mechanismus heute nicht mehr verlassen können, liegt an den Umweltfaktoren. Die Anzahl der Allergene hat so zugenommen, dass das vor 80.000 Jahren von der Evolution aufgestellte Programm seine Effektivität verliert.

Können weibliche Hormone Asthma fördern?

Aber auch der Embryo im Körper der Frau ist ein „Fremdkörper". Um das Kind nicht zu gefährden, muss der weibliche Organismus das Immunsystem herunterfahren, gleichzeitig aber auch der Mutter Schutz vor Keimen bieten. Für diesen Balanceakt stehen besondere Lymphozyten (TH-2-Zellen) und bestimmte Antikörper (Immunglobuline) zur Verfügung. Und auch bei diesem Mechanismus spielt das Progesteron eine wichtige Rolle.

Der sogenannte „progesteroninduzierte blocking factor" (PIBF) regt die Produktion von ganz bestimmten Antikörpern an – Interleukin 4 und Interleukin 12 –, um Feinde abzuwehren. Doch die Immunglobuline wirken auch auf die Lunge und können dort einen Bronchospasmus auslösen. Unter dem Einfluss von Immunglobulin E (IgE) setzen Mastzellen zusätzlich Histamin frei, was zu Asthma führen kann. Das erklärt, warum Asthmaanfälle in der zweiten Zyklusphase, wenn der Progesteronspiegel hoch ist, häufiger auftreten. Aber auch in der Schwangerschaft kann sich durch Progesteron Asthma verschlechtern.

Bei der Produktion der Antikörper mischt aber auch das Östrogen mit. Es motiviert ebenfalls die B-Zellen, Immunglobulin E zu produzieren. Damit kann auch Östrogen die Neigung zu Asthma fördern. Allerdings hat es auch einen positiven Effekt auf die Luftwege: Östrogen verhindert über den Botenstoff Acetylcholin eine Verengung der Luftwege. Die sogenannte „cholinerge Konstriktion" der Bronchien tritt vor allem unter Stress auf. Damit kommt dem Östrogen beim Asthma ebenfalls ein Yin-Yang-Effekt zu: Einerseits schützt es die Frau vor Asthma, indem es die Wirkung des Acethylcholins hemmt. Andererseits regt es die Bildung von IgE an und fördert die Freisetzung von Histamin. Dies wiederum verschlechtert Asthmabeschwerden.

Auch östrogenähnliche Stoffe, die in der Umwelt vorkommen und zur verschmutzten Atmosphäre gehören, locken Histamin aus den Mastzellen. Allergische Reaktionen, aber auch Asthma, werden so verstärkt. Umweltöstrogene vermögen über die Freisetzung von Kalzium Zellreaktionen auszulösen, die in ihrer vollen Bedeutung noch gar nicht erkannt sind.

Östrogenähnliche Substanzen in der Umwelt können die allergische Reaktion des Östrogens simulieren.

Der Zusammenhang von Östrogen und Histamin

Doch warum mischt Östrogen bei den Abwehrreaktionen des Organismus überhaupt mit? Auch hier liegt die Antwort in der Reproduktion. Östrogene benötigen Histamin, welches vom weiblichen Körper für die Fortpflanzung benutzt wird. Histamin verstärkt nämlich die Durchblutung des Eibläschens und markiert jene Öffnung, aus der die Eizelle in den Eileiter schwimmt. Östrogen regt diesen Prozess an und lässt sich mitunter verleiten, auch an anderen Orten vermehrt Histamin freizusetzen – was jedoch nicht der Fortpflanzung dient, sondern im Gegenteil zu Erkrankungen führt.

Da Östrogen die Histaminfreisetzung steigert und dieses an allergischen Reaktionen und auch im Asthma beteiligt ist, hat dies auch Konsequenzen für die Verhütung und die Therapie klimakterischer Beschwerden. Sowohl bei der Wahl des Empfängnisschutzes als auch bei der Hormonersatztherapie ist auf eine möglichst geringe Östrogendosis zu achten. Asthmapatientinnen sollten bei der Einnahme von Hormonen zurückhaltend sein, da sowohl Östrogen wie auch Progesteron die Bereitschaft zu allergischen Reaktionen fördern kann.

Blick in die Zukunft

Die Zusammenhänge zwischen den weiblichen Hormonen und der Lunge werden die Medizin in den nächsten Jahren ebenso beschäftigen wie der Einfluss der Umweltfaktoren auf die Atmungsorgane und die Entstehung von Asthma.

Umweltgifte belasten die Lunge

Heute wissen wir bereits, dass die Lunge genauso wie die Brust in der Lage ist, innerhalb ihrer Zellen selbstständig Östrogene zu bilden und so von der Hormonproduktion im Eierstock unabhängig zu werden. Das dafür notwendige Enzym heißt Aromatase (CYP19). Gerade weil die Lunge Östrogene herstellen kann, ist die Belastung mit den Smokebestandteilen des Zigarettenrauches besonders gefährlich. Dadurch werden die in der Lunge vorhandenen Produktionsstätten des Östrogens durcheinandergebracht, Östrogenverbindungen werden frei, die von der Natur nicht geplant sind und die in der Lunge für die Entstehung des Krebses mitverantwortlich sind. Die Wirkung von Umweltgiften auf die Botenstoffe des Körpers wird näher untersucht werden müssen. Ob beim Lungenkarzinom Medikamente, die die Aromatase hemmen, eingesetzt werden können, wird sich auch erst zeigen.

Die Prävention von Asthma

Die Beziehung zwischen körpereigenen Hormonen und dem Abwehrsystem ist äußerst komplex. Hier steht die medizinische Forschung noch ganz am Anfang. Fest steht, dass die Schwangerschaftshormone die Produktion von Immunzellen sowohl fördern als auch hemmen können. Östrogen und Progesteron haben demnach ein Yin-Yang-Gesicht für die Körperabwehr und können sowohl positive wie auch negative Wirkung zeigen. Hier spielen aber auch genetische Faktoren hinein, die noch nicht ganz entschlüsselt sind.

Östrogen und Progesteron haben einen Einfluss auf den Verlauf von Asthma und allergischen Reaktionen.

So stimuliert Östrogen einerseits die Histaminfreisetzung, andererseits den Histaminabbau. Es regt die Produktion des Enzyms Diamin-Oxidase, welches das in der Zelle freigesetzte Histamin wieder abbaut, an. Manchmal kann allerdings das Gen für diese Diamin-Oxigenase derartig konfiguriert sein, dass das Enzym nur schwächer arbeiten kann. In diesem Fall ist der weibliche Körper einem länger aktiven Histamin ausgesetzt. Die Folge: Allergische Reaktionen und Asthma werden stärker.

Für seine Wirkung benötigt Östrogen ein spezifisches Tor, über das es die Zelle betritt. Liegt dieses Tor – oder Rezeptor – in einer Genvariante vor, die mehr östrogene Wirkungen vermittelt, so führt dies zu schwereren Formen des Asthmas. Bildlich könnte man sagen: Mehr Östrogene können durch das Tor in die Zelle eindringen. Der Überschuss an Östrogen kann mitunter Probleme im Immunsystem verursachen. Bei dieser genetischen Anlage sollten daher Präparate mit Östrogen nach Möglichkeit reduziert werden. Aber auch hier wird die Medizin erst in den nächsten Jahren genauere Einblicke bekommen.

Auch Progesteron hat unterschiedliche Wirkungen: Es stimuliert einerseits die Immunglobulin-E-Produktion und hat andererseits auf die Histaminfreisetzung einen hemmenden Einfluss. Was die nicht ganz ins Konzept passende Beobachtung erklärt: dass nämlich dem Progesteron mitunter ein asthmaabschwächender Effekt zukommt. In Zukunft wird also genauer differenziert werden müssen, welche Immunreaktion unter welchen Bedingungen im Vordergrund steht.

Unser Leben ist Elektronik. Elektronen werden auf Sauerstoff übertragen, die dabei freigesetzte Kraft ist für jene Leistungen und biochemischen Veränderungen Voraussetzung, die scheinbar tote Materie lebendig macht. Demnach ist in unserem biologischen System Sauerstoff eine Grundlage des Lebens. In der Lunge wird dieser „Lebensodem" (gemeint ist der Sauerstoff) eingefangen un den unzähligen Zellen unseres Körpers zur Verfügung gestellt, dadurch werden die Zellen lebendig. Die hormonelle Steuerung der Lungenfunktion hängt auch von den Fortpflanzungshormonen ab. In den vergangenen Jahrzehnten bemühte man sich gegebenenfalls Hormone dann zu substituieren, wenn der Knochen am Hormondefizit leidet, das Herz oder die Haut. Seit kurzer Zeit kommt ein weiteres Organ hinzu, das seine vitalen Funktionen – möglicherweise auch durch einen altersbedingten Hormonabfall – reduziert. Die Medizin von morgen wird diesen Zusammenhang noch besser untersuchen und herausarbeiten müssen und unter Umständen auch Regenerationsstrategien entwickeln.

6. Kapitel
Der weibliche Stoffwechsel

Warum Frauen leistungsfähiger sind, aber häufiger Gewichtsprobleme haben

Um die Fortpflanzung sicherzustellen, legt der weibliche Körper Energiereserven an – und zwar mit Hilfe der Sexualhormone. Diese steuern nicht nur die Befruchtung, die Schwangerschaft und die Geburt, sondern stellen im Vorfeld bereits sicher, dass dafür auch die nötige Energie im Körper der Frau deponiert wurde. Für die Fortpflanzung sind die Fettzellen so wichtig, dass sie unter dem Kuratel der Eierstöcke stehen. Dieser an sich intelligente Trick der Natur erschwert Frauen heute aber auch das Gewichtsmanagement.

Was die Frau so leistungsfähig macht

Die Kraftausbrüche des Mannes sind eruptiv. Das bedeutet: Der Mann kann in kurzer Zeit sehr viel Energie mobilisieren. Wenn es allerdings um andauernde

Leistungen geht, ist ihm der weibliche Körper überlegen. Die Frau ist zäher und hat den längeren Atem. Denn sie muss von Natur aus wahre Energie-Wunder vollbringen, welche dem männlichen Körper unbekannt sind. Während der Schwangerschaft baut sie über Monate die Organe eines neu heranwachsenden Menschen zusammen, bildet dessen Muskulatur, Leber, Herz, Gehirn und Knochen. Und das verlangt enorme Mengen an Energie. Schätzungsweise sind es 140.000 zusätzliche Kilo-Kalorien, die der weibliche Körper für neun Monate Schwangerschaft und drei Monate Stillzeit benötigt. In genialer Weise legt der Organismus der Frau für diese Höchstleistungen Energiereservoirs an. Vor allem unter der Haut, in deren Fettzellen jene 140.000 Kilo-Kalorien gespeichert werden, die im Fall einer Schwangerschaft mobilisiert werden können.

> Der weibliche Körper besitzt Energiereservoirs: 140.000 zusätzliche Kalorien benötigt er für neun Monate Schwangerschaft und drei Monate Stillzeit.

Die Fettverteilung ist bei Frauen und Männern daher unterschiedlich: Bei der Frau macht das Fettgewebe zwischen 18 und 25 Prozent ihres Körpergewichts aus, beim Mann sind es 10 bis 15 Prozent. Die Frau kann also auf ein sehr ausgeklügeltes Kraftstoff-Reservoir zurückgreifen. Kaum zu glauben, aber wahr: Die Frau ist leistungsfähiger als der Mann, denn ihr Körper hat schwierige Aufgaben – und das über Monate – zu meistern. Allerdings hat dieser energetische Vorteil auch Schattenseiten: Wird die Regulation der Energieverwaltung gestört, neigt die Frau mehr zu Gewichtsproblemen und Bindegewebsveränderungen als der Mann.

Wie die Energiedepots überwacht werden

Der weibliche Organismus achtet darauf, dass die Energietanks für eine eventuelle Schwangerschaft nicht leer werden. Und hat dafür sogar ein eigenes Kontrollsystem eingebaut. Die Keimdrüsen der Frau, also die Eierstöcke, zählen unentwegt die Fettzellen, analysieren den Inhalt und prüfen, ob ausreichend Triglyceride und Fettsäure, aus denen letzten Endes die Energie genommen wird, enthalten sind. Damit verfügen die Eierstöcke über eine Kraftstoff-Uhr, welche die zur Verfügung stehende Energie ständig überwacht.

In den letzten Jahren ist dieser Dialog zwischen Eierstock und Fettzellen genau untersucht worden. Forscher fanden das Hormon „Leptin", welches in den Energiereserven des menschlichen Körpers, in den Fettzellen, gebildet wird. Sind zu wenige dieser Fettzellen vorhanden, so fehlt auch Leptin. Die Eierstöcke als Kontrollorgane überwachen den Leptin-Spiegel. Sinkt er ab, so schließt der Eierstock daraus, dass zu wenig Energie für Schwangerschaft und Stillzeit vorhanden wären, und beendet kurzfristig seine Aktivität, um eine Schwangerschaft mit ungewissem Ausgang erst gar nicht beginnen zu lassen. Das ist einer der häufigsten Gründe, warum junge Mädchen, wenn sie Diät halten und Gewicht verlieren, plötzlich keine Regel bekommen. Bei zu raschem Abnehmen befürchten die Eierstöcke, die für eine Schwangerschaft notwendige Energie würde dem Körper fehlen. Als Schutzmechanismus stellen sie die Fortpflanzung kurzfristig ein. Gewichtsschwankungen, vor allem aber starke Gewichtsabnahme, sind häufige Gründe, warum bei Frauen die Menstruation unregelmäßig wird und auch völlig ausbleiben kann. In einem solchen Fall besteht die Behandlung nicht unbedingt in einer Hormonzufuhr, sondern in einer Normalisierung des Körpergewichtes. Dann stellt sich auch die Blutung von selbst wieder ein.

> Die Eierstöcke überwachen das Energie-Management: Sowohl rascher Gewichtsverlust als auch Übergewicht können den Stoffwechsel entgleisen lassen .

Aber auch Übergewicht kann – paradoxerweise – dem Körper ein Energieproblem signalisieren. Steigt das Leptin bei einer massenhaften Vermehrung der Fettzellen stark an, so kommt es zur sogenannten „Leptin-Resistenz". Die Zellen wehren sich dann einfach, das Hormon aufzunehmen. Dadurch entsteht im Körper der Eindruck eines Leptin-Mangels, was ebenfalls zu Zyklusstörungen führen kann.

Sexualhormone steuern die Fettverteilung

Östrogene und Progesteron, die Hormone der Reproduktion, steuern auch die Fettverteilung bei der Frau. Von den drei Grundnahrungsmitteln – Kohlenhydrate, Eiweiß und Fett – kann nur Fett über längere Zeit gespeichert werden. Daher stürzen sich die Fortpflanzungshormone Östrogen und Progesteron vor allem auf die Fette, um sie als Energiequelle sicherzustellen. Die mit der Nahrung aufgenommenen Fette werden in Triglyceride gespalten. Diese drei aneinandergekoppelten Fettsäuren ergeben ein großes Molekül, das zwar durch unsere Blutgefäße fließt, aber zu groß ist, um in die Zellen aufgenommen zu werden.

Die beiden Fortpflanzungshormone Östrogen und Progesteron bauen in den Blutgefäßen der Frau eine „biologische Säge“ auf, welche aus den Triglyceriden kleinere Fettsäuren herausspaltet, um sie dann sofort in die anliegenden Fettzellen zu transportieren, wo sie eingelagert und für die Reproduktion gespeichert werden. In der medizinischen Terminologie heißen diese Sägen „endotheliale Lipoprotein-Lipasen“. Diese Enzyme befinden sich allerdings nicht überall im weiblichen Körper gleich verteilt. Vor allem sind es die Oberschenkel und das Gesäß, wo sie Fettzellen vermehrt einlagern. Der Organismus nimmt sich von diesen Körperstellen dann auch die Energie, die er während der Schwangerschaft und der Stillzeit benötigt.

Warum Frauen an Oberschenkeln und Gesäß zunehmen

Die Natur ist von der Mode eines Karl Lagerfeld, die Frauen zu gertenschlanken Elfen macht, unbeeindruckt. Sie verfolgt ein anderes Ziel. Schwangerschaft und Ernährung des Neugeborenen gehören für die Evolution zu den höchsten Werten. In Zeiten, in denen es noch keine Babynahrung von Alete, Nestlé und Milupa gab, musste der weibliche Körper selbst für die dazu notwendigen Energiereserven sorgen. Fettgewebe in den unteren Körperregionen signalisiert also Fortpflanzungskraft und Nachkommen. Dies war wahrscheinlich auch einer der Gründe, warum bereits in den ersten Darstellungen des weiblichen Körpers Hüften und Gesäß überproportional gezeichnet wurden. Letztendlich garantierte die dort gespeicherte Energie das Überleben der Menschheit. Möglicherweise erklärt dies auch, warum – vom Mann aus betrachtet – dieser Region des weiblichen Körpers ein erotischer Stellenwert in der Blickhierarchie zukommt: Sind ausreichend Fettreservoirs vorhanden, so symbolisiert dies Fruchtbarkeit. Die erotisierende Wirkung dieses Körperteils folgt demnach uralten Engrammen und ist im männlichen Gehirn einprogrammiert.

Zu viel Östrogen fördert die Fettansammlung in der unteren Körperregion. Konsum von Alkohol verstärkt diesen Vorgang noch.

Doch mitunter werden diese „typisch weiblichen" Fettdepots so groß, dass Frauen unter ihren Rundungen leiden. Die Ursache liegt hier oft in einem Ungleichgewicht der Hormone. Dazu kommt es häufig in Phasen der Hormonumstellung, wie Pubertät, Schwangerschaft, nach der Entbindung und in der Menopause. Wenn zu viele Östrogene den weiblichen Körper durchfluten, werden im Oberschenkelbereich auch vermehrt Enzyme für den Fetteinbau gebildet. Vor allem die Einnahme der Pille oder eine Hormonbehandlung kann zu unerwünschten Fettdepots in der unteren Körperregion führen. Ein hoher Anteil an Östrogen kann sehr wohl mit den plötzlich zu beobachtenden Gewichtsproblemen zusammenhängen. Oft genügt es, die Hormondosis zu senken oder ein hormonelles Gleichgewicht herzustellen. Alkohol scheint ebenfalls in diesen Mechanismus einzugreifen: Er regt die sogenannte „Aromatase" an und erhöht so die Östrogenkonzentration im Gewebe, was eine verstärkte Fetteinlagerung bewirkt. Deswegen ist es ratsam, zu Beginn einer Hormonbehandlung für eine gewisse Zeit auf jeden Tropfen Alkohol zu verzichten. Damit wird die Gefahr der Gewichtszunahme vermindert.

Nimmt eine Frau also während einer Hormonbehandlung an Oberschenkel und Gesäß zu, so kann dies sehr wohl Symptom einer Hormonüberdosierung sein. Sowohl die Östrogen- wie auch die Gestagendosen sollten dann – soweit das möglich ist – reduziert werden. Werden im Rahmen einer Hormonersatztherapie Östrogene oder Progesteron durch die Haut zugeführt, so sollten sie nicht auf Gesäß und Oberschenkel appliziert werden. Denn die lokale Anwendung von weiblichen Sexualhormonen in diesem Bereich bewirkt ebenfalls einen verstärkten Fetteinbau.

> Das männliche Sexualhormon Testosteron lockt Fettsäuren aus den Zellen und unterstützt damit den Fettabbau.

Ein guter Hahn wird nicht fett

Aus der Sicht der Evolution braucht der männliche Körper keine Fettdepots anzulegen, er muss das Fett vielmehr rasch mobilisieren können. Denn der Kampf um Weibchen und Revier erfordert einen schnellen Zugriff auf Energiereserven. So verfügt der männliche Organismus vor allem über Mechanismen, welche zur Akut-Mobilisierung des Fettgewebes führen.

Während die weiblichen Hormone Östrogen und Progesteron die Fetteinlagerung begünstigen, haben die männlichen Hormone den gegenteiligen Effekt: Androgene mobilisieren die Fettreserven – vor allem um den Bauch. Testosteron schneidet die großen Moleküle der Triglyceride auseinander. Die kleinen Fettsäuren können aus den Fettzellen entweichen, um in den Mitochondrien von Muskelzellen in die notwendige Energie umgesetzt zu werden. Während also die weiblichen Hormone Progesteron und Östrogen die Triglyceridspaltung im Blut und damit den Import in die Fettzelle sowie die Speicherung fördern, schneidet das Testosteron aus den sich in den Fettzellen (Adipozyten) befindlichen Triglyceriden die Fettsäuren heraus und exportiert sie. Das Fettgewebe wird in Energie umgewandelt und nimmt somit ab.

Was aber macht der weibliche Körper, wenn er einmal rasch Kräfte benötigt? Auch er kann sich mithilfe männlicher Hormone schnell verfügbare Energie aus den Fettdepots organisieren. Und bedient sich dafür ebenfalls der Fettzellen rund um den Nabel. Zum Leidwesen vieler Frauen, denn sie würden oft lieber die Fettdepots an Oberschenkel und Gesäß loswerden. Das Fett der oberen Körperhälfte wird auch als „upper fat" bezeichnet und ist für rasche Mobilisierung von Energie bestimmt. Das träge Fett an Oberschenkel und Gesäß – auch „lower fat" genannt – hat eine Funktion: Es sichert als sogenanntes Sexualfett die Reproduktion.

Hormonabfall führt zum Schwimmreifen

Der weibliche Organismus verfügt ebenfalls über Androgene, die genauso wie Progesteron und Östrogen im Eierstock hergestellt werden. Diese männlichen Hormone sind auch bei der Frau in der Lage, die Fettdepots in der Körpermitte zu reduzieren. Bei Androgenmangel entsteht in der Taille der oft zitierte „Schwimmreifen". Da die männlichen Sexualhormone mit zunehmendem Alter abnehmen, sind Frauen und Männer von diesem Phänomen betroffen. Grundsätzlich kann es aber in jedem Alter zu einem Androgenabfall kommen.

Vielen Frauen kann das plötzliche Absinken der männlichen Hormone zu schaffen machen. Trotz sportlicher Aktivität und Disziplin beim Essen bemerken sie eines Tages die Speckfalten um den Bauch. Wenn zu dieser körperlichen Veränderung auch noch ein größerer Brustumfang sowie Verlust der Libido dazukommen, dann sind die Hormone aus der Balance gekommen. Die größer werdende

Brust, der Libidoverlust und der Schwimmreifen können tatsächlich Symptome eines Androgenmangels sein. Die Eierstöcke bilden neben Östrogen und Progesteron auch männliche Hormone, und zwar gar nicht so wenig. Im Normalfall geht mit Beginn des Klimakteriums vor allem die Produktion der weiblichen Sexualhormone zurück. Der Androgenspiegel sinkt in der Regel erst ab dem 60. Lebensjahr. Doch manchmal kommt es auch schon früher zu einem Defizit an männlichen Hormonen. Und das kann am Bauch sichtbar werden.

Können männliche Hormone auch zugeführt werden?

Sinkt der Testosteronspiegel unter 0,2 ng/ml, dann wird im Körper weniger Fett abgebaut. Wenn eine Frau zusätzlich unter Libidoproblemen leidet, so kann die Zufuhr von männlichen Hormonen Abhilfe schaffen. Allerdings ist dabei auf die richtige Dosierung zu achten, denn ein Überschuss an Androgenen kann zu Hautunreinheiten führen. Seit kurzer Zeit ist Testosteron auch als Pflaster verfügbar.

> Eine Überdosierung von androgen wirkenden Hormonen wie Testosteron oder DHEA kann zu Hautunreinheiten führen.

Eine andere Möglichkeit, den Androgenspiegel zu erhöhen, ist die Zufuhr von DHEA. Das Hormon Dehydroepiandrosteron wird in der Nebenniere gebildet und teilweise in Testosteron umgewandelt. Ab dem 35. Lebensjahr kann der DHEA-Spiegel zu sinken beginnen. Ein Mangel lässt sich mittels Hormonstatus nachweisen. DHEA ist als Tablette, Creme oder auch Scheiden-Zäpfchen erhältlich. Auch bei DHEA kommt es auf die richtige Dosierung an und es empfiehlt sich, mit der niedrigsten Dosis (5 mg) zu beginnen und bei Bedarf langsam zu steigern.

Auch pflanzliche Substanzen wie Ginseng, Yamswurzel oder die Pollen der Pinia silvestris haben eine androgene Wirkung. Extrakte aus Yamswurzel und Ginseng sind als Nahrungsergänzungsmittel erhältlich. Den Bauch mit Pinienöl einzureiben, soll ebenfalls den Fettabbau unterstützen – die Inhaltsstoffe werden über die Haut aufgenommen.

Frauen, die Probleme mit ihrem Körpergewicht haben und denen es schwerfällt, auf Süßigkeiten zu verzichten, könnte diese wissenschaftliche Erkenntnis helfen: Männliche Hormone spalten die Fettsäuren aus den Fettzellen heraus und versorgen damit energetisch die Zelle. Fehlen sie, so steht den Zellen weniger Fettsäure für die Energiegewinnung zur Verfügung. Die Zelle sucht sich daraufhin einen anderen Energieträger und ruft nach Kohlenhydraten. Das Gehirn empfängt diese Botschaft – der Heißhunger auf Schokolade steigt.

Das gute und das böse Fett

Was wir umgangssprachlich in Bezug auf unseren Körper als „Fett" bezeichnen, ist eigentlich eine Form des Bindegewebes, die aus Fettzellen oder Adipozyten besteht. Und uns ermöglicht, im Notfall 40 Tage ohne Nahrung auszukommen. Das „subkutane Fettgewebe" findet sich am ganzen Körper, kann aber je nach Geschlecht, Genetik und Hormonstatus unterschiedlich verteilt sein. Beim Birnen-Typ, zu dem die meisten Frauen zählen, befindet sich das Fett vorwiegend im Bereich von Gesäß und Oberschenkel. Beim Apfel-Typ sammeln sich die Fettzellen vorwiegend am Bauch. Sitzen sie als „subkutanes Fettgewebe" unter der Haut, dann stören sie zwar die Ästhetik, aber nicht so sehr die Gesundheit. Im Gegensatz zum Bauchfett, das sich um die inneren Organe legt.

Denn Fett ist nicht Fett. Während das subkutane Fett unter der Haut Überleben und Fortpflanzung garantiert, schadet das sogenannte „viszerale Fett" oder Bauchfett im Übermaß der Gesundheit. Erst vor wenigen Jahren erkannte die Medizin die Gefährlichkeit dieses Fettgewebes. Aus der Biologie ist bekannt, dass Kleinorganismen derartige Fettzellen zur Abwehr von Bakterien, Viren und Pilzen benützen. Diese Funktion hat auch das viszerale Fett beim Menschen: Es bildet eine Fülle an Botenstoffen und Hormonen, die aber nicht nur die Organe vor Krankheitserregern schützen, sondern auch Entzündungen im Körper fördern können. Da dieses Fettgewebe sehr aktiv ist, kann es – wenn zu viel davon vorhanden ist – zahlreiche Immunreaktionen hervorrufen. Übergewichtige produzieren zum Beispiel vermehrt Interleukin-6, das Entzündungen fördert. Das viszerale Fett soll daher nicht mehr als drei Liter ausmachen. Was darüber hinausgeht, erhöht das Risiko für Herz- und Gefäßerkrankungen sowie Diabetes.

Kann man Bauchfett messen?

Wer um die Körpermitte herum Rundungen ansetzt, sammelt also häufig auch die gefährlichen Fettzellen um Herz, Leber und Bauchspeicheldrüse. Daher ist ein Bauchumfang bei Frauen ab 88 cm (bei Männern ab 102 cm) ein Risiko für die Gesundheit. Allerdings kann man mit dem Maßband das unter der Haut befindliche Fett nicht von dem der Bauchhöhle unterscheiden. Aufschluss über die tatsächliche Fettverteilung im Bauch gibt die sogenannte Dexa-Messung, die auch die Knochendichte ermittelt.

Der Bauchumfang sollte bei Frauen nicht über 88 cm und bei Männern nicht über 102 cm liegen.

Viszerales Fettgewebe ist in puncto Stoffwechsel sehr aktiv. Das heißt, es wird zuerst gespeichert und auch zuerst abgebaut. Werden also zu viele Kalorien zugeführt und nicht in Energie umgesetzt, so wandert das überschüssige Fett direkt in den Bauch hinein und produziert dort Entzündungsfaktoren. Die hier freigesetzten Signalstoffe wie Zytokine, Interleukin-6 oder Tumornekrosefaktor wandern durch den Körper und belasten bei der Frau auch das Brustgewebe.

Wie Stress die Fettspeicher füllt

Ein Hormon fördert den Einbau von Fett in die Adipozyten des Bauchraumes in besonderer Weise: Kortisol. Das Stresshormon lotst die Triglyceride in das viszerale Fett hinein. Auch das ist ein Schutzmechanismus der Natur: Wird das Stresshormon Kortisol ausgeschüttet, dann bedeutet das für den Körper: Achtung, Feind! Da das viszerale Fett der Abwehr dient, wird es sozusagen aufgeplustert. Obwohl dieser Mechanismus im weiblichen und im männlichen Organismus angelegt ist, dient das „innere Schutzfett" im Bauch auch der Reproduktion. Was evolutionär Sinn macht, ist in unserer heutigen Lebenswelt eher ein Nachteil. Denn der vermeintliche Parasit, der uns Stress bereitet, sitzt vielleicht im Büro nebenan. Dagegen kann das Fettgewebe im Bauch aber auch nichts ausrichten. Es schadet nur der Gesundheit. Und daran sollten wir auch denken, wenn wir in belastenden Situationen automatisch zum Punschkrapferl greifen.

Hormone der Schilddrüse regeln die Energie

Die Energie, die unser Organismus benötigt, entsteht in den Mitochondrien – den „Kraftwerken" der Zelle. Ähnlich wie herabstürzendes Wasser Turbinen antreibt, purzeln Elektronen, die bei der Zerlegung von Fettsäure und Zucker aus der Nahrung entstehen, von einem höheren Niveau auf ein niedrigeres und werfen unsere Zellturbinen an. Dabei entsteht Energie, die für verschiedene biologische Vorgänge genutzt wird, das Adenosintriphosphat (ATP). Es ist die Grundwährung des Lebens. Die Mitochondrien haben also die Aufgabe, Energie in einer für den Körper verwertbaren Form zur Verfügung zu stellen. Sexualhormone verbessern den Elektronenfluss in den Mitochondrien und stellen mehr ATP zur Verfügung. Dadurch wird Nahrung besser verbrannt. Durch den Abfall der Hormone in der Menopause nimmt der Körperfettanteil zu, während Kraft- und Ausdauerleistung abnehmen.

Die Schilddrüse ist besonders an der Steuerung dieser Energie beteiligt. Sie produziert die beiden Energiehormone Tetrajodthyronin (T4), auch Thyroxin genannt, und Trijodthyronin (T3). Sie greifen in den Elektronenfluss in der Zelle ein und regeln den gesamten Energiestoffwechsel im Körper. Der Energiebedarf unseres Körpers variiert sehr stark, er ist von der Tageszeit abhängig und verständlicherweise nicht immer gleich hoch. Deswegen werden die Schilddrüsenhormone unterschiedlich produziert und vor allem situationsabhängig aktiviert. Indem T4 ein Jod-Atom abgibt, wandelt es sich in das viel aktivere T3, das die Kraftwerke der Zelle in Gang hält und zahlreiche Stoffwechselvorgänge regelt. Vor allem mobilisiert es die Fettdepots. Für die Produktion der Schilddrüsenhormone benötigt der Körper die Spurenelemente Jod und Selen. In der Schwangerschaft und Stillzeit erhöht sich der Bedarf an Jod beachtlich. Auch Frauen, die schwanger werden wollen, sollten mehr Jod zu sich nehmen. Jodmangel ist nach wie vor sehr verbreitet.

> Ein Mangel an Schilddrüsenhormon ist häufig die Ursache für Gewichtszunahme – auch bei kalorienarmer Ernährung.

Fehlt das Schilddrüsenhormon, so kann die Nahrung nicht in Energie umgesetzt werden. Man fühlt sich ständig müde und abgeschlagen und friert leicht. Da die Fettdepots nicht mehr mobilisiert werden können, nimmt man auch leichter zu. Eine Unterfunktion der Schilddrüse ist häufig die Ursache für Gewichtsprobleme. Schilddrüsenprobleme treten bei der Frau häufiger auf als beim Mann. Da die hormonproduzierenden Drüsen miteinander kommunizieren, kann sowohl Unter- als auch Überfunktion der Schilddrüse zu Zyklusstörungen führen.

Nehmen wir Nahrung zu uns, so wird gleichzeitig in der Leber Gallensäure für die Fettverdauung produziert. Gallensäure hat aber auch noch eine andere Aufgabe: Sie entfernt aus dem in der Schilddrüse gebildeten Thyroxin ein Jod-Atom und wandelt es in die aktivere Form um. Damit wird der Elektronenfluss in den Mitochondrien angekurbelt. Das ergibt Sinn: Wenn mehr Nahrung aufgenommen wird, kann mehr Energie gewonnen werden. Häufig wird mit zunehmendem Alter weniger Gallensäure gebildet. Die Schilddrüsenaktivierung und damit auch die Leistung unserer Zellkraftwerke scheint geringer zu werden. Und das lässt wiederum die Fettdepots an Bauch und Hüfte wachsen.

Bei Gewichtsproblemen sollten die Schilddrüsenhormone mittels Blutbild abgeklärt werden. Ein Hormonmangel kann mitunter durch eine Jod-Substitution ausgeglichen werden. Ist die Aktivierung des Schilddrüsenhormons im Muskel verändert, so besteht in manchen Ländern bereits die Möglichkeit, das Schilddrüsenhormon als Gel lokal anzuwenden.

Hungern und trainieren – wenn schon, dann richtig

Neben einem ausgeglichenen Hormonhaushalt kann auch eine Veränderung des Lebensstils die Gewichtsabnahme unterstützen: Körperliche Aktivität und eine Reduktion der Kalorienaufnahme mobilisieren die Fettdepots. Allerdings sollte man es richtig und gezielt angehen. Wer zu Mittag fastet und abends völlert, wird nicht abnehmen. Wenn man tatsächlich eine Mahlzeit pro Tag auslassen kann, so soll dies das Abendessen sein. In den späten Abendstunden sinkt das sogenannte „Insulin Like Growth Factor bindende Globulin“ ab. Das heißt: Durch die abendliche Hormonumstellung verwertet der Körper zu dieser Zeit die Nahrung besonders gut und baut sie sofort in die Fettspeicher ein. Wer auf das Mittagessen verzichtet, signalisiert seinem Körper damit eine Hungersnot. Der Organismus versucht dies mit der nächsten Mahlzeit zu kompensieren und verwandelt selbst ein frugales Abendbrot in Fettgewebe. Die bessere Methode: „Dinner Cancelling.“ Dabei verzichtet man ab 16.30 auf die Nahrungsaufnahme und tröstet den leeren Magen abends mit Kräutertee und etwas Honig (siehe Kapitel 13).

Nahrungsaufnahme ist mit einem Energiegewinn verbunden, der durch die Kraftwerke der Mitochondrien möglich wird. Allerdings entsteht dabei nicht nur Energie, sondern auch „Materialschaden", welcher durch aggressive Sauerstoffmoleküle bedingt ist. Diese freien Radikale belasten unsere Zellen. Je mehr Energie über die Nahrung umgesetzt wird, umso mehr Radikale entstehen. Essen ist damit nicht nur eine Quelle für Energie, sondern auch eine Quelle für das Altern. Durch die Reduktion von Kalorien wird die Quelle der Radikale kleiner.

Um Gewicht zu verlieren, sollte man entweder morgens nüchtern trainieren oder erst drei bis vier Stunden nach der Nahrungsaufnahme.

Die Ernährungsumstellung sollte durch ein Bewegungsprogramm ergänzt werden. Nach den letzten Erkenntnissen aus der Sportmedizin baut ein Training mit hoher Intensität Fett ab. Am besten sind Sportarten, bei denen viele Muskelgruppen aktiviert werden. Rund um den Fettabbau werden einige Begriffe immer wieder falsch verstanden: Die sogenannte „Fettverbrennungszone" meint jenen Bereich, bei dem der *relative* Anteil von Fett als Energieträger bei der Energiebereitstellung am größten ist. Dieser Anteil nimmt zu, je niedriger die Intensität und der absolute Energieverbrauch einer Aktivität ist. Für den Abbau von Körperfett ist dieser Begriff irreführend und entbehrlich. Das Fettstoffwechseltraining ist nur für Langzeitausdauersportler interessant, da die Nutzung kleinster figurirrelevanter Fetttröpfchen innerhalb des Muskels verbessert wird. Der begehrte Körperfettabbau verlangt nach einem Kaloriendefizit und Training, das dieses begünstigt. Um Gewicht zu verlieren, sollte man entweder morgens nüchtern trainieren oder erst drei bis fünf Stunden nach einer Mahlzeit. Wichtig: Nach dem Training nur ungesüßtes Wasser trinken. Um den Fettabbau nicht zu stoppen, sollte man eine Stunde mit der Nahrungsaufnahme warten.

Bewegung und Umstellung der Ernährung genügen in den meisten Fällen, um Fett abzubauen. Es gibt allerdings auch Medikamente, die das viszerale Fett mobilisieren. Dabei handelt es sich um sogenannte Hormone der „PPAR-Gamma-Rezeptoren". Die auch unter dem Namen Glitazone bekannten Präparate werden auch zur Behandlung von Diabetes eingesetzt. Sie machen die Zellen von Leber, Muskulatur und Fettgewebe empfindlicher für Insulin. Fettsäuren und Zucker werden besser in die Zelle aufgenommen und dadurch „verbrannt".

Eine ähnliche Wirkung haben auch die Inhaltsstoffe im Zimt. Das Gewürz sorgte vor einiger Zeit für negative Schlagzeilen. Diese Kritik bezieht sich auf den Cassia-Zimt, der hohe Anteile von Cumarin enthält. Hoch qualitativer Ceylon-Zimt hingegen ist unbedenklich.

Blick in die Zukunft

Im Laufe des Lebens verringert sich das subkutane Fett unter der Haut, während das viszerale Fett, welches den Stoffwechsel belastet, zunimmt. Die Medizin wird Substanzen entwickeln, die in diesen Prozess der Fettverteilung eingreifen können. Zum Teil ist das heute schon mit Medikamenten aus der Gruppe der Glitazone möglich. Aber auf diesem Gebiet wird in den nächsten Jahren vermehrt geforscht werden. Vor allem aber wird aufgrund der höheren Lebenserwartung die Prävention von Übergewicht in den Fokus rücken.

Die Vorbeugung gegen Übergewicht beginnt in der Kindheit

Die Sorge um das richtige Gewicht beginnt bereits in der Kindheit, möglicherweise sogar schon früher, nämlich in der Gebärmutter während der Schwangerschaft. Kommen Kinder mit einem niedrigeren Geburtsgewicht zur Welt, dann ist es ein großer Fehler der Eltern zu glauben, in den ersten Lebensjahren dieses Defizit wettmachen zu müssen. Werden untergewichtige Kinder in den ersten Jahren nach der Geburt überernährt, so wird hier bereits die Basis für spätere gesundheitliche Probleme gelegt. Kindheit und Pubertät sind die prägenden Jahre – auch für das Körpergewicht. Nehmen junge Menschen zu viele kalorienreiche Nahrungsmittel ohne Vitalstoffe zu sich, so entgleist der Stoffwechsel. Und dann sind die überschüssigen Kilos im Erwachsenenalter nur mehr schwer loszuwerden.

Neue Substanzen zur Gewichtsabnahme

Die Medizin von morgen wird außerdem Substanzen entwickeln, die in der Zelle einen „Hungerzustand" vortäuschen, aber kein subjektives Hungergefühl entstehen lassen. Dazu gehören etwa Stoffe wie Resveratrol. Daneben werden derzeit Substanzen untersucht, die den Stoffwechselweg von Insulin und Glukose drosseln und damit das Abnehmen erleichtern. Dazu zählen 2-deoxy D glucose sowie Thiazolium halide – zwei Substanzen, die zur Zeit klinisch geprüft werden.

Und auch die genetischen Marker für Übergewicht werden genauer erforscht werden. Das Aktivierungsenzym des Schilddrüsenhormons Dejodinase kommt zum Beispiel in unterschiedlichen Genvarianten vor. Aber auch in anderen für den Stoffwechsel wichtigen Genen gibt es Formen, die die Neigung zu Übergewicht fördern können. Auf Basis dieser neuen Erkenntnisse werden in Zukunft individuelle Strategien für die Gewichtsreduktion entwickelt werden können.

7. Kapitel
Das weibliche Bindegewebe

Warum Frauen ein schöneres Bindegewebe haben, aber häufiger an Cellulite leiden

Es sind die Fett- und Bindegewebszellen, die der weiblichen Silhouette Weichheit und Eleganz verleihen. Aber gleichzeitig vielen Frauen auch ästhetische Probleme bereiten. Ein Hauptunterschied zwischen weiblichem und männlichem Körper ist der Fettanteil. Er ist bei der Frau größer, da sie für Schwangerschaft und Stillzeit zusätzliche Energiereserven benötigt. Im Normalfall macht das Fett bei der Frau 18 bis 25 Prozent des Körpergewichtes aus. Beim Mann sind es hingegen nur 10 bis 15 Prozent. Durch den höheren Fettanteil wirkt der weibliche Körper „weicher", denn Muskelkonturen verschwimmen und vorstehende Knochen verschwinden zum Teil unter dem Fettgewebe. Im weiblichen Unterhautfettgewebe fließt ein Viertel des Blutes. Und sorgt dafür, dass die Haut frisch, rosig und gut durchblutet aussieht. Deswegen ist das Fettareal zwischen Haut und Muskel auch für das äußere Erscheinungsbild so wichtig. Zu viel des Guten erzeugt den gegenteiligen Effekt: Die Silhouette verschwimmt und die schwabbeligen Fettpölster wirken fahl.

85 Prozent aller Frauen jenseits des 30. Lebensjahres leiden unter den als Orangenhaut bezeichneten Dellen an Oberschenkel, Hüfte und Gesäß. Die sogenannte Cellulite ist zwar keine Krankheit, beeinträchtigt aber das Selbstwertgefühl von Frauen und kann im fortgeschrittenen Stadium auch Symptom einer Bindegewebsschwäche und eines trägen Stoffwechsels sein.

Warum das Bindegewebe der Frau anders gestrickt ist

Die kollagenen Bindegewebsfasern verlaufen bei der Frau parallel, während sie beim Mann netzartig ineinander verwoben sind.

Fettzellen oder Adipozyten sind zwar der Rohstoff für Cellulite, sie sind aber für dieses Phänomen nicht allein verantwortlich. Die Fettzellen unter der Haut sind in kleine Lagunen aus Bindegewebe eingebettet. Wie der Name sagt, hält das Bindegewebe alles im Körper zusammen – von den Zellen bis zu den Organen. Das netzartige Geflecht besteht aus Kollagen- und Elastinfasern und ist bei Männern und Frauen unterschiedlich angeordnet. Die kollagenen Bindegewebsfasern verlaufen bei der Frau parallel, während sie beim Mann netzartig ineinander verwoben sind. Das somit „weichere" weibliche Bindegewebe wird vor allem durch die weiblichen Sexualhormone arrangiert, denn im Falle einer Schwangerschaft und Geburt muss sich das Gewebe maximal dehnen können. Dazu kommt, dass auch die Lederhaut bei Frauen elastischer ist. Diese Struktur von Haut und Bindegewebe macht es den Fettzellen leicht, sich zwischen den Bindegewebsfasern nach außen zu drücken und die Haut wie eine Steppdecke aussehen zu lassen.

Typisch weiblich

Auch wenn es nicht tröstet: Das Matratzen-Phänomen ist letztlich der Preis, den die Evolution Frauen für die Reproduktion zahlen lässt. 140.000 zusätzliche Kalorien benötigt der weibliche Organismus für neun Monate Schwangerschaft und drei Monate Stillzeit. Dafür vergrößern die Reproduktionshormone Östrogen und Progesteron die Lagunen im Fettgewebe der Frau, vor allem am Oberschenkel und am Gesäß. In diesen winzigen „biologischen Höhlen" können mehr Fettzellen untergebracht werden. Zwei Arten von Fettzellen liegen unter der weiblichen Haut: oben liegen die sogenannten alveolären Fettzellen als große runde Gebilde, die sich unter dem Einfluss von Progesteron und Östrogen aufplustern können, während die tiefer gelegenen Fettzellen kleiner sind. Die männlichen Hormone sind auch hier die Gegenspieler von Progesteron und Östrogen. Denn die Androgene limitieren die Größe der einzelnen Lagunen, verkleinern sie und reduzieren dadurch die Anzahl der Fettzellen. Und das ist auch der Grund, warum Männer keine Cellulite bekommen.

Wenn die Verpackung der Fettzellen größer wird

Körperfett besteht größtenteils aus Fettzellen oder Adipozyten. Sie sind die Energiereservoirse des Körpers: Wird Energie benötigt, dann schicken die Fettzellen Lipide los. Auch Höchstleistungen von Muskelzellen werden erst durch dieses Energie-Management möglich. Fettzellen sind der Tank, den der Muskel – vergleichbar mit einem Motor – immer mit sich führt. Deswegen ist letztendlich jeder Muskel von Fettzellen umgeben. Vor allem mit zunehmendem Alter verschieben sich aber die Proportionen: Das Muskelgewebe nimmt ab, die Fettzellen hingegen werden mehr. Und die Lagunen, die Verpackung der Fettzellen, werden größer. Fazit: Je weniger Muskel und desto mehr Fett, umso größer die Neigung zu Cellulite.

Die heute allgemein akzeptierte Knochendichtemessung kann nicht nur genaue Angaben über den Mineralgehalt des Knochens machen. Mit der sogenannten „Dualphotonenabsorptionsmessung" ist es möglich, gleichzeitig auch den Muskel- und Fettanteil jeder einzelnen Körperregion zu erfassen. Diese wahrscheinlich teuerste Waage der Welt kann einerseits den Trainingszustand des Körpers objektivieren, andererseits auch jene Veränderungen festhalten, die im Rahmen des Alterungsprozesses auftreten. Das Verhältnis zwischen Fett und Muskulatur auf einem jugendlichen Niveau zu halten, wird in Zukunft eine wichtige präventive Strategie werden. Vor allem auch deswegen, weil die Dokumentation von Fett und Muskelmasse genauso erfolgt wie die Knochendichtemessung – objektiv und technisch unkompliziert.

Training baut Muskelmasse auf

Wie groß der Anteil an Muskeln ist, bestimmen körperliches Training, Erbanlagen, aber auch unsere Hormone. Grundsätzlich gibt es zwei Arten von Muskelfasern: Langsame Muskelfasern (Typ I) sind weniger kräftig, zeigen eine hohe Resistenz gegen Ermüdung und werden vorwiegend bei Ausdauerleistung eingesetzt. Schnelle Muskelfasern (Typ II) sind stärker, kontrahieren schnell und ermüden rascher. Sie werden bei intensivem Kraftaufwand eingesetzt, wie bei Gewichttraining mit hohem Widerstand und niedriger Wiederholungszahl. Durch Training verdicken sich die einzelnen Fasern, da die Anzahl der Myofibrillen ansteigt. Der Muskel rekrutiert dafür eigene Stammzellen, die ihn versorgen und das Nachwachsen der Muskulatur ermöglichen. Zusätzlich schüttet der Muskel durch die Trainingsreize rund 50 verschiedene Substanzen aus, die den Stoffwechsel auf Trapp bringen. Muskelverlust im Alter verringert die Anzahl der Kraftwerke der Zelle (Mitochondrien) und wirkt sich ungünstig auf den Stoffwechsel aus. Ab dem 30. Lebensjahr nehmen Erwachsene alle zehn Jahre im Schnitt drei Kilogramm Muskelmasse ab. Körperliches Training wirkt dem Muskelabbau entgegen und ist eine effiziente Methode, um die Entstehung von Cellulite zu bremsen.

> Muskelverlust verringert die Zahl der Mitochondrien und wirkt sich ungünstig auf den Stoffwechsel aus.

Nicht nur ein ästhetisches Problem

Magnetresonanzuntersuchungen bestätigten, dass in den von Cellulite betroffenen Körperregionen die Unterhaut-Fettschicht verdickt ist und sich direkt in die Haut (Dermis) hineindrängt. Die Fasern des Bindegewebes nehmen ab, während die Fettzellen größer werden. In der Gewebsflüssigkeit, die die Fettzellen umspült, verändert sich der osmotische Druck. Östrogene vermehren zwischen den Fettzellen bestimmte Proteinzucker – die Glycosaminoglycane. Sie binden Flüssigkeit und unterstützen so die Anschwellung. Gleichzeitig sinkt die Durchblutung, ein chronischer Sauerstoffmangel entsteht unter der Haut, was entzündungsähnliche Reaktionen hervorruft. Und daher ist auch der frühere Name Cellulitis („itis" steht für Entzündung) nicht ganz unrichtig. Von der Schulmedizin wird Cellulite noch immer nicht ernst genommen, während die Naturheilkunde sie als ganzheitliches Problem betrachtet – und nicht nur als ein rein ästhetisches. Und auch mehr Lösungsansätze bietet von der Entschlackung und Spezialmassage bis zur Balance des Säure-Basen-Haushalts und der bioelektrischen Energiemedizin. Auch der Alleskönner Grüntee wird immer häufiger gegen Cellulite empfohlen: er hat eine fettmobilisierende Wirkung, hemmt die Fettaufnahme im Verdauungstrakt und verkleinert die Fettzellen.

Mit Pfefferöl und Sport gegen die Dellen

Die Kosmetik bietet ebenfalls eine umfassende Palette an Strategien mit unterschiedlichen Erfolgen. Viele Produkte enthalten Koffein, das zur Gruppe der Xanthine gehört und ähnlich wie Testosteron wirkt. Es mobilisiert das unter der Haut liegende Fett und regt die Mitochondrien an, Fett in Wärme umzuwandeln. Ähnliches bewirken auch Pfefferöl, Estragon und Grapefruitöl: Sie stimulieren das sympathische Nervensystem, welches ihrerseits aus den Fettzellen Hitze produzieren lässt. Dadurch werden die Lagunen unter der Haut kleiner.

Um den Abbau von Muskelmasse zu bremsen und den Stoffwechsel im Bindegewebe anzukurbeln, ist sportliche Aktivität unerlässlich: Dreimal pro Woche 45 Minuten sind das Minimum, wobei eine Kombination aus fettabbauendem Ausdauertraining und muskelaufbauendem Krafttraining optimal sind. Dehnübungen straffen die Konturen und festigen das Bindegewebe. Auch Training auf dem Power-Plate hat sich bewährt: Die Muskelkontraktionen werden dabei mittels beschleunigter Vibrationen herbeigeführt. Die Reduktion des Fettgewebes ist eine Voraussetzung für die Behandlung der Cellulite. Doch Gewichtsabnahme ist meist nicht der allein seligmachende Weg im Kampf gegen Cellulite. Denn auch schlanke Frauen leiden häufig unter Dellen am Oberschenkel. Mit Kalorienreduktion und Sport allein können die Problemzonen im fortgeschrittenen Stadium nicht gezielt behandelt werden. Hier bietet sich die lokale Hormontherapie an.

Wie Hormone Cellulite bekämpfen

Die Sparaktion des weiblichen Körpers ist heute nicht mehr so notwendig wie vor fünftausend Jahren. Die überschießenden Hamsterinitiativen von Progesteron und Östrogen können relativiert werden – mitunter auch unter Zuhilfenahme der männlichen Hormone. Die Androgene können diese Fettzellen öffnen und durch Freisetzung der Triglyceride entleeren.

> Zur lokalen Behandlung der Cellulite wird Testosterongel auf die betroffenen Regionen aufgetragen.

Ein Überschuss an weiblichen Sexualhormonen, wie bei Einnahme der Pille oder unter der Hormonersatztherapie, kann die Fettdepots vergrößern und Cellulite fördern. Der Androgen-Mangel kann unter ärztlicher Kontrolle durch die Gabe von Testosteron ausgeglichen werden. Diese hormonelle Therapie muss allerdings maßgeschneidert sein, denn auch ein Zuviel an männlichen Hormonen kann unerwünschte Nebenwirkungen auslösen. Zur lokalen Behandlung der Cellulite wird Testosterongel auf die betroffenen Regionen aufgetragen. Dies kann tatsächlich die Fettzellen verringern, das Bindegewebe straffen und der Orangenhaut entgegenarbeiten.

Zwei Hormone, welche in die gleiche biochemische Familie der Steroide wie die Androgene gehören, sind ebenfalls für die Behandlung der Cellulite interessant. Vitamin A ist eigentlich ein Hormon und kein Vitamin. Es gelangt über Hormonrezeptoren in die Zelle und verlangsamt die Hautalterung, indem es das Kollagen der Haut vermehrt und die Hautfibroblasten stimuliert. Diese nehmen bei Cellulite ab, wodurch die Fettzellen sich aufplustern können. Eine Behandlung mit Vitamin A kann Cellulite bremsen. Dabei wird lokal entweder 0,5% Retinol oder 0,05% Retinal verwendet. Retinol wird auch gemeinsam mit Caffein verordnet. Vitamin A verhindet, dass sich neue Fettzellen aus Vorläuferzellen bilden. Außerdem wirkt es fettauflösend und kurbelt die Mitochondrien an, Fett in Wärme umzuwandeln. Auch die sogenannten PPAR-gamma-Agonisten sind Hormone, die in die Fettverteilung eingreifen und derzeit intensiv erforscht werden.

Blick in die Zukunft

Hitze lässt Fett schmelzen

So unglaublich es klingt: Fett kann auch durch Übererwärmung mobilisiert werden. Wirkt von außen Hitze auf den Körper ein, so wird dies von den Zellen als Gefährdung und Stress empfunden. Sie aktivieren daraufhin Gegenmechanismen – die sogenannten Heat-shock-Proteine. Wie der Name schon sagt, sollen sie den Organismus vor den Folgen zu starker Wärme schützen. Diese unterdrücken ein bestimmtes Enzym, das sich ungünstig auf die Zuckerverwertung und die Insulinsensibilität auswirkt. Offensichtlich meint der Körper, bei Überhitzung Schutzmechanismen aktivieren zu müssen, die die Fett- und Glukoseverwertung anregen. Steigt das Heat-shock-Protein-27 an, so wird nachweislich die Zuckerverwertung verbessert und die Insulinresistenz gesenkt. Diese körpereigenen Proteine könnten in Zukunft beim Fettabbau und der Behandlung der Cellulite eingesetzt werden.

Die endokrinologische Forschung bemüht sich zur Zeit männliche Hormone zu finden, welche einerseits das Bindegewebe strafft und andererseits keine unreine Haut oder übermäßige Behaarung hervorruft. Dabei scheint es wie beim Östrogen und beim Progesteron zu sein. Auch das Testosteron, vom Eierstock gebildet oder aus Vorläufermolekülen der Nebennierenrinde, wird in Fett weiterverarbeitet – neue Hormone entstehen, die das Bindegewebe straffen, das Fett mobilisieren und der Cellulite entgegenarbeiten. Fehlen diese männlichen Hormone, kann dies zur Bindegewebeschwäche und auch zur Cellulite führen. Die Medizin von morgen versucht diesen Mangel an männlichen Baustoffen zu erkennen und durch entsprechende lokale Verwandte des Testosterons zu mildern.

8. Kapitel
Die weiblichen Gelenke

Warum sie beweglicher sind, aber häufiger schmerzen

Frauen haben sich mehr als eine einzige Männer-Domäne erobert. Sie laufen mittlerweile nicht nur Marathon – sie spielen Fußball und Eishockey und tragen sogar Boxkämpfe aus. Die sportliche Leistungsfähigkeit von Frauen hat in den letzten Jahrzehnten enorm zugenommen. Und das obwohl sie genetisch und hormonell scheinbare körperliche Nachteile gegenüber den Männern haben: Ihr Skelett ist bis zu 25 Prozent leichter, die Knochen schwächer und die Gelenke weniger stabil. Selbst ein Frauenknie ist anders beschaffen als ein Männerknie: Es ist schmaler und ist sogar anders mit den Oberschenkelknochen verbunden als beim Mann. Die Frage, die die geschlechtsspezifische Medizin beschäftigt, lautet: Sind es vorwiegend die anatomischen oder die hormonellen Unterschiede, die Frauen so häufig Knie- beziehungsweise Gelenksprobleme bereiten?

Frauen leiden häufiger an Osteoarthritis

Der Körper ist auf Bewegung ausgerichtet und Gelenke sind dabei für die Kraftübertragung zuständig. Da sie gleichzeitig auch Druck aushalten müssen, sind sie mit einem natürlichen Stoßdämpfer ausgestattet, dem Knorpel. Er wirkt wie ein schützender Polster für die Gelenke, benötigt aber ein gewisses Maß an Belastung für seine Ernährung. Denn der Knorpel enthält keine Blutgefäße, sondern nimmt durch den Druck, der bei Bewegungen entsteht, die Nährstoffe aus der Gelenkflüssigkeit auf. Ein Mangel an körperlicher Bewegung kann ebenso wie zu große Belastung auf Dauer zu einer Unterversorgung des Knorpelgewebes führen und so die Gelenke schädigen.

Knorpelabrieb kann zur Entzündung des Gelenks verbunden mit großen Schmerzen führen.

Osteoarthritis – Gelenkentzündung – ist ein Oberbegriff für eine sehr unterschiedliche Gruppe von Beschwerden, welche einerseits durch Gelenkschmerzen und andererseits auch durch Funktionsstörungen gekennzeichnet sind. Genau genommen meint Osteoarthritis eine Entzündung, die vom Knochen auf das Gelenk übergeht. Manchmal wird darunter Arthrose – Gelenkabnützung – verstanden. Dieser Verschleiß beginnt mit einem allmählichen Abbau des Knorpels, der sogar zur Zerstörung der Gelenkoberfläche führen kann. In der Folge kommt es auch zu Bewegungseinschränkungen und Gelenksteifigkeit. Aus der anfangs „nur" degenerativen Erkrankung kann eine Arthritis entstehen: Durch die Knorpelveränderungen entzündet sich die Gelenkinnenhaut und schließlich die Gelenkkapsel. Bestimmte Stoffwechselvorgänge und immunologische Prozesse spielen dabei ebenfalls eine Rolle. Im schlimmsten Fall bildet sich Gelenkflüssigkeit, die abgesaugt werden muss. Ob anatomische Veränderung oder Entzündung oder auch beides: Im Vordergrund steht immer der Schmerz. Und dieser muss auch behandelt werden. Osteoarthritis kann genetische Ursachen haben, aber auch durch Belastungen der Gelenke ausgelöst werden. Knie-, Hand- und Hüftgelenke sind dabei besonders betroffen. Die Erkrankung kommt bei Frauen wesentlich häufiger vor als bei Männern.

Dass Frauen häufiger an Gelenkschmerzen leiden, hat verschiedene Ursachen. Eine Erklärung ist, dass Muskeln und Sehnen bei der Frau mehr Nozirezeptoren aufweisen als beim Mann. Und diese sind für die Weiterleitung von Schmerzempfindungen zuständig. Und zweitens reagieren Gelenke und Knochen bei der Frau auch auf Hormonschwankungen sehr sensibel. Mitunter kann während der Menstruation kurzfristig die Anfälligkeit für Gelenkbeschwerden größer sein. Vor allem aber in den Wechseljahren werden Probleme mit den Gelenken häufiger.

Der Knorpel ist für das weibliche Sexualhormon Östrogen sehr empfänglich. Er besitzt Rezeptoren, also Eintrittspforten, über die Östrogen in die Knorpelzelle gelangt. Erst vor Kurzem entdeckte die Wissenschaft, dass das weibliche Knorpelgewebe über mehr Rezeptoren verfügt als das männliche. Was auch bedeutet, dass die Eierstockhormone bei der Frau das Knorpelgewebe in besonderer Weise schützen. Östrogen hat im Knorpel viele Verbündete, mit deren Hilfe es den Knorpel stabilisiert. Dazu gehören Wachstumsfaktoren – wie zum Beispiel TGF-Beta –, die aus Stammzellen Knorpelzellen machen und gleichzeitig die Kollagensynthese anregen. Östrogen und seine Helfer regenerieren somit ununterbrochen Knorpelgewebe. Aber Achtung: Zu hohe Östrogenmengen können den Wachstumsfaktor TGF-Beta unterdrücken. Diese Hormonwirkung gibt es allerdings nur bei Frauen, der männliche Knorpel reagiert nicht auf Östrogen. Was beweist, dass es offensichtlich auch beim Knorpel Geschlechtsunterschiede gibt.

Wie Östrogene den Knorpel schützen

Die weiblichen Sexualhormone, vor allem Östrogen und seine „Ableger", können vor Knorpelschädigungen und Gelenkentzündungen schützen. Dafür setzen sie gleich mehrere unterschiedliche Mechanismen ein. Wie auch in anderen Teilen des Körpers, so unterdrückt Östrogen im Knorpel Entzündungsreaktionen. Mit zunehmendem Alter kommt es in den Gelenken häufiger zu entzündungsähnlichen Reaktionen, die das Knorpelgewebe angreifen. Im Unterschied zu den männlichen Gelenken sind die Gelenke der Frau sogar imstande, Östrogene – lokal – herzustellen. Sie basteln sich sozusagen einen körpereigenen Entzündungshemmer für den Knorpel.

> Östrogene können in mehrfacher Hinsicht das Knorpelgewebe vor Degeneration und Entzündung schützen.

Zusätzlich bekämpft Östrogen die sogenannten „Matrixmetalloproteinasen" (MMP), eine Gruppe von Enzymen, die ähnlich schädlich sind wie Freie Radikale. Sie bauen nicht nur das Kollagen unserer Haut, sondern auch das Knorpelgewebe ab. Neueste Untersuchungen zeigen: Normale Östrogendosen, wie sie bis zur Lebensmitte im Körper der Frau vorkommen, bremsen diese gefährlichen Enzyme. Unnatürlich hohe Östrogenwerte hingegen stimulieren Interleukin-1 und fördern so die Aktivität der MMPs, die den Knorpel angreifen. Zu viel Östrogen kann also kontraproduktiv sein. Diese neue Erkenntnis ist auch bei der Dosierung des Östrogens in der Hormonersatztherapie zu berücksichtigen.

Die gleiche abbauende Wirkung, die den Matrixmetalloproteinasen innewohnt, kommt auch den Freien Radikalen zu. Diese aggressiven Sauerstoffmoleküle lösen ebenfalls Knorpelgewebe auf. Aber auch dagegen können Östrogene vorgehen. Sie haben einen Radikalfänger eingebaut – er sitzt im Phenolring des 17-Beta-Östradiols. Das ist eine weitere Methode, mit der die weiblichen Hormone den Knorpelabbau verhindern können. Im Übrigen kann auch das harmlose Stickoxid, das an sich viele wichtige Funktionen im Körper erfüllt, zum freien Radikal werden. Verbindet es sich im Zuge einer Entzündung mit einem Sauerstoffmolekül, dann wird es aggressiv und kann auch Knorpelgewebe verletzen. Ein Ableger des Östrogens, das 2-Medroxy-Östradiol, kann das Gelenk auch vor diesem Schädling bewahren.

Warum Frauen häufiger Knieprobleme haben

> In den letzten Jahren konnte die Medizin beweisen, dass sogar das Kniegelenk unter hormonellem Einfluss steht.

Aufgrund ihrer Anatomie neigt die Frau stärker zu Abnutzungen und Verschleiß im Kniegelenk. Und: Frauen haben auch ein zwei- bis achtmal höheres Risiko als Männer für Verletzungen des vorderen Kreuzbandes. Der Grund: Das weibliche Knie ist weniger kompakt und die Bänder weniger straff. Australische Sportmediziner konnten einen Zusammenhang zwischen Riss des vorderen Kreuzbandes und Östrogenspiegel nachweisen. Wenn in der Mitte des Monatszyklus Östrogen ansteigt, wird die Beinmuskulatur weicher und kann auf plötzliche Bewegungen nicht mehr so schnell reagieren. Da Gelenke und Bänder nicht mehr so gut geschützt sind, steigt auch die Gefahr für Verletzungen. Das vordere Kreuzband ist reich an Rezeptoren oder Eintrittsstellen für Östrogen und Progesteron. Die größte Weitstellung und die höchste Beweglichkeit zeigt das weibliche Knie während des

Eisprungs und in der zweiten Zyklusphase, wenn Östrogen und Progesteron ihre Spitzenwerte erreichen. Sinkt der Hormonspiegel während der Menstruation wieder ab, werden Muskulatur und Kreuzband wieder straffer. Auch in der Schwangerschaft findet man eine starke Lockerung des Kreuzbandes und damit ein „Aufweichen" des Knies. Dieser Weichmachereffekt ist eine Folge der Schwangerschaftshormone und steht im Dienste der Fortpflanzung. Die Gelenkbänder werden stark gelockert, um bei der Geburt dem Baby den Austritt aus dem mütterlichen Körper zu erleichtern. Und diese Lockerung erfasst eben nicht nur die Bänder des weiblichen Beckens, sondern auch der Kniegelenke.

Wirken männliche Hormone auf Knorpel und Gelenke?

Auch die männlichen Sexualhormone haben Einfluss auf das Knorpelgewebe. Es ist erwiesen, dass Testosteron beim Mann einen regenerierenden Effekt auf den Knorpel ausübt. Wie in anderen Geweben, so wird Testosteron auch im Knorpel einerseits zu Östrogen, andererseits zu Dihydro-Testosteron umgewandelt. Möglicherweise stellt dieser Hormoncocktail beim Mann einen Schutzfaktor für Knorpel und Gelenke dar. Bei Frauen konnte die positive Wirkung des Testosterons nur bei Gelenkschmerzen des Kiefers nachgewiesen werden.

Die Kiefergelenke können wie alle anderen Gelenke von Funktionsstörungen betroffen sein. Das temporomandibuläre Gelenk, das den Unterkiefer mit dem Gesichtsknochen verbindet, kann Probleme bereiten. Frauen sind vom sogenannten „temporomandibulären Schmerz" viermal so häufig betroffen wie Männer und bringen die Beschwerden bisweilen mit Hormonstörungen in Zusammenhang. Die Einnahme der Pille oder eine Hormonersatztherapie können die Schmerzen, die sich mitunter sogar auf den Zahnbereich ausdehnen, tatsächlich verschlimmern. Die Schulmedizin hat dafür allerdings noch keine genaue Erklärung für dieses Phänomen. Immerhin konnten Studien zeigen, dass Testosteron diesen Gelenkschmerz mildern kann.

Therapie von Gelenkschmerzen

Die Behandlung der Osteoarthritis hängt vom Schweregrad ab. Häufig werden Kortison, Hyaluronsäure und entzündungshemmende Substanzen in das betroffene Gelenk injiziert. Als Therapie und zur Vorbeugung haben sich teilweise auch Glukosamine bewährt. Ebenso wie Vitamine und Nahrungsergänzungsmittel: Vitamin C regt die Kollagensynthese im Knorpel an und hemmt die Bildung freier Radikaler. Vitamin E (Alpha-Tocopherol), Selen und Omega-3-Fettsäuren bremsen die Entzündung. Da Übergewicht ein Risikofaktor für osteoarthritische Beschwerden ist, gehören. Gewichtsreduktion und ein maßgeschneidertes Bewegungsprogramm zu jeder Therapie. Regelmäßige körperliche Aktivität ohne Übertreibung ist im Übrigen auch der beste Weg, um Gelenkproblemen vorzubeugen.

> Sexualhormone hemmen Entzündungen und stärken die Gelenkstrukturen.

Auch die Hormonersatztherapie kann durchaus positive Wirkung auf Gelenke und Knorpelgewebe haben. Geschlechtshormone sind Steroide und besitzen dadurch eine entzündungshemmende Wirkung. Gleichzeitig stärken sie die Gelenkstrukturen. Eine lokale Hormonbehandlung kann die Beschwerden bei Arthritis lindern. Es kommt dabei aber vor allem auf die individuell richtige Östrogendosis an. Diese ist in der Vergangenheit viel zu wenig berücksichtigt worden. Neueste Studien zeigen, dass sowohl zu wenig wie auch zu viel Östrogen schädlich für Gelenke und Knorpel sein kann. Der Insulin like growth factor-1 (IGF-1), ein Aufbauhormon, wird ebenfalls unter dem Einfluss des Östrogens im Knorpel gebildet und in die Gelenkflüssigkeit abgegeben. Möglicherweise kommt dieser Effekt auch dann zum Tragen, wenn Östrogen direkt in das Gelenk eingebracht wird.

Blick in die Zukunft

Durch bessere bildgebende Verfahren, wie Magnetresonanz, kann heute der Effekt der Hormonersatztherapie auf den Knorpel bildlich dargestellt werden. In Zukunft wird es daher möglich sein, Hormone ganz gezielt zur Prävention von Gelenkerkrankungen einzusetzen.

Östrogen als Knorpelschutz

In der bekannten WHI-Studie, in der allerdings vor allem Frauen in der sechsten Lebensdekade untersucht wurden, konnte tatsächlich unter der Hormoneinnahme eine 17-prozentige Abnahme von Gelenkoperationen gezeigt werden. Dies ist vor allem auf die Zufuhr von Östrogen zurückzuführen. Interessanterweise fand sich dieser Schutzeffekt nicht bei der gleichzeitigen Verabreichung eines Gelbkörperhormons. Es ist also offensichtlich das Östrogen alleine, das den Knorpel aufbaut. Das Gelbkörperhormon nimmt diesen aufbauenden Effekt teilweise wieder zurück.

Östrogene verhindern den frühzeitigen Abbau des Knorpels, damit schützen sie den Knochen, sie können ihn aber, wenn er bereits zerstört ist, nicht mehr heilen. Der Prävention kommt demnach auch beim Knorpel ein besonderer Stellenwert zu. Nach jüngsten Veröffentlichungen scheinen jene Östrogene, die über den Östrogenrezeptor-Beta wirken, Schmerzen im Knorpel vermindern zu können. Diese interessante Erfahrung muss durch weitere Untersuchungen abgeklärt werden.

Gen-Analyse in der Prävention?

Östrogene bremsen den Knorpelabbau. Der Zusammenhang zwischen Gen-Varianten und Gelenkerkrankung wird genauer erforscht.

In Zukunft könnte genetischen Untersuchungen auch bei der Prävention von Gelenkerkrankungen eine wichtige Funktion zukommen. Niederländische Wissenschafter konnten den Zusammenhang zwischen der Gen-Variation eines bestimmten Östrogen-Rezeptors und Osteoarthritis im Knie nachweisen. Frauen mit diesem Östrogen-Rezepto alpha allele PX hatten laut Studie ein doppelt so hohes Risiko für schwere Osteoarthritis. Weitere Untersuchungen müssen durchgeführt werden, um die genaue Rolle des Östrogens beziehungsweise der genetischen Mutation von Östrogen-Rezeptoren bei Gelenkentzündungen zu analysieren. Diese Erkenntnisse werden in naher Zukunft Auswirkungen auf die Vorbeugung und die Therapie der Osteoarthritis haben.

9. Kapitel
Die weibliche Haut

Was sie so anziehend macht

François Truffaut liebte die Frauen und war sein ganzes Leben lang von der Anmut des Weiblichen fasziniert. „Die süße Haut", so lautet auch der Titel eines seiner Filmwerke. Doch eigentlich meinte Truffaut „Die süße Haut der Frau". Als Regisseur hatte er einen guten Blick, und er wusste, wie man Frauen ins beste Licht setzt.

Unser äußeres Erscheinungsbild ist kein Nebenschauplatz: Die Haut sendet Signale und Duftstoffe aus und damit wollte uns die Natur auch ganz gezielt mit einem weiteren Lockmittel ausstatten. Dass dieser Lockruf des Goldes auch heute noch seine Bedeutung hat, zeigt uns jeden Tag die Werbung für Kosmetika.

Frauen bemerken häufig, dass Haut und Haare in der Zeit der Schwangerschaft erblühen. Und das ist leicht zu erklären: Schwangerschaftshormone regen das Haarwachstum an und haben einen verjüngenden Einfluss auf die Haut. Diese wird fester, besser ernährt und durchblutet. Was dabei fasziniert: Die Haut bekommt vom Gehirn und der Hirnanhangdrüse – ähnlich wie der Eierstock – Impulse, Hormone zu bilden. Damit wird die Haut nicht nur zu einem sogenannten „sekundären Geschlechtsmerkmal“, ähnlich wie die Brust, sondern scheint auch direkt in die Hormonbildung einzugreifen.

Der Duft der Frauen

Die Haut ist unser größtes Organ und ihre Funktionen sind so vielfältig, dass sie von der Wissenschaft noch immer nicht vollständig erfasst sind. Unsere Haut ist die Grenze zur Außenwelt und gleichzeitig unser Medium. Sie schützt uns und kann doch unser Innerstes preisgeben, wenn sie uns die Schamesröte ins Gesicht treibt. Sie ist robust, heilt bei Verletzungen von selbst und ist gleichzeitig so empfindsam, dass uns bei der bloßen Berührung eines geliebten Menschen Schauer den Rücken hinunterlaufen können.

> Duftstoffe in der weiblichen Haut führen zu erotischen Gedanken im Gehirn des Mannes.

Die Signalfunktion der Haut ist ein uraltes Relikt: Chemische Verbindungen, von der Haut produziert, werden im Riechhirn registriert und wirken auf innere Drüsen. Sekrete der Haut und der Achsel beeinflussen somit die Hormonsteuerung im Gehirn. Auch das ist wissenschaftlich erwiesen: Duftstoffe in der weiblichen Haut führen zu erotischen Gedanken im Gehirn des Mannes und fördern sogar die Testosteronbildung des Hodens. Forscher der Universität von Chicago entdeckten, dass hormonähnliche Stoffe in der Haut und in den Hautanhangorganen den Stoffwechsel im Gehirn des Partners, der diese Hauthormone registriert, verändern. Wenn Frauen Substanzen riechen, die den männlichen Hormonen ähnlich sind, aktiviert dies den Hypothalamus im Gehirn. Gleiches geschieht auch bei Männern, wenn sie eine östrogenartige Substanz der weiblichen Haut wahrnehmen. Dies zeigt, wie groß die Wechselwirkung von Haut und Hormonsteuerung ist.

Dass die Haut ein elektronischer Kommunikator ist, konnten kürzlich israelische Forscher zeigen: In Erregungszuständen, bei körperlicher Anstrengung, aber auch unter dem Einfluss bestimmter Hormone füllen sich die unter der Haut liegenden Drüsengänge unserer Schweißdrüsen mit Flüssigkeit und werden Antennen für elektromagnetische Wellen. Sie registrieren Strahlen von rund 100 Gigahertz und reflektieren diese wieder zurück.

Die Kommunikation zwischen Haut und Hormonhaushalt ist bei der Frau besonders ausgeprägt. Denn die Geschlechtshormone üben während des Zyklus und in der Schwangerschaft auf die Haut ähnlich große Einflüsse aus wie auf die Gebärmutter. Hormonstörungen spiegeln sich daher auch in der Haut wider: Nehmen die Geschlechtshormone ab, so sinken auch die kollagenen Stützfasern. Östrogene verbessern die Qualität der Hautzellen und verlängern ihre Lebensspanne.

Die Lebensspanne der Hautzellen

Auch die Lebensspanne der Hautzellen nimmt mit den Jahren ab. Bei jungen Menschen beträgt sie rund 100 Tage, bei 50-Jährigen ist sie auf 46 Tage gesunken. Dadurch wird die Haut dünner, durchsichtiger und verletzbarer. Gleichzeitig begeben sich die Melanozyten gerne auf Wanderschaft: Diese Färbezellen werden am Kopf zunehmend weniger und nehmen an anderen Stellen des Körpers zu, wodurch sich weiße Haare und Altersflecken einstellen. Aufgabe der Melanozyten ist es, durch die Bildung des Farbstoffs Melanin einen Schutz vor UV-Strahlen aufzubauen.

Ein Verlust von Zellen durch Hormonstörungen kann bei der Frau am äußeren Geschlechtsorgan eine Hautveränderung verursachen, die bis zum Hautkrebs führen kann. Eine lokale Hormontherapie hat sich dabei sehr bewährt: Östrogene – fallweise auch noch mit anderen Hormonen vermischt – werden auf die betroffene Stelle aufgetragen, wodurch sich die Haut regeneriert.

> Die Haut hat ihr eigenes Stammzellen-Depot für die Regeneration. Die Medizin der Zukunft wird dieses nützen.

Die Haut besitzt Regenerationszellen: Stammzellen, aus denen sie sich permanent erneuert. Die obersten Hautzellen sterben ab und bilden dadurch die Hornhaut, während laufend von unten neue Zellen nachwachsen. Die Haut erneuert sich komplett innerhalb eines Monats. Für den Ersatz gealterter Hautstrukturen hat der Körper einen Pool von Stammzellen, die fast stündlich neue Zellen aussprossen lassen. Diese Nester von Hautstammzellen liegen in Nischen unmittelbar neben den feinen Härchen, die sich überall an unserem Körper befinden, verborgen. Jedes dieser Härchen ist von einem Muskel versorgt, der in emotionalen Situationen die Haare förmlich aufstellen lässt. Das Sprichwort: „Mir stehen die Haare zu

Berge“ ist demnach anatomisch richtig. Und genau dort, wo der kleine Muskel auf das Körperhaar trifft, ist das Stammzelldepot für die Haut verborgen.

Die Regeneration der Haut mittels Stammzellen ist von der Evolution genau geregelt. Zwei Moleküle sorgen dafür, dass einerseits genug Zellen gebildet werden und andererseits kein Tumor entsteht. Das p63-Protein regt die Stammzellen an, sich zu teilen, ohne dabei zu fertigen Hautzellen zu werden. Damit bleibt das Reservoir der Stammzellen gleich und kann immer wieder neue Vorläuferzellen für die Hautverjüngung bilden. Wird einer dieser Stammzellen jedoch der Befehl vermittelt, in den Hautverjüngungsprozess einzugreifen und direkt eine fertige Hautzelle zu werden, dann tritt das p53-Molekül als Bremse auf und hält die Hautzellen vom unkontrollierten Wachstum ab.

Welche Hormone die Hautzellen reifen lassen

Vitamin D und Vitamin A gehören zu der gleichen Gruppe von Hormonen wie Östrogene, Progesteron und Testosteron. Sie benützen den gleichen Steroidrezeptor und gehorchen den gleichen biologischen Regulationsmechanismen wie die Eierstockhormone. Und wie diese, greifen auch sie in die Regeneration und in die Ausreifung der Hautzellen ein.

Gerade Vitamin D steht mit der Haut in einer besonderen Beziehung: Mit Hilfe von Sonnenlicht wandelt die Haut Cholesterin in Vitamin D um. Dieses steuert die „Enddifferenzierung“ der Hautvorläuferzellen – wie das im medizinischen Fachjargon genannt wird. Gemeint ist die Fertigstellung von reifen Hautzellen, wenn sich diese aus Stammzellen bilden. Vitamin D sorgt für die Balance zwischen Neubildung und Fertigstellung von Hautepithelzellen. Eine Störung in diesem Prozess kann etwa zu Psoriasis führen.

> Mangel an Vitamin A und Vitamin D ist weit verbreitet und lässt die Haut vorzeitig altern.

Um die Hautzellenreifung geordnet ablaufen zu lassen, benötigt Vitamin D aber noch zwei wichtige Partner – Vitamin A und das Schilddrüsenhormon, das direkt in der Haut aktiviert wird. Fehlt eine dieser drei Substanzen, hat dies negative Auswirkungen auf das Hautbild. Vor allem im Alter kommt es häufig zu einer leichten Schilddrüsenunterfunktion, aber auch zu einem Vitamin-D-Mangel. Da die Hautausreifung gestört ist, wird die Haut dünn und durchsichtig. Aber auch Schilddrüsenerkrankungen, die bei der Frau häufiger vorkommen als beim Mann, können zu Veränderungen an Haut und Nägeln führen.

Östrogene – Kosmetik von innen

Die Lederhaut ist dicht von Kollagenfasern durchzogen, die das Fibringerüst bilden und der Haut ihren Halt geben. Die Kollagenfasern – vom Östrogen stimuliert – sind in einer geleefarbigen Substanz eingebettet, den „Proteoglykanen". Das sind Verbindungen aus Zucker und Eiweiß, die gelförmig die Kollagenfibrillen einbetten. Diese Quellsubstanz ist elektrisch geladen: Durch die negative Spannung zieht sie Wassermoleküle an, die sich ebenfalls in der Haut einlagern. Ist ausreichend Wasser in der Haut gespeichert, wirkt sie frisch und fest. Wichtiger Bestandteil der Glukosamine ist die Hyaluronsäure, die seit einigen Jahren auch in Hautpflegeprodukten zum Einsatz kommt. Hyaluronsäure ist auch ein bekannter Faltenfüller. Östrogen regt im Körper die Produktion der Hyaluronsäure an und wirkt wie eine Kosmetik von innen.

Östrogene zeigen unterschiedliche Wirkungen auf die Haut: Ähnlich wie in der Gebärmutter die Schleimhaut, so regen sie in der Haut die oberflächlichste Zellschicht (Keratinozyten) an und verbessern den Nachwuchs aus den Vorläuferzellen und damit die Regeneration der Haut. Sie sind also ein echter Jungmacher. Verschlechtert sich das Hautbild in der Menopause, so liegt der Verdacht eines Hormondefizits in der Haut auf der Hand. Dieser dermatologische Östrogenmangel kann durch eine topische Hormonbehandlung im Gesicht ausgeglichen werden. Östrogene sind kleine chemische Verbindungen und gehen damit leicht durch die Haut. Dies macht sie für die lokale Anwendung als Salbe oder Creme geeignet.

> Östrogen in der Pille kann die Entstehung von Pigmentflecken fördern.

Andererseits können Östrogene, indem sie vermehrt Histamin freisetzen, Hautallergien begünstigen. Auch Melanozyten, die den Haaren und der Haut die Farbe verleihen, werden durch Östrogen in ihrer Aktivität angeregt. So kann die Einnahme einer östrogenhältigen Pille die Entstehung von Pigmentflecken fördern. Vor allem an Körperstellen, die der Sonne ausgesetzt sind. Mit der Sonnenbräune schützt sich die Haut bekanntlich vor einem zu tiefen Eindringen der UV-Strahlen. Östrogen verstärkt diesen Effekt, um die Frau vor Freien Radikalen und einer zu großen UV-Belastung zu bewahren. Tipp: Die Pille nur am Abend einnehmen. Progesteron steuert die Verteilung der kleinen Farbstoffkörper in den Melanozyten.

Was uns alt aussehen lässt

Der Alterungsprozess der Haut hat innere und äußere Ursachen. Die Haut wird besonders leicht von Freien Radikalen getroffen, die die Fettsäuren und die DNA der Haut zu zerstören versuchen. Mit der Melaninsynthese oder der Bräunung versucht die Haut, sich vor den durch das UV-Licht entstehenden Freien Radikalen zu schützen. Weiters besitzt sie ein ganzes Arsenal von Enzymen, die es ihr erlauben, den Freien Radikalen zu widerstehen. Die „Gluthation-Peroxidase" sowie die „Katalase" sind zwei dieser Enzyme, welche auch in anderen Organen Freie Radikale unschädlich machen. In der Haut sind diese Feuerwehrmänner besonders dicht positioniert. Weibliche Hormone regen diese Enzyme an. Östrogen ist darüber hinaus auch selbst in der Lage, Freie Radikale zu inaktivieren. Der „Phenolring", ein chemischer Teil des Östrogenmoleküls, ist so angeordnet, dass es herumschwirrende Radikale einfängt.

Auch die in Soja oder Rotklee enthaltenen Isoflavonen stimulieren jene Radikalfänger-Enzyme, die die Haut vor dem Sonnenbrand schützen oder nach dem Sonnenbrand wieder reparieren.

Progesteron hemmt den Kollagenabbau

Kollagen ist die Grundsubstanz vieler unserer Organe und für das Erscheinungsbild der Haut überaus wichtig. Progesteron und Östrogen sind an der Kollagensynthese beteiligt. Die Dermis (Oberhaut) enthält zu 85 bis 90 Prozent Kollagenfasern vom Typ-I und im geringeren Ausmaß vom Typ-III. Kollagen besteht aus langen Eiweißketten, die von den Fibroblasten in der Haut gebildet werden und Prokollagen heißen. Diese Vorstufen des Kollagens können durch die sogenannten Marixmetalloproteinasen zerstört werden. Diese biochemischen Scheren schlafen unter der Haut. Ihre eigentliche Aufgabe ist es, verletztes Gewebe zu entsorgen. Wird die Haut durch UV-Strahlung oder Nikotin übermäßig strapaziert, so aktivieren sich diese Scheren und beginnen die geschädigten Hautzellen zu entsorgen. Manchmal schießen diese Enzyme über das Ziel und bauen gesundes Gewebe ab. Mit zunehmendem Alter werden die Marixmetalloproteinasen immer aktiver und führen zu sichtbarem Kollagenverlust. Progesteron zählt zu den wirksamsten Kontrolloren dieser Enzyme: Es verhindert ihre Überaktivität und verhindert den Kollagenabbau im Gesicht und bremst die Faltenbildung.

Frauen profitieren von Progesteron: Das Hormon schützt vor Kollagenverlust in der Haut.

Diese durchaus erwünschte Konservierung der weiblichen Haut ist eigentlich ein Nebeneffekt der Reproduktion: In der Schwangerschaft nimmt die Gebärmutter massiv an Größe zu. Normalerweise lässt der Körper ein derartiges Wachstum nicht zu und schickt die Matrixmetalloproteinasen aus. Progesteron hemmt diese Scheren und gewährt so der Gebärmuttermuskulatur das Wachstum.

Was ist Hormonkosmetik?

Wenn die Schwangerschaftshormone Östrogen und Progesteron die Qualität von Haut und Haaren verbessern, ist es nur naheliegend, sie auch für die Schönheit einzusetzen. Die Hormonkosmetik hat sich auch außerhalb der Medizin durchgesetzt: Viele Kosmetika enthalten bereits Phytoöstrogene für die Hauterneuerung. Auch Dermatologen und Gynäkologen setzen hormonelle Substanzen gezielt für die Verbesserung des Hautbildes ein. Da Kosmetikprodukte nicht als Arzneimittel registriert sind, dürfen die Wirkstoffe eine bestimmte Dosis nicht überschreiten. Ärzte hingegen können auch Lotionen oder Salben mit einer höheren Hormondosis verordnen. Ob reine Pflegeprodukte ausreichen oder therapeutisch wirksame Mittel gewählt werden, hängt vom Hautzustand und Hormonhaushalt ab. Und davon, welche Wirkung man erzielen möchte.

Östrogen stimuliert den Kollagenaufbau, regt zusammen mit Vitamin D, dem Schilddrüsenhormon und Vitamin A die Hautneubildung aus den Stammzellen an und fördert die Durchblutung der Haut. Progesteron hemmt jene biochemischen Scheren, die das in den tiefen Hautschichten liegende Kollagen zu zerkleinern versuchen. Beide Hormone haben damit einen verjüngenden Effekt auf die Haut und können auch lokal aufgetragen werden. Östrogen kann dabei sowohl als 17-Beta-Östradiol als auch 17-Alpha-Östradiol oder als Pflanzenöstrogen eingesetzt werden.

Auch das Hormon DHEA wird in der Hormonkosmetik immer wichtiger, denn es hat gleich zwei verjüngende Eigenschaften. Während Progesteron vor allem die Marixmetalloproteinasen hemmt, regt DHEA die Fibroblasten in der Haut zur Bildung von Prokollagen an. Es verhindert also nicht nur den Kollagenverlust, sondern baut Kollagen auf. Wird DHEA direkt aufgetragen, bringt es der Haut ihre Festigkeit und Spannkraft zurück.

Androgene können zwar hautstraffend wirken, sollten im Gesicht aber nur mit Vorsicht eingesetzt werden, da sie zu Hautunreinheiten führen können.

Hormonkosmetik wirkt auch im Genitalbereich: Nehmen an der äußeren Scheide Hautdicke und Kollagen ab, können sowohl Östrogen wie auch das Testosteron-Propionat angewandt werden. Testosteron stimuliert den sogenannten „Kertinozyten growth-factor", der für die Verankerung der obersten Hautschicht mitverantwortlich ist. Gleichzeitig wirken die männlichen Hormone ähnlich kollagenaufbauend wie Östrogen.

Hilfe, Akne!

Einerseits wirken die männlichen Hormone aufbauend auf die Haut, andererseits regen sie die Talgdrüsenaktivität an. Die vermehrte Talgproduktion führt zu einer Verstopfung der Drüsen und einer bakteriellen Entzündung: Die Akne blüht. Vor allem junge Mädchen in der Pubertät leiden unter den lästigen Pickeln. Die Ursache liegt auch hier im Hormonhaushalt. Denn unmittelbar nach der Geschlechtsreife beginnt der Eierstock, überschießend Hormone zu bilden. Manchmal ist der Androgenüberschuss so groß, dass sich die männlichen Hormone bis in die Haut verirren, dort die Talgdrüsenaktivität stimulieren und für die Ausbildung der Akne verantwortlich sind. Aber auch im Erwachsenenalter kann die hormonell bedingte Akne auftreten. Die männlichen Hor-

Das Anti-Androgen Cyproteronacetat hat sich in der Therapie der Akne bewährt.

mone müssen dann in ihrer Überproduktion gestoppt werden. Bewährt hat sich dabei Cyproteronacetat, das auch Bestandteil bestimmter Pillen zur Empfängnisverhütung ist. Das Hormon unterdrückt gezielt die Androgene und hemmt deren Wirkung auf die Talgdrüsen. Cyproteronacetat ist auch als Salbe oder Gel verfügbar und kann auch äußerlich rein kosmetisch angewandt werden.

Wie Hormone auf den Haarzyklus wirken

Haare sind als Hautanhangsgebilde der gleichen hormonellen Regulation unterworfen wie die Haut. Die gleichen Stammzellen, welche in der Nische am Haarschaft Regenerationsprozesse der Haut steuern, können auch die Haare regenerieren. Das Haarwachstum besteht aus drei Phasen – Anagen, Katagen und Telogen. Die Haare fallen aus und entstehen aus dem Haarfollikel erneut. Komplizierte Regulationsproteine, aber auch hormonelle Faktoren spielen dabei eine Rolle. Grundsätzlich stimulieren die beiden Schwangerschaftshormone Östrogen und Progesteron den Haarzyklus und bewirken, dass neue Haare rasch aus dem Haarfollikel entstehen. Deswegen haben Frauen während der Schwangerschaft besonders schönes und dichtes Haar. Allerdings ist diese Pracht nicht von Dauer, weil die beiden Hormone nach der Entbindung abfallen.

Die männlichen Hormone sind die Gegenspieler von Progesteron und Östrogen und wirken auf das Haarwachstum bremsend. Ein Androgenüberschuss kann sogar zu Haarausfall führen.

Haare sind biochemische Wunder: Aus kleinsten Follikeln kommend, wachsen sie relativ rasch und benötigen dafür Nährstoffe und Energie, welche in hauchdünnen Kapillaren an die Haarfollikel transportiert werden. Durchblutungsstörungen in den winzigen Gefäßen, die den Haarfollikel umgeben, können zu Haarproblemen führen. Haarfollikel reagieren sogar auf Passivrauchen, weshalb Rauchen ein großer Feind des Haarwachstums ist. Aber auch Eisenmangel kann sich in Haarproblemen widerspiegeln. Die kleinen Kapillaren des Haares sind dann nicht mehr in der Lage, ausreichend Sauerstoff an die Haarwurzel zu bringen.

Hormonelle Ursachen des Haarausfalls

Haarausfall kann zahlreiche Ursachen haben: Stoffwechselerkrankungen, Vitaminmangel, Medikamentenbelastungen und Schadstoffe sind einige Gründe von vielen. Häufig sind auch Hormonstörungen für den Haarausfall verantwortlich wie Mangel an Östrogenen und Progesteron, ein Überschuss an Androgenen oder Störungen der Schilddrüsenhormone.

Mitunter kann auch die Einnahme der Pille zu Haarausfall führen. Die Pille legt den Eierstock still und unterdrückt die Hormonproduktion. Da mit der Pille künstliche Östrogene zugeführt werden, wird der innere Hormonmangel kompensiert. Bei manchen Frauen wirkt sich das positiv auf das Haarwachstum aus. Allerdings gibt es auch Frauen, denen die eigenen Hormone fehlen und die auf die künstlichen Östrogene in der Pille nicht so gut ansprechen. Manchmal kommt es unter der Pilleneinnahme auch zu einem Mangel an Folsäure und Vitamin B12, was sich ebenfalls negativ auf den Haarzyklus auswirkt.

Östrogen und Progesteron stimulieren vor allem über den Insulin-like growth-factor das Haarwachstum.

Östrogen und Progesteron greifen vor allem über den Insulin-like growth-factor in den Haarzyklus ein und stimulieren das Nachwachsen der Haare. Gleichzeitig hemmen beide Hormone entzündungsähnliche Reaktionen, die mitunter die Haare belasten können. Daher ist verständlich, dass Hormonmangel in der Menopause zu Haarverlust führen kann: Fahren die Eierstöcke ihre Hormonproduktion während der Wechseljahre zurück, kommt es zu einem Defizit an Progesteron und Östrogen. Dieses muss nicht, kann aber Haarprobleme hervorrufen. Werden die Haare dünn und fallen sie diffus aus, also am ganzen Kopfbereich, kann das ein Hinweis für Östrogenmangel als Ursache sein. Hormonersatztherapie oder auch nur eine lokale hormonelle Behandlung können Abhilfe schaffen. Östrogen und Progesteron können auch in Form einer Haartinktur auf die Kopfhaut aufgetragen werden. Haarausfall nach der Entbindung bessert sich meist von selbst. Eine Behandlung ist nur dann notwendig, wenn die Haarprobleme nach Wochen noch immer bestehen. Auch ein erniedrigter Eisenspiegel kann in diesem Fall die Ursache sein.

Androgene haben auf das Haarwachstum bekanntlich eine negative Wirkung. Klagt eine Frau vor allem in beiden Geheimratsecken über beginnende Haarprobleme, so spricht das für einen Androgenüberschuss. Nicht immer lässt sich dieser in einer Blutanalyse nachweisen. Denn der Haarfollikel ist in der Lage, Testosteron in Dihydrotestosteron umzubauen, welches letztendlich die Haare ausfallen lässt. Diese Umwandlung hinterlässt aber nicht immer ihre Spuren im Blut, sodass es ohne weiteres sein kann, dass die Blutbefunde normal sind, und trotzdem liegt eine lokale Hyperandrogenämie vor.

Das blutdrucksenkende Mittel Minoxidil ist gut untersucht und wirkt bei vielen Formen des Haarausfalls. Die kausale Behandlungsform beim androgenbedingten Haarausfall ist allerdings die Normalisierung des Hormonüberschusses. Die männlichen Hormone müssen auf ihr normales Niveau herabgesenkt werden. Dies kann durch eine lokale Behandlung mit Cyproteronacetat erfolgen. Ähnlich wie bei der Akne bremst diese Substanz die männlichen Hormone und verhindert so ihre unangenehme Wirkung auf die Haare.

Schilddrüsenhormone sind zusammen mit Vitamin D an der Hautzellreifung beteiligt. Sie mischen sich aber auch in das Haarwachstum ein. Fehlen sie, wie dies bei einer Unterfunktion der Schilddrüse, der Hypothyreose, der Fall ist, dann kann auch das zu Haarausfall führen. Aufschluss gibt eine Hormonuntersuchung: der TRH-Test zeigt zuverlässig, ob eine Unterfunktion vorhanden ist. Bei Mangel an Schilddrüsenhormonen können auch die seitlichen Augenbrauen oder die Schamhaare ausfallen.

Blick in die Zukunft

Was die Hautgesundheit betrifft, ist von der Forschung in den nächsten Jahren viel zu erwarten. Durch das Verstehen der Mechanismen, die bei der Reproduktion ablaufen, hat die Medizin wertvolle Kenntnisse gewonnen. Der amerikanische Dermatologe Nicholas Perricone vertritt die Ansicht, dass Entzündungsprozesse der Hautalterung zugrunde liegen. Wenn sich diese Theorie bestätigt, könnte in Zukunft den weiblichen Sexualhormonen aufgrund ihrer antientzündlichen Wirkung eine große Bedeutung zukommen.

Die weiblichen Sexualhormone bremsen Entzündungen. Diese sollen für die Hautalterung mitverantwortlich sein.

Stammzellen-Therapie

Neueste Erkenntnisse lassen darauf schließen, dass Östrogene auch die Stammzellen in der Haut stimulieren, sie zum Wachstum anregen und damit eine natürliche Erneuerung der obersten Hautschicht bewirken. Dabei bedient sich Östrogen eines Wachstumsfaktors, der normalerweise in der Leber gebildet und durch das Wachstumshormon (somatotropes Hormon) angeregt wird, nämlich den Insulin-like growth-factor (IGF1). Auch dieses Hormon wirkt stammzellenanregend. Die Regeneration der Haut mittels Stammzellen wird das Thema der Zukunft werden.

Dendritische Zellen

Die Haut ist das Kommunikationsorgan unseres Körpers mit der Umwelt. Es wird als Erstes angegriffen, wenn irgendwo biologische Feinde lauern. Deswegen gibt es in der Haut auch ein dichtes Netz von Abfangjägern, welche sofort aufsteigen, wenn sich Eindringlinge nähern, und diese dem Immunsystem des Körpers übergeben. Dabei handelt es sich um die sogenannten dendritischen Zellen, die in der Haut Langerhans-Zellen heißen und auch von den Geschlechtshormonen gesteuert werden. Als Wächterzellen unseres Körpers haben die dendritischen Zellen immunstimulierende Wirkung, die derzeit intensiv erforscht wird.

10. Kapitel
Der weibliche Verdauungs-trakt

Warum er ein Stressorgan ist

Wenn Frauen in Ägypten einen orientalischen Tanz darbieten, kommt die Bewegung und die Energie fließend aus der Körpermitte. Der Bauch ist dabei das Zentrum der Kraft. „Eine Frau ohne Bauch ist wie ein Himmel ohne Sterne", sagt auch ein arabisches Sprichwort. Dabei geht es nicht nur um das Symbol von Fruchtbarkeit, sondern auch um die Verbindung zur eigenen Intuition und Weiblichkeit. Denn wie die Wissenschaft der Psychoneuroimmunologie uns heute bestätigt, ist der Bauch das zweite Gehirn und der Sitz der Emotionen. Das Bauchhirn warnt vor Gefahren lange bevor der Verstand begreift, was los ist. Da Frauen ihre Kinder schützen müssen, hat die Evolution sie mit einem besonderen Bauchgefühl ausgestattet. Doch mitunter hat diese Empfindsamkeit ihren Preis: Frauen leiden häufiger an Reizdarm.

Darmbakterien – die Soldaten des Verdauungstraktes

Der Darm erkennt auch, wenn Feinde eindringen. Wie etwa schädliche Mikroorganismen. Bakterien sind die Basis der organischen Welt, aber nicht alle sind für den Menschen harmlos. Im Rahmen der Evolution hat die Natur faszinierende Strategien entwickelt, um eine Balance zwischen den zahlreichen Einzellern möglich zu machen. Eine besonders geniale war die Ansiedelung von Hilfstruppen, mit denen der Körper allerdings einen Vertrag schloss. Dieser sorgt für ein friedliches Nebeneinander und erteilt bestimmten Bakterien den Auftrag, das Eindringen fremder Bakterienstämme zu verhindern. Dieses Abkommen wird auch als „florale Gesundheit" bezeichnet.

Rund 100 Trillionen Bakterien aus etwa 1000 Arten leben in unserem Organismus. Der weitaus größte Teil davon siedelt im Dickdarm, dem Zentrum des Stoffwechsels. Vor allem Lactobazillen und Bifidobakterien erfüllen hier wichtige Funktionen bei der Abwehr schädlicher Keime. Eine gesunde Darmflora bildet auch wichtige Stoffwechselprodukte wie B-Vitamine und unterstützt das Immunsystem. Falsche Ernährung und Stress stören die florale Balance im Dick- und Dünndarm. Dadurch wird nicht nur das Wohlbefinden beeinträchtigt und der Bauch energetisch geschwächt, sondern auch das Abwehrsystem untergraben. Die Einnahme von Präparaten, die sogenannte probiotische Keime enthalten, kann eine gestörte Darmflora wieder ins Gleichgewicht bringen.

> Bestimmte Bakterienstämme sorgen sowohl im Darm wie auch in der Vagina für die florale Balance und schützen vor Infektionen.

Die florale Balance der Frau

Die „guten" Bakterien sorgen also für das Gleichgewicht der Darmflora. Das gilt im Übrigen auch für die Scheidenflora der Frau. Hier sind es die Döderlein-Bakterien, welche die Verteidigung gegen Krankheitserreger übernehmen. Es handelt sich dabei um eine bestimmte Art von Milchsäurebakterien. Um schlagkräftig agieren zu können, brauchen die Döderlein'schen Bakterien ein saures Milieu. Für dieses sorgt das Eierstockhormon Östrogen. Es veranlasst die Zellen der Scheide, vermehrt Glykogen aufzunehmen – eine Zuckerverbindung, die gärt und Milchsäure bildet. Eine hohe Anzahl von Lactobazillen bietet ausreichenden

Schutz vor Infektionen und Pilzerkrankungen. Durch Stress, geschwäche Abwehr, hormonelle Einflüsse oder die Einnahme von Antibiotika kann die Scheidenflora aus der Balance kommen. Auch hier können Präparate mit Milchsäurebakterien das Gleichgewicht wiederherstellen. Döderlein-Bakterien sind als Vaginal-Kapseln erhältlich. Das Probiotikum Omb'e enthält spezielle Lactobazillen, die über den Darm in die Scheide gelangen.

Während es in der Scheide vor allem die Milchsäurebakterien sind, die eine Schutzfunktion übernehmen, sind es im Darm zahlreiche unterschiedliche Stämme. Dort arbeiten sie an der Verdauung mit und unterstützen die Entsorgung von Schadstoffen aus dem Körper. Auch die Darmbakterien werden bei der Frau von den Eierstockhormonen mitgesteuert. Eine gestörte Darmflora kann sich negativ auf das Scheidenmilieu – oder auch die Mundflora – auswirken.

Histamin unterstützt die Abwehr im Darm

Allerdings verlässt sich unser Körper nicht nur auf diese Hilfstruppen, die mitunter auch schwache Momente haben können und dann der Invasion feindlicher Bakterien Tür und Tor öffnen würden. Histamin, das vor allem in den Atemwegen und in der Lunge der Feindesabwehr dient, wird auch im Darm zur Immunabwehr aufgerufen. Während Schwadrone von Pollen die Atemwege erreichen und dadurch einen Histamin-Tsunami auslösen können, laufen die Reaktionen im Darm weniger dramatisch ab. Trotzdem wacht Östrogen darüber, dass Mastzellen im Darm – und übrigens auch in der Harnblase – ununterbrochen mit dem Abwehrstoff Histamin gefüllt bleiben.

> Östrogen fördert die Ausschüttung von Histamin, was Darm und Blase „reizen" kann.

Durchflutet den weiblichen Körper viel Östrogen, so werden die Mastzellen mit reichlich Histamin aufmunitioniert. Mitunter genügt schon ein kleiner Reiz, um histaminähnliche Reaktionen ablaufen zu lassen. Darm und Blase sind bei der Frau demnach besonders sensitiv. Reizdarm oder Reizblase sind nicht unbedingt auf eine Infektion zurückzuführen. Oft genügt ein zu hoher Östrogenspiegel, um die Reizzustände hervorzurufen: Zu viel Östrogen – entweder vom Körper selbst produziert oder über Pillen zugeführt – kann den Darm in einen chronischen Erregungszustand bringen, der die Lebensqualität beeinträchtigt.

Ein Reizdarm kann aber auch aufgrund einer Infektion entstehen, etwa wenn die Abwehrtruppen eindringende Krankheitserreger nicht in Schach halten konnten. Die Darmentzündung, die von Mastzellen organisiert wird, dient dann der Infektabwehr. Die Folge kann eine bleibende Wachheit und Sensibilität im Darm sein, die durch Östrogen verstärkt wird. Dies ist ein weiterer Grund, warum Frauen häufiger zu Reizdarm neigen.

Und dann hat der weibliche Körper noch ein weiteres Frühwarnsystem positioniert. Nicht nur das Schwangerschaftshormon Progesteron kann neue Nerven wachsen lassen, auch das Östrogen stimuliert Nervenerregungen. Es verdichtet in der Schleimhaut die Schmerzrezeptoren. Über diese wird dem Gehirn gemeldet, was sich im Bauchraum abspielt. Hohes Östrogen führt zu einem hoch sensitiven Vorwarnsystem, zu einer erhöhten Nervenerregung und damit auch zu einer stärkeren Schmerzempfindlichkeit.

Hormone beeinflussen die Darmaktivität

Die Hormone des Eierstocks haben auch einen Einfluss darauf, wie aktiv der Darm ist. Sie beeinflussen die sogenannte Darmmotilität. Das erklärt, warum sich die Stuhlkonsistenz mit dem Menstruationszyklus ändert. In der Frühschwangerschaft, wenn die Sexualhormone ansteigen, leiden Frauen viel häufiger unter Darmträgheit. Hohe Hormonkonzentration scheint den Darm eher zu beruhigen, während der Hormonabfall unmittelbar vor der Menstruation den Darm in Bewegung bringt.

Um die Gebärmutter über neun Monate lang ruhig zu halten und eine Frühgeburt zu verhindern, bombardiert das Schwangerschaftsöstrogen die Zellen der Gebärmuttermuskulatur mit Stickoxid. Das Gas stellt die Muskulatur ruhig. Jede Muskelzelle besteht aus zwei Faserarten: aus dem Aktin und dem Myosin, die sich gegenseitig verkrallen und damit das Zusammenziehen des Muskels ermöglichen. Stickoxid lockert die Bindung dieser zwei Muskelbestandteile, entspannt damit die Muskelfasern und lässt den gesamten Muskel erschlaffen. Dadurch bleibt die Gebärmutter ruhig und trägt ohne vorzeitige Wehen das Kind bis zur Geburt aus. Eine ähnliche Wirkung übt das Power-Team Östrogen und Stickoxid auch auf die Darmmuskulatur aus.

Auch der Darm ist von einer Muskelschicht überzogen, denn sonst könnte die Nahrung nicht durch den langen Darm weitertransportiert werden. Die Aktivität dieser Muskelschicht ermöglicht die sogenannte Peristaltik (Darmkontraktion). Ähnlich wie auch in der Gebärmuttermuskulatur entspannt Östrogen den Darm und bremst seine Kontraktionen. Der Darm wird träger und die Neigung zu Verstopfung größer. Das ist der Grund, warum Frauen häufiger Verdauungsprobleme haben als Männer. Trägheit und Verstopfung des weiblichen Darmes ist die kleine Schattenseite eines großen Vorteils: nämlich der besseren Durchblutung des weiblichen Körpers durch Stickoxid.

Östrogen kann den Darm träge machen, während Progesteron ihn auf Trab bringt und gegen Verstopfung wirkt.

Nicht in der Gebärmuttermuskulatur, wohl aber im Darm scheint Progesteron vor einer zu starken Erschlaffung zu schützen. Frauen, die vor allem nach dem Eisprung unter starker Verstopfung leiden, können mit einem rektal verabreichten Progesteronzäpfchen Beschwerden wie Obstipation und Flatulenz mildern.

Progesteron kann den Reizdarm beruhigen

Darüber hinaus hemmt Progesteron die Freisetzung von Histamin aus den Mastzellen und kann dadurch Darmirritationen infolge von Allergien und Nahrungsmittelunverträglichkeiten reduzieren. Mastzellen sind ja in zahlreiche allergische Reaktionen involviert, sie setzen eine Reihe entzündungsauslösender Stoffe frei – darunter vor allem Histamin. Der Botenstoff kann in verschiedenen Organen Irritierungen und Schmerzen hervorrufen: in der Blase, wo es für die Reizsymptome verantwortlich ist, in den Blutgefäßen des Gehirns, in denen es die Migräne mitauslösen kann, und auch im Darm, wo es Reizsymptome hervorruft. Diese Mastzellen entstehen unter dem Einfluss des Östrogens, für das sie zahlreiche Rezeptoren besitzen. Das Progesteron agiert dabei als Gegenhormon: Es verhindert die östrogene Wirkung auf diese Zellen und dämmt die Histaminfreisetzung ein. Beim Reizdarm könnte demnach eine Behandlung mit Progesteron die Beschwerden zu beseitigen helfen. Allerdings gibt es unterschiedliche Arten von Reizdarm. Steht nicht die Verstopfung, sondern der Durchfall im Vordergrund, können sich die Beschwerden verschlimmern. Denn Progesteron verkürzt die Zeit, die die Nahrung im Dickdarm verbringt.

Östrogene schützen vor Leber- und Magenkrebs

Frauen sind vor Krebs der Verdauungsorgane geschützter als Männer, was ebenfalls mit den Hormonen des Eierstocks in einen Zusammenhang gebracht wird. Manchen Krebsarten geht nämlich eine langjährige Entzündung voraus. Dabei werden Zellen über Gebühr zur Teilung angeregt, um die Wundheilung sicherzustellen. Durch die Evolution hindurch hat der Körper die Erfahrung gemacht, dass jede Entzündung mit einer Zerstörung von Zellen und Gewebe einhergeht und Reparaturvorgänge notwendig macht. Dauert eine Entzündung zu lange, so können Zellteilungen überschießend angeregt werden, wodurch nicht nur die Wundheilung, sondern auch bösartige Tumore entstehen.

Nun sind die Hormone des Eierstocks wirksame Entzündungshemmer. Nur kurzfristig im Leben der Frau setzen sie diese Wirkung aus. Der Hormonabfall, der jeweils nur wenige Tage dauert, öffnet das Fenster für entzündungsähnliche Prozesse, wie den Eisprung und die Monatsblutung. Ansonsten aber hemmen die Eierstockhormone entzündliche Prozesse im Körper der Frau. Das erklärt auch, warum jene Tumore, denen eine lange Entzündung vorausgeht, bei Frauen seltener vorkommen als bei Männern.

> Östrogene bremsen Interleukin-6 und senken damit das Risiko für Entzündungen der Verdauungsorgane.

Leberkrebs entsteht häufig nach einer chronischen Leberentzündung. Es ist seit Langem bekannt, dass Infektionen mit dem Hepatitis-B- und Hepatitis-C-Virus die Entstehung eines Leberkarzinoms fördern. Das Risiko, an Leberkrebs zu erkranken, ist bei diesen Infektionen und damit auch bei den dadurch ausgelösten Entzündungen 30-mal häufiger als bei Menschen ohne ein derartiges Virusproblem. Denn die Leber reagiert mit starken Entzündungen, um das Virus zu eliminieren, und dies wiederum zerstört die Leberzellen, die durch einfache Bindegewebszellen ersetzt werden – die Leberzirrhose entsteht, die den Boden für das Leberkarzinom bildet. Männer verfügen nicht in gleichem Ausmaß wie Frauen über das entzündungshemmende Östrogen. Deswegen erkranken sie viermal häufiger an Leberkrebs als Frauen. Vor allem der Botenstoff Interleukin-6 ist in der Leber für Entzündungsvorgänge verantwortlich, die den Boden für Leberkrebs vorbereiten. Östrogene unterdrücken Interleukin-6 und bremsen damit die Entzündung.

Auch Magenkrebs geht oft ein jahrelanger Entzündungsprozess voraus. Eine chronische Entzündung der Magenschleimhaut kann durch eine Fehlreaktion des Immunsystems bedingt sein, die sich gegen das körpereigene Gewebe richtet und die Magenschleimhaut angreift. Diese Typ-A-Gastritis ist allerdings selten. Häufiger kommt Gastritis vom Typ-B vor: Sie wird durch die bakterielle Besiedelung des Magens mit Helicobacter pylori ausgelöst. Die chronische Entzündung der Magenschleimhaut erhöht das Risiko für Magenkrebs. Der schädliche Keim kann übrigens durch Tests nachgewiesen und mit Antibiotika behandelt werden.

Wie Östrogene den Darm der Frau schützen

Dickdarmkrebs kommt bei Frauen ebenfalls seltener vor als bei Männern. Sogar gutartige Geschwüre des Darms werden bei Frauen weniger oft diagnostiziert. Dass auch dafür Östrogene verantwortlich sind, wurde durch Beobachtungen um die Hormonersatztherapie bestätigt. Dabei scheint sich das weibliche Sexualhormon einer besonderen Eintrittspforte zu bedienen. Es betritt die Zelle über den sogenannten Östrogenrezeptor-Beta, über den es im Darm die Entzündungen zu unterdrücken versteht. Versuche mit Tieren haben gezeigt: Entfernt man diesen Rezeptor, dann fällt gleichzeitig auch der Schutz vor Darmkrebs weg. In der Brust und im Eierstock benützt Östrogen eine andere Eintrittspforte in die Zelle, nämlich den Östrogenrezeptor-Alpha. Die Wirkung der Östrogene hängt also auch von den Toren ab, durch die sie in verschiedene Zellen hineinschlüpfen.

Darüber hinaus erfüllt Östrogen im Darm die Funktion eines biologischen Architekten: Es koordiniert die Beziehungen zwischen den einzelnen Darmzellen und ordnet die kleinen Vertiefungen, die Darmkrypten, über die wir Nahrung aufnehmen. Und Östrogen hemmt im Darm eine überschießende Zellteilung, welche zur Entstehung von Tumoren führt. Bestimmte chemische Verbindungen, die in der Umwelt und in Nahrungsmitteln vorkommen, sind an der Tumorbildung beteiligt. Diese sogenannten Polyamine stimulieren die Zellteilung im Darm so stark, dass daraus Krebszellen entstehen können. Polyamine werden mit Hilfe des Enzyms Ornithin-Decarboxylase aus der Aminosäure Ornithin hergestellt. Östrogene hemmen dieses Enzym und schützen damit den Darm vor Krebs.

Östrogenähnliche Verbindungen kommen auch im Pflanzenreich vor. Dazu zählen zum Beispiel Isoflavone von Soja oder Rotklee. Diese Pflanzeninhaltsstoffe besetzen ebenfalls jenen Östrogenrezeptor-Beta im Dickdarm und hemmen krebsauslösende Polyamine. Zur Vorbeugung des Darmkrebses bekommen demnach diese Naturprodukte zunehmend Bedeutung. Die Pflanzenhormone sorgen auch dafür, dass kranke Zellen nicht zu lange aktiv bleiben, sondern aus dem Körper über die Apoptose (Selbstmordprogramm der Zelle) entfernt werden. Mit diesem Mechanismus kann sich der Darm ebenfalls vor Krebs schützen.

Soja und Rotklee enthalten östrogenähnliche Substanzen, die den Darm schützen.

Zusätzlich bekommen die Östrogene auch Unterstützung von Vitamin D und Kalzium. Dieses Duo hat für das Immunsystem enorme Bedeutung, wie immer mehr Studien zeigen. So wirken beide Substanzen, Kalzium und Vitamin D, der Entstehung des Dickdarmkrebses entgegen. Risikofaktoren für dieses Karzinom sind Übergewicht, Diabetes, hoher Alkoholkonsum sowie eine frühe Menopause und eine erste Schwangerschaft jenseits des 35. Lebensjahres.

Blick in die Zukunft

„Der Tod sitzt im Darm", behauptete der österreichische Arzt Franz Xaver Mayr, auf den die bekannte gleichnamige Fastenkur zurückgeht. Die Bedeutung eines intakten Darms für die Gesundheit wurde in der Schulmedizin lange Zeit vernachlässigt. Erst jetzt werden die Zusammenhänge zwischen Ernährung, Verdauung, Vitaminen, Botenstoffen und Sexualhormonen genauer erforscht. Neue Erkenntnisse aus verschiedenen Fachrichtungen ergänzt mit dem Wissen der Genom-Forschung werden in Zukunft viel für die Prävention von Erkrankungen der Verdauungsorgane leisten. Und damit auch für die allgemeine Gesundheit.

100 Trillionen Bakterien

Unser Organismus ist überaus dicht besiedelt: 100 Trillionen Bakterien leben da nebeneinander, der größte Teil davon im Dickdarm. Streptokokken, Enterokokken, Escherichia und Bacteroides gehören zu jenen Gattungen, die dem menschlichen Organismus nützen oder schaden können. Die große Bedeutung der Bakterienflora, vor allem der Darmflora, wird jetzt zunehmend erkannt. Dass probiotische Kulturen eine durch Antibiotika oder Reisedurchfall geschädigte Darmflora sanieren, ist seit Langem bekannt. Doch die genaue Erforschung der Bakterienstämme, ihr Zusammenspiel und ihre Auswirkung im menschlichen Organismus ist Aufgabe der Medizin der Zukunft. Hier sind noch viele Fragen offen. Auf der Basis dieser

Erkenntnis werden neue Bakterien-Präparate entwickelt werden, die in den bakteriellen Mikrokosmos eingreifen und die florale Balance unterstützen.

Mysterium Stoffwechsel

Auch hier wird ein neues Kapitel Medizin geschrieben: Die Aufnahme und der Umbau von Nahrung und Medikamenten im Körper unterliegen nicht nur allgemeinen Gesetzen des Stoffwechsels, sondern auch einer individuellen Steuerung. Geschlechtsspezifische Unterschiede und die Genkonstellation bestimmen mit, was unser Körper mit den Substanzen, die ihm zugeführt werden, macht.

Sexualsteroide, aber auch Medikamente und Bestandteile von Nahrungsmitteln werden über die sogenannten „Cytochom-B-450-Enzyme" entsorgt, die sich vor allem in der Leber, aber auch im Gastrointestinaltrakt befinden. Polymorphe Genstrukturen spielen dabei eine große Rolle, wobei es neben den normalen und langsamen „Verstoffwechslern" auch die ultraschnellen gibt, welche mehrere Kopien der CYP-Gene besitzen. CYP3 A4 ist das verbreitetste Entgiftungsenzym in der Leber und scheint bei Frauen aktiver zu sein als bei Männern. Sind die genauen Wege einer Substanz im Organismus näher erforscht, wird man auch bessere Empfehlungen bei der Ernährung und Einnahme von Medikamenten geben können.

Hilfe für das Bauchhirn

Amerikanische Neurowissenschafter haben herausgefunden, dass der Darm über mehr als 100 Millionen Nervenzellen verfügt. Und diese sind über Botenstoffe mit dem Gehirn verbunden. Die Nervenzellen in Magen und Darm verfügen über die gleichen Zelltypen und Rezeptoren wie das Gehirn. In speziellen Zellen der Darmschleimhaut sitzt der körpereigene Arzneischrank für Psychopharmaka: Hier werden Serotonin, Dopamin, Opiate und Benzodiazepine hergestellt. Auch hier ist die Medizin erst am Anfang: Die Zusammenhänge zwischen Gehirn und Emotionen werden künftig weiter erforscht werden. Und auch wie und auf welchem Weg sich psychische Belastungen und Stress auf die Verdauungsorgane auswirken. Auch die Psychoneuroimmunologie, eine sehr junge Wissenschaft, wird hier noch viel Licht ins Dunkel bringen.

11. Kapitel
In der Mitte des Lebens

Wohlfühlen trotz hormoneller Umstellungen

Die Wechseljahre sind eine natürliche Periode im Leben der Frau. Lange Zeit wurden die Beschwerden, die in diesem Lebensabschnitt auftreten können, fälschlicherweise von vielen als Krankheit angesehen. Glücklicherweise weiß man das heute besser. Die Symptome, die dabei auftreten können – aber nicht müssen –, sind sehr unterschiedlich. Die bekanntesten und Anzeichen für das Klimakterium sind etwa Zyklusschwankungen, Hitzewallungen, Schlafstörungen, aber auch seelische Verstimmungen bis hin zu Depressionen. Diese Beschwerden sind meist mit der Menopause, also der letzten Menstruation, nicht beendet, sondern können auch danach noch auftreten. Da die Symptome so vielseitig sind, erfordern sie auch eine unterschiedliche Beratung und Behandlung.

Östrogene, Progesteron (das Gelbkörperhormon) und Androgene (männliche Sexualhormone) sind die Geschlechtshormone. Diese drei Hormongruppen, die zum Großteil von den Eierstöcken produziert werden, beginnen im Klimakterium nach und nach hintereinander auszubleiben. Zahlreiche Organe im weiblichen Körper werden aber von diesen Hormonen gesteuert, viele biologische Regelkreise sind von ihnen abhängig. Dies macht die große Fülle von Beschwerden verständlich, die bei Hormonmangelzuständen der betroffenen Frau subjektive Probleme bereiten können. Durch ein gezieltes Ausgleichen des entsprechenden Hormonmangels besteht allerdings die Möglichkeit, diese Beeinträchtigungen zu beseitigen.

Der Hormonspiegel im Klimakterium: Erst sinkt das Progesteron, dann das Östrogen und schließlich die Androgene.

Progesteron – das Hormon für die Seele

Die ersten Hinweise auf die Wechseljahre beginnen mit den Symptomen des Gelbkörpermangels, der meist schon zwischen dem 45. und dem 50. Lebensjahr auftritt – also noch vor dem Zeitpunkt der letzten Regel. Hauptprobleme dieser Lebensphase sind unregelmäßige Zyklen: Das Blutungsintervall dehnt sich aus und oft ist es nicht mehr absehbar, wann die früher regelmäßige Monatsblutung zu erwarten ist. Auch der Wasserstau im Gewebe, Gewichtsprobleme, Venenschmerzen und die Geblähtheit des Darmes sind oft ein Zeichen für einen Mangel an Progesteron.

Seelische Verstimmungen bis hin zur Depression gehören zu einem anderen Beschwerdenkomplex, der ebenfalls durch Gelbkörpermangel hervorgerufen werden kann. Dabei sollte zuerst ein Blick auf das Umfeld eines Menschen geworfen werden, da dieses bei depressiven Verstimmungen immer eine wichtige Rolle spielt: Probleme mit dem Partner, Belastung durch die Familie, durch den Beruf, aber auch zwischenmenschliche und kommunikative Unstimmigkeiten können für die Turbulenzen der Seele mitverantwortlich sein. Wenn allerdings betroffene Frauen gezielt darauf hinweisen, dass in ihrer Umgebung alles stimmig ist und sie trotzdem permanent traurig sind, dann sollten nicht automatisch Psychopharmaka verschrieben werden. Leider wird zu oft die Diagnose „Depression“ gestellt, um anschließend sofort Antidepressiva zu verschreiben, anstatt eine Hormonersatztherapie in Erwägung zu ziehen. Schließlich haben die Eierstockhormone – und hier vor allem das Progesteron – einen großen Einfluss auf die Seele.

Treten durch Hormonstörungen Probleme auf, welche die Lebensqualität der Frau beeinträchtigen, so sollen jene körpereigenen Substanzen des Eierstocks, die fehlen, in ähnlicher Weise ersetzt werden, wie dies auch mit den Hormonen anderer Drüsen, etwa den Schilddrüsenhormonen oder dem Insulin der Bauchspeicheldrüse, geschieht.

Östrogen – das Hormon für die Schönheit

Östrogen kann zweifellos als das Beauty-Hormon schlechthin bezeichnet werden. Es sorgt für schöne Haut und Haare, wirkt als Radikalfänger, fördert die Körperdurchblutung und ist wichtig für gesunden Schlaf – um nur einige seiner Funktionen zu nennen. Großteils wird das Hormon in den Eierstöcken produziert, aber auch im Fettgewebe und in anderen Körperregionen.

Während der Progesteron-Mangel schon lange vor den Wechseljahren auftreten kann, zeigt sich ein Östrogen-Defizit erst später. Rund um das 50. Lebensjahr ist dieses durch völliges Ausbleiben der Monatsblutung erkennbar. Zu den deutlichen Symptomen der Östrogenmangelzustände gehören die berüchtigten Wallungen, die unangemeldet über den weiblichen Körper hereinbrechen. Häufig geschieht dies in Stress-Situationen, aber auch bei oder nach Alkohol- und Kaffeekonsum. Diese Hitzewallungen treten zunächst in den Nachtstunden auf und stören den Schlaf, was gesundheitliche Folgen haben kann. Allerdings kann auch hier nicht ausgeschlossen werden, ähnlich wie bei depressiven Verstimmungen, dass unterschiedliche Ursachen diese Probleme hervorrufen. Treten sie allerdings zum gleichen Zeitpunkt wie das Unregelmäßigwerden oder das Ausbleiben der Monatsblutung auf, so ist ihre hormonelle Ursache sehr wahrscheinlich. Die Schlaflosigkeit der Wechseljahre zeigt ein typisches Muster: Die betroffene Frau schläft am Abend zwar ein, wird dann in der Nacht wach und kann nur schwer wieder einschlafen. Das Aufwachen ist häufig von Hitzewallungen begleitet. Werden die Probleme des Durchschlafens durch kleine Östrogendosen, die am Abend vor dem Schlafengehen eingenommen werden, beseitigt, ist dies der beste Beweis für die richtige Therapie.

> Erhöhte Cholesterin- oder Blutdruckwerte oder „Herzstolpern" können auch Symptome eines Östrogenmangels sein.

Zu den Symptomen des Östrogenmangels gehören aber auch ein hoher Cholesterinspiegel, ein erhöhter Blutdruck (labile Hypertonie) und das „Herzstolpern". Letzteres beruht darauf, dass der natürliche Schrittmacher des Herzens von Kalzium- und Natrium-Ionen beeinflusst wird, die auch vom Eierstock abhängig sind. Das erklärt die mit Hormonstörungen gleichzeitig auftretenden Rhythmusstörungen des Herzens. Der oft erhöhte Cholesterinspiegel ist für viele betroffenen Frauen völlig unverständlich, da sie weder die Lebensgewohnheiten noch die Ernährung geändert haben. Auch hier ist eine klimakterische Hormonstörung wahrscheinlich, denn Östrogen hat die Eigenschaft, den Cholesterinspiegel zu senken. Auch der Blutdruck wird von Östrogen in genialer Weise ausgeglichen. Die labile Hypertonie, die mit einem plötzlichen Blutdruckanstieg einhergeht, der sich nach Stunden wieder normalisiert, gilt ebenfalls als Östrogenmangelsymptom. In diesem Fall kann eine leichte Östrogenzufuhr das Problem beseitigen. Bleiben die Blutdruckschwankungen weiter bestehen, sollte die Ursache von einem Internisten abgeklärt werden.

Weitere Symptome des Östrogenmangels im Klimakterium sind Gelenkschmerzen, die oft mit rheumatoider Arthritis verwechselt werden, trockene Augen und Schleimhäute sowie Blasenprobleme. Dies tritt nicht bei jeder Frau in den Wechseljahren auf, allerdings sollte man an die Hormonabhängigkeit dieser Probleme denken, wenn sie im Klimakterium beginnen.

Die letzten Hormone, die oft erst Jahre nach der Menopause absinken, sind die Androgene wie etwa Testosteron. Dies kann zu einer Veränderung der Körpersilhouette, zu Gewichtsproblemen, zu chronischer Müdigkeit, zu einem Verlust der Libido und mitunter auch zu einer Vergrößerung der Brust führen.

Von der Pflanze zum Menschen

Östrogene haben während der Evolution viele Aufgaben von Mutter Natur übernommen. Bei den Pflanzen sind sie etwa für den Stoffwechsel und das Wachstum der Blätter und des Stammes verantwortlich. Als vor 40 Millionen Jahren die Säugetiere das Östrogen der Pflanzen übernahmen, blieben die Funktionen, die sie bei Pflanzen innehatten, erhalten. Östrogene entfalten beim Menschen eine doppelte Wirkung: Einerseits steuern sie die Fortpflanzung, also jene Vorgänge, die in der Brust, in der Gebärmutter und in den Eierstöcken ablaufen, andererseits sind sie bei der Regulation der Haut, der Blutgefäße und des Knochensystems beteiligt – was mit den Aufgaben des Östrogens in der Pflanzenwelt vergleichbar ist.

> Die Wirkung der Östrogene hängt auch von dem Tor ab, durch welches sie in die Zelle eintreten.

Für die neuen Fortpflanzungsaufgaben bei den Säugetieren, und damit auch bei den Menschen, benützen Östrogene einen eigenen Rezeptor – ein Tor, durch das sie in das Erbgut vorgelassen werden. Der Östrogen-Rezeptor alpha lässt die Hormonwirkung auf die Reproduktionsorgane ausüben, während der Östrogen-Rezeptor beta seine Wirkungen vor allem dort behält, wo er schon die Stabilität und das Wachstum der Pflanzen überwachte. Östrogenwirksame Stoffe der Pflanze benützen deshalb auch beim Menschen diesen zweiten Rezeptor, der an den Fortpflanzungsorganen wie an der Brust und an der Gebärmutter weniger wirkt, dafür aber das Östrogen in die Knochen, in die Blutgefäße und in die Skelettzellen vorlässt. Darum eignen sich die Isoflavone, die Östrogene der Pflanzen, für die Behandlung zahlreicher menopausaler Beschwerden, ohne dass damit die Brust in Mitleidenschaft gezogen würde, wie dies bei Rezeptor alpha der Fall ist.

In den vergangenen Jahren hat sich die emotionale Diskussion über die Östrogene auch auf die Pflanzenhormone ausgeweitet. Wenn das Östrogen des Menschen ein Gift wäre, dann müsste auch jenes der Pflanzen giftig sein – das wird zumindest von manchen behauptet. Studien zeigen allerdings ein anderes Bild: So konnte in eindrucksvoller Weise demonstriert werden, dass die in Rotklee und Soja enthaltenen Pflanzenhormone gegen leichte und mittelstarke Wechselbeschwerden wirken, vor allem wenn sie unmittelbar nach Beginn des Klimakteriums eingenommen werden. In manchen Teilen der Welt werden die in Soja enthaltenen Pflanzenhormone ein ganzes Leben lang konsumiert. Gerade in diesen Ländern ist die Wahrscheinlichkeit des Brustkrebses ungleich geringer als in unseren Breitengraden. Darüber hinaus haben zwei große Untersuchungen klar gezeigt, dass Pflanzenhormone im Blut der Frau vor der Entstehung des Brustkrebses schützen können: Je höher die Konzentration der Pflanzenhormone, umso geringer das Risiko, an Brustkrebs zu erkranken – und umgekehrt.

Hormonersatztherapie – ja oder nein?

Der beste Arzt ist der weibliche Körper selbst. Sein Signalsystem schlägt Alarm, wenn ihm etwas fehlt, wenn er in Gefahr ist oder es ihm nicht gut geht. Deswegen sind die Beschwerden des Hormonmangels auch die besten Entscheidungshilfen, ob man Hormone verwenden soll oder nicht. Doch bevor eine Hormonersatztherapie begonnen wird, müssen zuerst drei wichtige Fragen geklärt werden.

> Frauen sollten auf ihren Körper hören: Er sagt ihnen besser als jeder Arzt, ob Hormone fehlen oder nicht.

Die erste und wichtigste Frage, die sich Frauen stellen sollten: Brauche ich überhaupt eine Hormonersatztherapie? Geht es einem in den Wechseljahren gut und meldet das körpereigene Überwachungssystem keine Beschwerden, ist keine Hormonersatztherapie notwendig. Selbst wenn die Eierstöcke weniger arbeiten, wird offensichtlich der Bedarf an Geschlechtshormonen von den unterschiedlichen Teilen des weiblichen Körpers gedeckt. Stellt sich bei Beantwortung der ersten Frage heraus, dass eine Hormontherapie vorteilhaft wäre, ist die zweite Frage: Welches Hormon benötige ich? Die Eierstöcke bilden drei große Hormongruppen, welche in andere Metabolite umgewandelt werden. Metabolite sind gewissermaßen „Hormonableger", Stoffe, die für den geregelten Stoffwechselprozess notwendig sind. Die einzelnen Gruppen haben unterschiedliche Aufgaben und ihr Defizit zeigt sich individuell unterschiedlich. Frauen mit verschiedenen Wechseljahrsbeschwerden einfach ein und dasselbe Hormon zu verschreiben, ist nicht Standard in der molekularmedizinischen Zeit. Dies führt gleich zu Frage drei: In welcher Dosierung soll ich das Hormon zuführen? Paracelsus soll gesagt haben, dass es auf die Dosis eines Mittels ankommt, ob es wie ein Heilmittel oder wie ein Gift wirkt. Für die Hormonersatztherapie gilt seit Langem, dass nur jene Dosis gewählt wird, die man benötigt, um die Beschwerden zu beseitigen. Diese Dosis kann schwanken, von Frau zu Frau und von Jahreszeit zu Jahreszeit. Das macht eine individuelle Strategie der hormonellen Behandlung notwendig.

Gerade wenn es um die Hormonersatztherapie geht, sollte am Anfang das ausführliche Gespräch mit dem Arzt stehen, das in vielen Fällen hilft, die Ursache von Beschwerden abzuklären. Gezielte Lifestyle-Maßnahmen können mitunter ebenfalls zu einer Verbesserung der Symptome im Klimakterium führen.

Die Probleme des Androgenmangels, vor allem der Libidoverlust, können etwa durch körperliche Bewegung, durch Verzicht auf Alkohol und durch eine Gewichtsreduktion gelöst werden. Denn körperliche Aktivität führt zu einem Ansteigen des Testosterons, während Alkohol die Androgene ausbremst. Erst wenn diese Strategien die Lebensqualität nicht verbessern und die Probleme definitiv durch einen Hormonmangel ausgelöst sind, sollten Hormone eingesetzt werden.

Hormone wie und wie lange einnehmen?

Wie sollen die Hormone zugeführt werden? Eine Frage, die zunehmend interessanter wird, da es neben der Pillenform bereits andere Varianten gibt – vaginal, durch die Haut oder auch die Mundschleimhaut. Tritt zum Beispiel ein Hormonproblem nur lokal auf, so ist eine Ganzkörperbehandlung nicht unbedingt notwendig. Meist genügt es, das fehlende Hormon dort anzuwenden, wo es Probleme verursacht. Brustschmerzen, Trockenheit der Scheide oder Blasenprobleme bessern sich auch durch eine lokale Hormontherapie. Trockene Augen können ebenfalls lokal behandelt werden, indem man Östrogene nur unter den Augen, in den Augenringen, appliziert. Ähnliches gilt für Gelenkschmerzen, deren Ursache in Hormonstörungen liegt, und für Haut- und Haarprobleme. Die lokale Behandlung ist eine interessante Alternative, weil sie effektiv ist und Leber und Nieren nicht belastet.

> Eine vierwöchige Unterbrechung der Hormontherapie hilft die Frage zu beantworten: Brauche ich diese Hormone noch?

Die Dauer der Hormonanwendung hängt von den Beschwerden ab. Wenn man einmal im Jahr eine Behandlungspause von vier Wochen macht, kann man überprüfen, ob es einem ohne Hormone genauso gut geht wie mit der Therapie. Ist dies der Fall, kann man die Behandlung beenden. Treten die Probleme erneut auf, wird die Hormontherapie wieder begonnen – vielleicht mit einer reduzierten Dosis. Wie immer ist es auch hier der eigene Körper und nicht der Arzt, der entscheidet, wie lange die Hormonbehandlung zu erfolgen hat.

Machen Hormone dick?

Die Angst vor einer Gewichtszunahme unter der Hormontherapie ist für viele Frauen ein Thema.Tatsächlich können in den Wechseljahren Gewichtsprobleme auftreten und eine Hormonersatztherapie diese verstärken. Der Grund dafür: Eierstöcke, Eileiter und Gebärmutter reduzieren im Klimakterium ihre Aktivität. Dadurch benötigt der weibliche Körper weniger Energie, was sich in einer Reduktion der Nahrungsaufnahme niederschlagen sollte. Unabhängig von den Wechseljahren sinkt zudem der Energiebedarf des Körpers in der zweiten Lebenshälfte. Wenn man seine Lebensgewohnheiten wie bisher beibehält, führt man mit der Zeit zu viele Kalorien zu, da Abbau und Verbrauch weniger werden. Mit zunehmendem Alter ist es sicher sinnvoll, ab und zu eine Mahlzeit auszulassen und so die Gesamt-Energiemenge der Nahrung zu reduzieren.

Hormone sind tatsächlich aufbauende Wirkstoffe. Ihre Aufgabe ist es, das Wachstum eines neuen Menschen zu steuern und auch den weiblichen Körper mit jenen Zellen auszustatten, die er für die Schwangerschaft und die Stillzeit benötigt. Am Anfang des Klimakteriums ist es wichtig, mit der niedrigsten Östrogendosis zu beginnen und sich langsam zur tatsächlich nötigen Hormonmenge vorzuarbeiten. So wird ein abruptes Überangebot an Hormonen vermieden, die das Energiereservoir der Fettzellen – und diese selbst – vergrößern. Der behandelnde Arzt hat auch die Möglichkeit, Feineinstellungen vorzunehmen, die ebenfalls eine unproportionale Gewichtszunahme verhindern: Das Stress-Hormon Cortisol vergrößert das viszerale Fett im Bauchraum und wird durch Progesteron neutralisiert. Eine Progesteron-Zufuhr kann mitunter die unangenehme Wirkung des Cortisols verhindern. Auch die männlichen Hormone sind für die Balance der Fettzellen wichtig, sie fördern den Abbau der in ihnen enthaltenen Triglyceride. Fehlen die männlichen Hormone, so ist die Energiemobilisierung reduziert. Damit kann die betroffene Frau ihre Fettzellen-Reservoirs nicht in Kraft umsetzen. Eine vorsichtige und gezielte Hormongabe kann auch hier Abhilfe schaffen.

Östrogene können das Herz nur dann schützen, wenn sie früh genug zugeführt werden und die Gefäße noch nicht geschädigt sind.

Können Hormone zum Herzinfarkt führen?

Solange der weibliche Körper in den Eierstöcken Östrogen produziert, ist die Frau vor Herzkrankheiten geschützter als der Mann. Viele Studien bestätigten den Schutzeffekt der Hormone auf das Herz, bis eine große amerikanische Studie das Zunehmen von Herzproblemen unter der Hormonersatztherapie beschrieb. Was war geschehen? Die WHI-Studie, welche diese Ergebnisse publizierte, hatte nie hinterfragt, ob die Frauen tatsächlich Hormone benötigen. Sie wurden ihnen einfach verschrieben – und das meist zehn Jahre nach der Menopause. Zu diesem Zeitpunkt waren die Blutgefäße der Frauen teilweise schon erkrankt, viele der Studienteilnehmerinnen rauchten überdies. Dazu muss man wissen, dass Östrogene auf kranke Adern anders wirken als auf gesunde. In normalen Blutgefäßen verbessern Östrogene die Durchblutung, sie entspannen die Gefäßmuskulatur und regen biochemische Scheren an, kleine Hindernisse in den Gefäßen zu eliminieren und die Durchblutung aufrechtzuerhalten. Bei kranken und gefährdeten Blutgefäßen hingegen bringen diese Scheren Arterien und Venen zum Platzen.

Dass Östrogene den Kalziumhaushalt regulieren, ist von den Knochen bekannt. Auch in den Blutgefäßen fließt durch das Östrogen mehr Kalzium in die Zellen, allerdings nicht, um die Stabilität zu verbessern, sondern um biochemische Reaktionen hervorzurufen, die für ihr Funktionieren notwendig sind. Kalzium ist ein Signal, das vom Östrogen gegeben wird und die Zellen zu Leistung anregen soll. Werden bereits erkrankte Zellen durch das Östrogen zu hoher Aktivität angeregt, so kann dies eine kontraproduktive Wirkung entfalten: Die schneller arbeitenden kranken Zellen kollabieren anstatt Leistung zu bringen. Das Östrogen hätte früher eingesetzt werden müssen. Hormone können Blutgefäße davor bewahren, krank zu werden, aber sie nicht reparieren. Demnach müssen diese unmittelbar nach der Menopause verschrieben werden, zu einem Zeitpunkt, wo die Blutgefäße noch intakt sind.

Auch das Thema der Entstehung von Thrombosen taucht im Zusammenhang mit der Hormontherapie immer wieder auf. Grundsätzlich treten Thrombosen bei Frauen häufiger auf als bei Männern. Während ihres Lebens verlieren Frauen mehr Blut – bei der Menstruation, vor allem aber nach der Geburt ihres Kindes.

Deswegen hat die Evolution einen genialen Mechanismus entwickelt, der die Frau vor zu starken Blutungen schützt: Die Hormone der Fortpflanzung und der Schwangerschaft bewirken in der Leber eine verstärkte Produktion von Gerinnungsfaktoren, die bei der Frau schneller zu einem Wundverschluss führen. Der Nachteil: Die Neigung zu Thrombosen nimmt zu. Manchmal lässt sich schon an kleinen genetischen Varianten erkennen, ob eine Frau anfälliger dafür ist. Vor Beginn einer Hormonersatztherapie sollte darum abgeklärt werden, ob während der Einnahme der Pille und in der Schwangerschaft Thrombosen aufgetreten sind.

Können Hormone Krebs auslösen?

Die Diskussion über den Zusammenhang zwischen Brustkrebs und Hormonersatztherapie ist eine sehr emotionale. Tatsächlich sind Hormone Wachstumsfaktoren. Auffallend ist jedoch, dass in der Zeit, wenn die Frau am stärksten Östrogen und Progesteron produziert (vor dem 45. Lebensjahr), die Wahrscheinlichkeit, an Brustkrebs zu erkranken, niedrig ist. Zur Krankheitszunahme kommt es vor allem dann, wenn die Eierstöcke ihre Aktivität einstellen. Es stimmt, dass die Wahrscheinlichkeit eines Mammakarzinoms durch eine Hormonersatztherapie zunimmt – wenn auch in anderer Weise, als es oft dargestellt wurde. Jetzt wird immer häufiger die Vermutung geäußert, dass bei der Hormonersatztherapie gewisse Sicherheitsmechanismen nicht aktiviert wurden.

Östrogen allein haben in der berühmten WHI-Studie das Brustkrebsrisiko gesenkt.

Die Ergebnisse einer Studie zum Risiko, an Brustkrebs zu erkranken, zeigen folgendes Bild: Von 1.000 Frauen, die über zwei Jahre eine Hormonersatztherapie verwenden, erkranken zwei mehr an Brustkrebs als in einer gleich großen Kontrollgruppe, in der die Frauen keine Hormone einnehmen. Beträgt die Hormonbehandlung fünf Jahre, so sind es von 1.000 Frauen fünf mehr, die an Brustkrebs leiden. Zu einem ähnlichen Resultat kommt die berühmte WHI-Studie, die zeigt, dass eine gleichzeitige Einnahme von Östrogen und Progesteron die Wahrscheinlichkeit des Brustkrebses hebt. Ein interessantes Detail wird dabei allerdings völlig ignoriert: Wird Östrogen alleine, ohne das Gelbkörperhormon verordnet, sinkt das Brustkrebsrisiko deutlich im Vergleich zu jenen Frauen, die keine Hormone zu sich nehmen. Eine französische Studie wiederum hat die

Ergebnisse der WHI-Untersuchung modifiziert: Werden natürliche Gestagene für die Hormonbehandlung verwendet, so steigt das Brustkrebsrisiko keineswegs an, sondern sinkt.

Bei diesen widersprüchlichen Resultaten sollte wieder mehr in Richtung Mutter Natur geblickt werden. Hier zeigt sich deutlich, dass Schwangerschaften in der Jugend einen starken Schutzfaktor gegen den Brustkrebs darstellen. Werden Frauen nicht schwanger oder erst zu Beginn der vierten Lebensdekade, so steigt das Mammakarzinom-Risiko. Dies spricht für einen Schutzmechanismus, welcher bei wiederholten Schwangerschaften auftritt – der aber bei manchen Frauen fehlt. Verständlich, dass in diesem Bereich sehr intensiv geforscht wird.

Die Wirkung der einzelnen Hormone hängt davon ab, wie sie im Körper umgebaut werden.

Eine derzeit gängige Theorie ist, dass die im Körper gebildeten, aber auch von außen zugeführten Östrogene unterschiedliche Wege im Stoffwechsel gehen. Dabei gibt es jene Abbauprodukte, die die Brust schützen, und solche, die sie eher belasten. Je nachdem in welche Richtung der weibliche Körper die Östrogene weiterverarbeitet, ist eine Frau geschützter oder gefährdeter für das Mammakarzinom. Der Östrogenumbau wird durch verschiedene Faktoren beeinflusst. Werden Östrogene gleichzeitig mit einem bestimmten künstlichen Gelbkörperhormon verordnet, so scheint sich die weitere Verarbeitung des Östrogens zu verändern. Damit wäre auch erklärt, warum bei manchen Gelbkörperhormonen das Brustkrebs-Risiko steigt, während bei dessen Weglassen das Risiko sinkt. Auch Alkohol, Nikotin und UV-Strahlung vertragen sich schlecht mit einer Hormonsubstitution. Sie beeinflussen die weitere Umwandlung und lassen möglicherweise Nachfolgeprodukte entstehen, die für die Brust schlecht sind.

Alles eine Frage der Balance

Langsam löst sich die Medizin von dem alten Irrglauben, dass es nur die von den Drüsen gebildeten Hormone sind, die gewisse Aufgaben erfüllen. Die Wirklichkeit ist viel differenzierter und komplexer: Die Organe unseres Körpers verarbeiten das in den Geschlechtsdrüsen gebildete Östrogen, Progesteron und Testosteron weiter und machen daraus jene Wirkstoffe, die sie im Augenblick notwendig brauchen. Erfüllt ein Nachfolgehormon (Metabolit) bestimmte Aufgaben in einem Organ, so sorgt dieses sofort dafür, dass ein anderes Nachfolgehormon die notwendige Balance herstellt und verhindert, dass die Wirkung des ersten Hormons ausufert.

Möglich wird die Balance durch die sogenannte Hydroxylierung: Eine chemische Gruppe, die aus je einem Sauerstoff- und Wasserstoffatom besteht, dockt an verschiedenen Positionen des Östradiolmoleküls an. Tritt diese Gruppe an die Position 4 des ovariellen 17-Betaöstradiols, so steht Fortpflanzung am Programm. Das 4-Hydroxyöstron ist der Hormon-Metabolit der Vermehrung: Dabei werden die Zellen angeregt, Höchstleistungen zu vollbringen: Neue Blutgefäße werden geschaffen und das Zellwachstum wird angekurbelt – alles Voraussetzungen für den Beginn der Schwangerschaft und in weiterer Folge das Wachstum des Kindes.

Der Gegenspieler des 4-Hydroxyöstron hingegen ist das 2-Hydroxyöstron. Es baut Blutgefäße wieder ab und bremst die Zellen des weiblichen Körpers ein. Dieser Balance-Mechanismus ist einerseits für die hohen Leistungen der Organe des weiblichen Körpers verantwortlich, andererseits ist dadurch auch sichergestellt, dass der Organismus durch die viele Arbeit nicht Schaden erleidet. Die permanente Balance zwischen Leistung und Sparen ist für die Frauengesundheit von enormer Bedeutung.

Dort, wo viel Leistung erbracht wird, ist auch die Anfälligkeit für Irrtümer höher. Das 4-Hydroxyöstron hat eine höhere Affinität zur DNA, an die dieses Östrogen sich direkt anlehnen kann. Dadurch wird der Lebensfaden in der Zelle Veränderungen unterworfen. Die Höchstleistungen des 4-Hydroxyöstrogens können fehlgeleitet werden, wenn keine Schwangerschaft entsteht, sondern sich bösartige Geschwülste deren Steuerungsmechanismen bedienen. Denn Schwangerschaft und bösartige Tumore haben einiges gemeinsam: Bei beiden findet sich eine starke Wachstumstendenz, der Tumor bildet genauso wie der Frühembryo neue Blutgefäße und das rasante Einwachsen des Mutterkuchens in die Gebärmutterschleimhaut ähnelt dem Infiltrationsbestreben von Karzinomen. Die Schwangerschaft folgt einem hohen Ordnungsprinzip und ist in der Lage, Zellen und deren Wachstum abzuschalten, wenn die gewünschte Größe erreicht ist. Anders beim Malignom, ihm fehlt dieser Schalter – ein ungeordnetes Wachstum führt schließlich zum Ausfall vieler Organe.

Wachstum oder Ruhe?

Die Medizin bemüht sich derzeit intensiv darum, dass in der Postmenopause die Östrogenveränderung nicht so abläuft, wie sie für eine Schwangerschaft notwendig ist. Wie wird nun aber bestimmt, an welcher Stelle das Östrogen diese Wasserstoff-Sauerstoff-Atome angehängt bekommt und es damit als „Wachstumsöstrogen“ oder als „Ruhe-Östrogen“ aktiv werden soll?

Jene Proteine, die das vermögen, sitzen im Zytoplasma, das den Zellkern umgibt. Die Transportsysteme, welche den Sauerstoff (und auch das Wasserstoffatom) an das Östrogen binden, heißen p-450-Enzyme: Sie absorbieren bei einer Wellenlänge von 450 Nanometern das Licht, daher der Name. Sie sind dem Hämoglobin, dem roten Farbstoff des Blutes, ähnlich. Allerdings geben sie den Sauerstoff nicht wie Hämoglobin in den Mitochondrien ab, sondern hängen ihn an das Östrogen. Zum Anbinden des Sauerstoffs stehen p-450 die Positionen 4 und 2 zur Verfügung, womit entweder das aktivere 4-Hydroxyöstrogen entsteht oder das ruhigere und ausgleichende 2-Hydroxyöstrogen. In der großen Familie der p-450-Enzyme haben sich einzelne Mitglieder spezialisiert: Es gibt solche, die den Sauerstoff vor allem zu Position 2 am Östrogenmolekül tragen, und solche, die es an die Position 4 hängen. Enzyme, die den Sauerstoff vor allem an der Position 4 des Östrogenmoleküls ablagern, heißen CYP 1B1, jene, die das an der Position 2 machen, CYP 1A1.

> Substanzen in Leinsamen, Rotklee, Soja und grünem Tee können die Entstehung von guten „Östrogen-Ablegern“ fördern.

Hat man in der Postmenopause die Wahl, den Weg des Östrogens zu begleiten und zu beeinflussen, so wird man sich eher für das 2-Hydroxy entscheiden als für die 4-hydroxylierte Form. Denn die Höchstleistungen der Schwangerschaft sind in der Postmenopause nicht mehr gefragt. Im Gegenteil, je ruhiger und je statischer das Gewebe ist, umso besser ist es für den Organismus der Frau.

Im Schatzkästchen der Natur finden sich Stoffe, die dem Körper den Auftrag geben, das Gleichgewicht der östrogenen Verbindungen in Richtung des ruhigeren 2-Hydroxyöstrons umzuwandeln. Eine dieser Substanzen ist etwa Leinsamen. Aber auch Isoflavone, die in Soja und Rotklee vorkommen, hemmen das Enzym CYP 1B1. Das gilt ebenso für Epigallokatechingallat, den Hauptbestandteil des grünen Tees, und für 3-Indol-Carbinol, das sind jene Inhaltsstoffe, die Broccoli so gesund machen. Üblicherweise kommt der Schutzmechanismus, den man sowohl dem Broccoli wie auch dem Grüntee zuschreibt, von dieser Steuerungsfunktion. Die Medizin überlegt derzeit, ob man nicht unter der Pille oder auch während einer Hormonersatztherapie gleichzeitig diese Nahrungsergänzungen anraten soll, um die günstigen Östrogen-Nachfolgeprodukte zu fördern.

Warum Hormone individuell wirken

Jeder Körper ist anders und reagiert demzufolge unterschiedlich auf dieselbe Behandlung. So werden manche Pillen zur Empfängnisverhütung von einigen Frauen hervorragend vertragen, bei anderen wiederum rufen sie unangenehme Nebenwirkungen hervor. Hier zeigt sich, dass Hormonwirkungen von Frau zu Frau ebenfalls verschieden sein können. Vor allem der Typ jener Proteine, die das Östrogen weiterverarbeiten, ist sehr individuell. Bei manchen Frauen überwiegt CYP 1A1, das Östradiol vermehrt in 2-Hydroxyöstradiol umwandelt, bei anderen arbeitet CYP 1B1 stärker, womit mehr 4-Hydroxyöstradiol gebildet wird. Diese Enzyme kommen in verschiedenen Teilen des Körpers vor – in der Brust, im Eierstock, im Darm, in der Lunge und Niere sowie in der Blase. Dadurch können in vielen Organen verschiedene Östrogen-Nachfolgeprodukte produziert werden, die dann auch eine unterschiedliche Wirkung im jeweiligen Organ entfalten. Dies erklärt auch die variierende Wirkung der Östrogene.

Ob diese Enzyme langsamer oder schneller arbeiten, hängt damit zusammen, dass in den Genen Bausteine ausgetauscht wurden – oft ist es nur ein einzelner. Doch das genügt, um auf die Enzymaktivität des aus den Genen entstehenden Proteins unterschiedliche Einflüsse auszuüben. Mit hohem Aufwand versucht die Medizin vorauszusagen, ob manche dieser Genvariationen mit einem erhöhten Risiko für bestimmte Karzinome assoziiert sind. Es gibt immer mehr Hinweise, dass der genetisch festgelegte Umbau und die Weiterverarbeitung des Östrogens eine Gefährdung des weiblichen Organismus darstellen können.

Ganz besonders gilt das, wenn zusätzliche Schadstoffe bei gewissen Enzymen hinzukommen. Liegt zum Beispiel das CYP 1B1 durch den kleinen genetischen Unterschied bereits in einer höher aktiven Form vor und wird die Frau mit Schadstoffen wie Dioxin oder Nikotin belastet, dann bringt dies den geordneten Östrogenabbau durcheinander. Damit könnten Lunge und Brust der Frau einen Schaden davontragen. Möglicherweise spielt das auch bei der Entstehung von Myomen eine Rolle, in denen das Östrogen ebenfalls verschieden weiterverarbeitet werden kann. Bestimmte Östrogen-Nachfolgeverbindungen regen wahrscheinlich die Gebärmutterschleimhaut an, sich mehr zu teilen und Myome entwickeln zu lassen.

Beratung und Hormonzufuhr werden in Zukunft dem jeweiligen genetischen Profil angepasst werden.

Die Medizin von morgen bemüht sich, die Individualität im weiblichen Körper zu erkennen und die Beratung, aber auch die Hormonzufuhr dem jeweiligen genetischen Profil anzupassen. Langsam fließen diese Kenntnisse der individuellen genetischen Variation in die ärztliche Sprechstunde ein. Liegt etwa bei einer Patientin das CYP-1B1-Gen in einer höheren Aktivitätsform vor, so muss bei der Hormonersatztherapie auf eine gleichzeitige Umweltbelastung wie auch auf die Menge der endogenen Hormonbildung geachtet werden. Denn CYP 1B1 aktiviert auch Schadstoffe der Umwelt, womit diese Frau doppelt belastet ist. Es ist sinnvoll, dies alles vor Beginn einer Hormontherapie zu wissen.

Hormone müssen auch mal raus

Die Östrogene müssen den Körper der Frau auch verlassen, damit sich neue Hormone bilden können – ein weiterer faszinierender Balanceakt des Organismus. Um durch alle Membranen des Körpers schnell durcheilen zu können, besitzen die Geschlechtshormone eine ölige Konsistenz, vergleichbar mit Fetten. Wenn sie den Körper jedoch über die Niere verlassen, müssen sie in Wasser löslich sein. Dafür benützt der weibliche Körper trickreiche Strategien: Einerseits hängt er an die Eierstockhormone einen Schwefelsäurerest an, wodurch sich das Hormon im Wasser zu lösen beginnen kann. Andererseits gibt es das Prinzip der „Klebeplaketten", die nur aus drei einzelnen Atomen bestehen, aus zwei Wasserstoff- und einem Kohlenstoffatom. Dieser „Methylrest" kann auf Gene, auf die Verpackung der Gene sowie auf Hormone geklebt werden. Bekommt das Östrogenmolekül eine derartige Plakette, dann ist es zur Ausscheidung bestimmt.

> Folsäure regt die Aktivität des Entsorgungsenzyms Catechol-O-Methyl-Transferase COMT an: So wird Östrogen schneller ausgeschieden.

Vor allem das stark wirksame 4-Hydroxyöstron muss zügig aus dem Körper der Frau eliminiert werden. Seine starke zellanregende Wirkung wird zwar vom 2-Hydroxyöstron neutralisiert, trotzdem soll dieses Hormon nicht zu lange im weiblichen Körper verbleiben. Hier kommt die Folsäure ins Spiel, die eine Schutzfunktion auf Organe und Zellen ausübt. Folsäure regt die Aktivität eines Entsorgungsenzyms an, der Catechol-O-Methyl-Transferase COMT. Dieses klebt den Methylrest auf unterschiedliche östrogene Verbindungen, wodurch diese dann ausgeschieden werden können. Das Gen für dieses Enzym variiert ebenfalls von Frau zu Frau, demnach entsorgt es schneller oder langsamer. Die Zufuhr von Folsäure erscheint damit als besonders sinnvoll, wo ein langsam arbeitendes Entsorgungsenzym angeregt werden muss.

Der Arzt als Detektiv

Der Hormonstatus aus dem Labor reicht oft nicht aus, um Hormonstörungen richtig zu interpretieren. Das ärztliche Gespräch ist entscheidend für die Diagnose – indem Details gesammelt und verschiedene Aspekte berücksichtigt werden. Wichtige Punkte, die im Eingangsgespräch berücksichtigt und hinterfragt werden müssen, sind Veränderungen in der Schwangerschaft, nach der Entbindung, in welchen Perioden die Probleme auftreten und der Zeitpunkt des ersten Auftretens jener Symptome, die als belastend empfunden werden.

Hormonuntersuchungen sind eine Hilfe, allerdings darf hier nicht vorschnell beurteilt werden. Ein Hormonbefund ist nicht immer so leicht und schlüssig zu deuten wie das Blutbild. Die Zyklusphase, der zirkadiane Rhythmus (innere

Periodenlänge von ungefähr 24 Stunden), aber auch die Kenntnis der Schwankungsbreiten einzelner Wirkstoffe müssen dabei ins Kalkül gezogen werden. Die Befunde der Hormonuntersuchung spiegeln auch nicht die Aktivität, die Bildung und die Ausscheidung in den einzelnen Organen wider. Hier ist die Kenntnis der Genvarianten hilfreich – vor allem auch deshalb, weil Gene in ihrer Aktivität beeinflussbar sind. Wie in der gesamten Medizin, muss man sich auch in der Endokrinologie davor hüten, zu viele Untersuchungen anzuordnen. Oft lässt sich bereits durch das ausführliche ärztliche Gespräch die richtige Diagnose stellen und das richtige Vorgehen wählen.

Blick in die Zukunft

Obwohl wir Menschen alle die gleichen Gene besitzen, kommen diese von Mensch zu Mensch in großer Unterschiedlichkeit vor. Diese genetische Variation erklärt, warum manche Menschen ein Medikament besser vertragen als andere, warum ein und die gleiche Pille von manchen Frauen geschätzt, von anderen wegen der Nebenwirkungen jedoch abgelehnt wird. Ein einfaches Beispiel: Es gibt nur eine menschliche Nase, aber diese bei jedem Menschen in anderer Form und Ausführung. Das Gleiche gilt auch für die Gene. So gibt es nur ein Insulin-Gen, trotzdem variiert es zwischen einzelnen Individuen stark. Die Genom-Medizin hat entdeckt, dass manche Gen-Varianten mit charakteristischen Funktionsveränderungen im menschlichen Körper assoziiert sind. Die Unterschiedlichkeit in den Genen bewirkt auch eine Unterschiedlichkeit in den Proteinen, den Bausteinen der Zelle. Und das führt dazu, dass in manchen Situationen die Zelle anders reagiert, als wenn diese Veränderung nicht vorhanden wäre.

Diese genetische Variation erklärt, warum manche Menschen ein Medikament besser vertragen als andere.

Für die Hormonersatztherapie tragen manche der Gen-Varianten wertvolle Informationen in sich, die sowohl die Beratung als auch die Durchführung der Hormonersatztherapie sicherer machen. Hier nochmals ein Überblick über die genetischen Varianten, mit der sich Mediziner im Zusammenhang mit der Hormonersatztherapie intensiv auseinandersetzen. Die Kenntnis dieser Faktoren wird nicht nur die Hormonbehandlung sicherer machen, sondern auch Wesentliches für die Prävention leisten.

Die Gen-Varianten im Faktor V und im Faktor II

Derzeit sind es zwei bis fünf Prozent der Menschen, die den Faktor V Leiden-Polymorphismus in sich tragen. Diese Gen-Variante sorgt dafür, dass jene, die sie besitzen, weit weniger bluten, die Gerinnung schneller eintritt und Wundflächen sich rascher schließen. Durch die schneller eintretende Blutgerinnung bilden sich die Blutgerinnsel allerdings nicht nur dort, wo der Körper die Blutgefäße nach der Geburt oder nach einem Unfall schnell verschließen muss, sondern mitunter auch im gesunden, nicht verletzten Gewebe. Frauen, die diese Gen-Variante in sich tragen, haben ein erhöhtes Thromboserisiko – besonders wenn noch andere Risikofaktoren wie Übergewicht oder Rauchen hinzukommen. Östrogene gehören übrigens ebenfalls zu diesem Risikokatalog.

Für die Praxis bedeutet es: Bei Hinweisen auf eine Thromboseneigung kann vor der Hormonersatztherapie diese Gen-Variante evaluiert werden. Faktor-V-Polymorphismus-Trägerinnen sollten Östrogene nicht in Tablettenform zuführen.

Die Kenntnis bestimmter Gen-Varianten kann die Hormonersatztherapie sicherer machen.

Auch die Gen-Variante im Faktor II verhindert die Blutungsneigung, erhöht aber andererseits auch das Risiko unter der Pille, in der Schwangerschaft und unter der Hormonersatztherapie eine Thrombose zu bekommen. Bei großen Untersuchungen zur Überprüfung der Sicherheit der Hormonersatztherapie zeigte sich tatsächlich, dass das Thromboserisiko in den ersten zwei Jahren nach Beginn der Hormonersatztherapie höher war als bei Frauen, die keine Hormone einnahmen. Allerdings trat die Komplikation rasch nach Beginn der Hormonzufuhr auf – dies ist ein Hinweis auf eine genetisch bedingte Thromboseneigung, die eintritt, wenn Hormone verabreicht werden. Die Konsequenz dieses Polymorphismus ist ähnlich wie bei Faktor V: Östrogene sollten in diesem Fall nicht oral zugeführt werden, um die Leber zu umgehen.

Gen-Variante im Plasminogen-Aktivator (Inhibitor-Gen)

Dieses Protein verstärkt ebenfalls die Gerinnungsfähigkeit des Blutes, indem es jene Systeme hemmt, die normalerweise Blutgerinnsel auflösen. Nicht nur bei Verletzungen, auch bei einer veränderten Auskleidung unserer Blutgefäße bilden sich kleine Gerinnsel, die der Körper aber sofort über das Plasminogen-Aktivator-System löst. Um zu vermeiden, dass auch lebensrettende Gerinnsel aufgelöst werden, existiert ein entsprechender Hemm-Faktor – der Inhibitor. Während des Alterungsprozesses bildet der Körper vermehrt diesen Hemmstoff. Ein kleiner genetischer Unterschied im Gen kann zu einer Veränderung des entsprechenden Proteins führen, der Plasminogen-Aktivator-Inhibitor wird so stärker gebildet und hemmt damit auch den normalen Abbau von Blutgerinnseln. Dadurch wird die Gefahr einer Thrombose verstärkt.

Frauen mit einer genetischen Variante des sogenannten Plasminogenaktivator-Inhibitors profitieren von einer Östrogentherapie

Die Östrogenzufuhr normalisiert die verstärkte Gen-Wirkung dieses Proteins. Im Unterschied zum Faktor V und zum Faktor-II-Polymorphismus ist diese Gen-Variante beinahe ein Grund, Hormone zu geben, da sie die Durchflussgeschwindigkeit des Blutes verbessert. Steigt während einer Hormonersatztherapie das Thromboserisiko bei Polymorphismus-Trägerinnen des Faktors V und des Faktors II, so sinkt es durch Östrogen beim Plasminogenaktivator-Inhibitor-Polymorphismus.

Die Gen-Varianten der Entsorgungsenzyme

Durch das Entsorgungsenzym CYP 1A1 wird das 17-Betaöstradiol des Ovars vermehrt in das „beruhigende“ Östrogen-Nachfolgeprodukt 2-Hydroxyöstron verwandelt. Mehrere Unterschiede in den Genen sind für eine schnellere Enzymaktivität und damit auch für eine vermehrte Umwandlung in das für die postmenopausale Frau sicher günstigere 2-Hydroxyöstron verantwortlich. Durch Isoflavone aus Soja und Rotklee wird die Enzymaktivität noch weiter angeregt. Besitzt man jene genetische Variation, die mit einer erhöhten CYP-1A1-Aktivität verbunden ist, so ist das für die Östrogen-Ausscheidung zwar gut, allerdings trifft Umweltbelastung die Betroffene besonders. Deswegen soll man Gifte der

Umwelt, soweit das geht, in besonderer Weise meiden, wenn man CYP 1A1 in einer genetisch schnelleren Variante mit sich trägt.

Auch das CYP 1B1 kann eine höhere Aktivität entfalten, wenn einzelne Basenpaare in seinem Gen ausgetauscht sind. Dies führt zu einer verstärkten Umwandlung des 17-Betaöstradiols in das 4-Hydroxyöstron, das neue Blutgefäße wachsen und die Zellaktivität anregen lässt. Broccoli und Grüntee hemmen CYP 1B1 und verschieben damit die Umwandlung des Östrogens zugunsten des milden 2-Hydroxyöstrons, was für die postmenopausale Frau, die keine Schwangerschaft mehr anstreben kann, sinnvoller ist.

Das Entsorgungsenzym, die Catechol-O-Methyltransferase (COMT), liegt ebenfalls in einer langsamen und einer schnell arbeitenden Variante vor, der Unterschied dafür ist auch hier ein Polymorphismus. Gen-Veränderungen bewirken oft eine veränderte Proteinstruktur, die durch einen Wechsel von Aminosäuren bedingt ist. Dadurch ändert sich auch die Funktion und die Leistungsgeschwindigkeit des Proteins. Befindet sich in einer bestimmten Position bei COMT die Aminosäure Valin, so arbeitet das Enzym schnell, ist an der gleichen Position hingegen das Methionin lokalisiert, so ist die Enzymgeschwindigkeit stark reduziert. Wahrscheinlich hat dies auch für die Psyche eines Menschen Bedeutung, da Signalstoffe des Gehirns, etwa das Dopamin und das Noradrenalin, in unterschiedlicher Geschwindigkeit – je nach der genetischen Variation des Enzyms – eliminiert werden. Die Anfälligkeit für Schizophrenie, aber auch das Abhängigwerden von Drogen etc. wird mit der Enzymgeschwindigkeit und damit auch mit der genetischen Variation in Zusammenhang gebracht.

COMT wird durch Folsäure in ihrer Aktivität angeregt. Dies scheint vor allem dort sinnvoll zu sein, wo das Entsorgungsenzym in einer langsam arbeitenden Variante vorkommt und in eine schnellere Gangart versetzt werden soll. Dass die Folsäure dem Herz guttut, wird seit Langem vermutet. Es regt die COMT an, vermehrt 2-Hydroxyöstron zu methylieren, wodurch 2-Medroxyöstrogen entsteht, das ausgeschieden werden kann, aber auch eine direkte Wirkung auf das Herz hat. Es schützt die Herzmuskelzellen und verhindert eine Vergrößerung des Herzens und einen Verlust an Schlagkraft. Folsäure scheint bei jenen Patienten sinnvoll zu sein, die über ein langsam arbeitendes COMT-Enzym verfügen.

Hormonbildende Gene und ihre Enzyme

Nicht nur die Eierstöcke, auch das Fettgewebe und andere Organe im weiblichen Körper sind in der Lage, Östrogene herzustellen. Progesteron und die männlichen Hormone fungieren dabei als Vorstufen, aus denen die Zelle das Östrogen formt. Ein wichtiges Enzym, das an der Tür zur Östrogenbildung steht, ist CYP 17, das aus dem Progesteron jene männlichen Hormone synthetisiert, die dann in Östrogen umgewandelt werden können. CYP 17 liegt in zwei Gen-Varianten vor – einer langsamen und einer schnellen. Durch die schnell arbeitende Variante wird mehr Östrogen im Gewebe gebildet, dementsprechend klagen diese Frauen weitaus seltener über Hormonausfallprobleme.

Die direkte Bildung des Östrogens in der Zelle besorgt das Protein Aromatase, auch als CYP 19 bekannt. Es nimmt das Testosteron und bildet aus ihm das Östradiol. Das Gen für dieses Enzym zeigt eine hohe Individualität und es gibt Gen-Formen, die mit einer vermehrten Enzymaktivität und damit auch mit einer höheren Östrogenkonzentration in der Zelle einhergehen. Manche Frauen leiden in besonderer Weise an den Symptomen eines Östrogenüberschusses wie Wasseransammlungen, Brustspannungen und Venenbeschwerden – obwohl man im Blut keine überhöhten Östrogenwerte findet. In solchen Fällen ist es sinnvoll, sich über die Genvarianten und damit letztendlich auch über die Geschwindigkeit der östrogenbildenden Aromatase zu informieren. Durch Nahrung und Sport kann die Hormonbildung von CYP 19 in besonderer Weise gesteuert werden. Existiert dieses Enzym von Haus aus schon in einer rasch arbeitenden Gen-Variante, so wird durch Alkohol die Hormonproduktion weiter angeheizt. Dies verursacht im Gewebe hohe Östrogenmengen, welche mitunter Beschwerden hervorrufen.

> Bestimmte Pflanzensubstanzen und Sport können schädliche Wirkungen der Östrogene bremsen.

Manche Pflanzen und Obstsorten verfügen über Aromatase-Hemmstoffe. Chrysin ist eine den Isoflavonen verwandte Substanz, die man in hoher Konzentration in Passionsfrüchten findet. Sie hemmen die Bildung des Östrogens und gehören zu den Aromatase-Hemmern. Diese werden als Medikament bei bestimmten Erkrankungen eingesetzt. Dass diese Stoffe auch in der Natur zu finden sind und damit das Wohlbefinden des weiblichen Organismus künftig verbessern können, ist neu und muss von der Medizin weiter aufgearbeitet und erforscht werden.

12. Kapitel
Die präventive Medizin

Warum Vorbeugen wichtiger ist als Heilen

Vor einigen Jahren stellte das angesehene englische Wissenschaftsjournal „The Lancet" die provokative Frage, was verschiedene medizinische Disziplinen von den Kardiologen lernen können. Die Antwort war ein einziges, lapidares Wort: Vorbeugung. Tatsächlich bemüht sich die Medizin seit vielen Jahren, Risikofaktoren schon im Vorfeld zu bekämpfen: Blutdrucksenkung, Normalisierung des Cholesterinspiegels oder Blutzuckerkontrolle sind wichtige Strategien, um Herzinfarkt oder Schlaganfall zu verhindern. Auf dem Gebiet der Krebserkrankungen ist bei der Prävention allerdings noch viel Arbeit zu leisten.

Die Risikofaktoren kennen

> Schadstoffe in der Umwelt können körpereigene Gene ungünstig verändern.

Obwohl Frauen von der Evolution zahlreiche biologische Privilegien bekommen haben, ist ihr Risiko für Brustkrebs deutlich höher als bei Männern. Die zunehmende Lebenserwartung ist zweifellos ein Risikofaktor: Ältere Zellen können sich Veränderungen, die zu Krebs führen, nicht mehr so widersetzen. Durch den Alterungsprozess schleichen sich auch fremde DNA-Stücke – über Infektionen – in das Erbgut des Menschen und bringen es durcheinander. Die Fremdlinge inaktivieren über sogenannte epigenetische Mechanismen wichtige körpereigene Gene, die der Krebsabwehr dienen. Dadurch sinkt auch die Widerstandskraft gegen Krebszellen. Ein weiterer Grund für die Zunahme bösartiger Erkrankungen liegt in der Umwelt, denn auch Schadstoffe belasten unseren Körper.

Aber auch Hormone, vor allem Östrogene, werden mit der Entstehung des Brustkrebses in Zusammenhang gebracht. Allerdings ist die Östrogen-Story komplexer, als man ursprünglich glaubte. Weibliche Hormone werden in verschiedene weitere Produkte umgebaut, welche in unterschiedlicher Weise die Brustdurchblutung verändern und das Wachstum der Zellen anregen. Durch die belastete Umwelt schwimmen wir alle offensichtlich in einem Ozean von Hormonen, die allerdings nicht vom Körper hergestellt werden, sondern aus der Industrie kommen. Pestizide, Färbemittel und Rückstände chemischer Fabriken rufen im Organismus hormonähnliche Reaktionen hervor, die wir in ihrer letzten Konsequenz noch gar nicht abschätzen können. Vor allem aber scheinen sie die hormonabhängigen Organe im Körper zu belasten, zu denen vor allem die Brust zählt.

Chronische Entzündungen und Verletzungen werden ebenfalls als Ursachen für hormonabhängige Karzinome, vor allem für den Brustkrebs, genannt. Beides, entzündungsähnliche Reaktionen und Wundheilungsprozesse, führen zu einer verstärkten Neubildung der Blutgefäße, was die Entstehung von Tumoren mitunter fördert. Nicht zu unterschätzen sind seelische Verletzungen, die sich ungünstig auf das Immunsystem auswirken können. Der wichtigste Stressfaktor, das Kortisol, kann in verschiedenen Zellen des Körpers die Östrogenproduktion ankurbeln, aber auch entzündungsähnliche Reaktionen hervorrufen.

Eine präventive Medizin sollte die Risikofaktoren kennen und ihnen gezielt entgegensteuern. Risikofaktoren müssen nicht unbedingt zu Krebs führen, sie öffnen uns einen Freiraum für die Vorbeugung.

Biografie und Lebensstil

In welchem Ausmaß eine Frau mit körpereigenen Östrogenen konfrontiert ist, hängt auch vom Zeitpunkt der ersten Menstruation und dem Eintritt der Menopause ab. Eine frühe Geschlechtsreife (vor dem 12. Lebensjahr) und eine späte Menopause (erst nach dem 50. Lebensjahr) bedeutet für den weiblichen Körper eine längere Zeit der Östrogeneinwirkung. Dies kann unter Umständen ein Risikofaktor sein. Untersuchungen zeigen, dass die Schwangerschaft einen Schutz, aber auch eine gewisse Belastung für die Brust darstellen kann. Eine frühe erste Schwangerschaft (vor dem 25. Lebensjahr) gilt als Schutzkonstellation, während die erste Schwangerschaft jenseits des 35. Lebensjahres für die Brust eher eine Belastung sein könnte. Das Risiko für Brustkrebs kann auch erhöht sein, wenn nahestehende Verwandte, Schwester, Tante oder Mutter, an Brustkrebs erkrankt sind. Obwohl die Details noch nicht genau bekannt sind, vermutet man doch, dass genetische Faktoren bei der Entstehung des Mammakarzinoms eine Rolle spielen. Eine familiäre Belastung muss nicht unbedingt zum bösartigen Tumor führen. Man sollte allerdings Vorsorgeuntersuchungen ernster nehmen und auch Strategien zur Vorbeugung andenken. Die biografischen Faktoren sind in einer statistischen Berechnung zusammengefasst worden, im sogenannten GAIL-Modell, das eine rein mathematische Objektivierung des Brustkrebsrisikos darstellt.

Alkoholkonsum, Übergewicht und zuckerreiche Ernährung erhöhen das Risiko für Brustkrebs.

Neben den biografischen Parametern werden auch Risikofaktoren in Zusammenhang mit dem Lebensstil diskutiert. Konsum von Alkohol ist ein Risikofaktor für den Brustkrebs. Dies ist durch zahlreiche Untersuchungen belegt. Alkohol ist in der Lage, den Weg des Östrogens durch den Körper so zu beeinflussen, dass sich speziell das aktive Östrogen in der Brust anhäuft und damit das Risiko erhöht. Gleiches gilt auch für Übergewicht. Die Fettzelle trägt die Eigenschaften in sich, Östrogene zu bilden. Je mehr Fettzellen vorhanden sind, umso höher steigt auch in der Brust die Östrogenkonzentration an. Umgekehrt wird durch körperliche Aktivität dieser Östrogenspiegel gesenkt. Die Einschränkung von Nahrungsmitteln mit einem hohen Glucoseindex, wie Weißbrot oder Mehlspeisen, ist sinnvoll. Das bedeutet nicht, dass man nie wieder Süßigkeiten essen soll. Aber zu viel Zucker in der Ernährung erhöht im Blut Insulin, das wiederum ein Wachstumsfaktor für Zellen ist.

Untersuchungen für die Brust

Die Mammografie dient vor allem dazu, ein bösartiges Geschwür möglichst früh zu erkennen. Bei dieser Untersuchung kann auch die Brustdichte diagnostiziert werden. Die Brustdichte gibt Aufschluss über die endokrine Aktivität in der Brust. Je dichter die Brust, umso höher die lokale Hormonkonzentration und umso gefährdeter das Brustdrüsengewebe. Oft gelingt es bereits, durch Verzicht auf Alkohol, durch sportliche Aktivität und eine spezielle Diät die Brustdichte zu senken. Auch eine lokale Behandlung der Brust und Medikamente, die die Hormonproduktion in der Brust drosseln, haben sich bewährt.

Auch die Knochendichtemessung kann wertvolle Detailkenntnisse über die Brust liefern. Bekannt ist, dass Östrogene einen aufbauenden Effekt auf die Knochen ausüben. Je mehr Östrogen, umso stärker die Knochendichte. Der Gehalt an Mineralstoffen – und dies ist ein Ausdruck der Knochendichte – kann in vier Viertel geteilt werden. Das unterste Viertel zeigt eine geringe, das oberste Viertel eine hohe Knochendichte an. Untersuchungen zeigten, dass Frauen mit einem Knochenmineralgehalt im obersten Viertel ein erhöhtes Risiko für eine Brusterkrankung in sich tragen.

Ein Hormonstatus aus dem Blut zeigt vor allem an, ob überhaupt eine Hormonbehandlung bei Frauen im Klimakterium begonnen werden soll. Der Östrogenspiegel im Blut stellt zwar nur eine Seite der Medaille dar, weil er nicht immer mit dem Östrogenspiegel im Gewebe übereinstimmt. Trotzdem ist er ein wertvoller Parameter, vor allem wenn Hormone verschrieben wurden. Ein aktiver Östrogenspiegel in der Postmenopause – also nach Beendigung der regelmäßigen Monatsblutung – zeigt, dass der Körper noch immer Hormone herstellt. Wenn die Eierstöcke ihre Arbeit einstellen, können andere Organe im

Körper die Hormonproduktion weiterführen. Übrigens stellt auch ein im Hormonbefund erhöhter Prolaktinspiegel einen Belastungsfaktor für die Brustdrüse dar.

Auch die Bestimmung des Insulin-like growth-factor 1 gibt wichtige Hinweise. Dieses Hormon, das in der Leber gebildet wird, bringt zahlreiche Zellen auf Touren, darunter auch die Brustdrüse. Ein erhöhter IGF1-Spiegel zeigt, dass die Brustdrüsenzellen vermehrt arbeiten und dadurch natürlich auch einer vermehrten Belastung ausgesetzt sind.

> Östrogen wird im Körper in das gute 2-Hydroxyöstron und das belastende 4-Hydroxyöstron umgewandelt.

Die Östrogene des weiblichen Körpers werden in der Leber abgebaut, wobei zwei weitere östrogenähnliche Verbindungen entstehen: 4-Hydroxyöstron und 2-Hydroxyöstron. Diese beiden Hormonableger (Metaboliten) treiben – bevor sie endgültig ausgeschieden werden – für eine gewisse Zeit im Körper und damit auch im Brustdrüsengewebe umher. Laut Studien soll ein erhöhtes 4-Hydroxyöstron für die Brust eher ungünstig sein. 2-Hydroxyöstron ist hingegen der gute Metabolit. Durch eine relativ einfache Untersuchung kann abgeklärt werden, wie der weibliche Körper Östrogene abbaut und ob dabei problematische oder unproblematische Nachfolger entstehen.

Abnehmen und Sport als Prävention?

Weltweit werden jährlich mehr als hundert Millionen neue Krebsfälle diagnostiziert. Dank der großen Fortschritte in der medizinischen Forschung können immer mehr Patienten die bösartige Erkrankung überwinden. Trotzdem bleibt bei vielen der einmal an Krebs erkrankten Patienten eine seelische Verletzbarkeit. Auch der Körper ist anfälliger für andere Erkrankungen, wie Herz-Kreislauf-Krankheiten, Diabetes und Osteoporose. Der präventiven Medizin kommt dann eine besondere Bedeutung zu. Ob man nun gesund ist oder eine Erkrankung durchmachen musste: Vorbeugung macht sich in jeder Phase bezahlt und kann die Lebensqualität deutlich erhöhen. Die Strategien sind bekannt: kalorienreduzierte und vitalstoffreiche Ernährung, körperliche Aktivität und ausreichend Entspannung.

Der Ratschlag, Gewicht zu reduzieren, ist simpel. Allerdings ist er sehr schwer in die Tat umzusetzen. Dabei zählt Übergewicht zu den größten Risikofaktoren für die Gesundheit. Vor allem Frauen mit einem erhöhten Risiko für Brustkrebs sollten auf ihr Körpergewicht achten. Eine groß angelegte Studie mit 900.000 Teilnehmern untersuchte den Einfluss des Body-Mass-Index auf die Entstehung von Krebs: Übergewichtige (BMI über 30) haben demnach ein deutlich höheres Risiko als Normalgewichtige (BMI 18,5 bis 24,9).

Es ist wissenschaftlich erwiesen, dass Sport bei Brust- und Dickdarmkrebs eine vorbeugende Wirkung hat.

Neben der Gewichtsreduktion ist körperliche Aktivität eine der besten Strategien, um die körperliche Abwehr zu stärken. Sport schützt das Herz-Kreislauf-System, wirkt stimmungsaufhellend und scheint einen Schutzeffekt gegen die Entstehung von Krebs und das Wiederauftreten von Metastasen zu haben. Der Muskel regt das Immunsystem an und setzt während seiner Kontraktionen Proteine frei, die die immunologische Situation verbessern. Auch Stickoxid, das dabei entsteht, steigert die Abwehrkräfte. Vor allem verbessert sportliche Aktivität den Glukosehaushalt der Zellen. Die Konzentration des Insulins und anderer insulinähnlicher Wachstumsfaktoren im Blut sinkt. So verringert sich auch die Teilungsgeschwindigkeit der Zellen und das Risiko für eine Tumorbildung. Studien belegen, dass ein dauerhaft erhöhter Insulinspiegel und ein zu hoher Insulin-like growth-factor (IGF) die Entstehung mancher Krebsarten fördern kann. Beim Dickdarmkrebs, aber auch beim Brustkrebs ist wissenschaftlich bewiesen, dass Sport eine vorbeugende Wirkung hat.

Die präventive Kraft der Ernährung

Die Bedeutung der Ernährung für die Gesundheit steht außer Zweifel. Neben allgemeingültigen Empfehlungen werden in Zukunft individuelle Ernährungsstrategien immer wichtiger werden. Denn die Verwertung von Nahrungsbestandteilen im Organismus kann sehr unterschiedlich sein.

Im Zusammenhang mit Herz-Kreislauf-Erkrankungen, Diabetes und Krebs ist auch der Fettgehalt in der Ernährung immer wieder ein Thema. Dabei gilt aber auch: Fett ist nicht Fett. Essenzielle Fettsäuren wie zum Beispiel Omega-3-Fettsäuren (Leinöl, Walnussöl, Lachsöl, Makrele, Hering, Thunfisch) können vom Körper nicht gebildet werden und müssen durch die Nahrung aufgenommen werden. Von diesen „guten Fetten" können wir gar nicht genug bekommen. Omega-3-Fettsäuren schützen die Blutgefäße, hemmen Entzündungen und sind wichtig für Nerven und Gehirn. Ungesättigte Fettsäuren wie Oliven- und Rapsöl dürfen ebenso mit gutem Gewissen genossen werden. Mäßigung ist hingegen bei den gesättigten Fettsäuren (Butter, Schmalz) angesagt.

Je höher der Isoflavonspiegel, umso geringer die Wahrscheinlichkeit, an Brustkrebs zu erkranken.

Die verschiedensten Prozesse im menschlichen Körper sind auf die Zufuhr von Vitaminen und Mineralstoffen angewiesen. Besonders reichhaltig sind diese Stoffe – ebenso wie die gesundheitsfördernden sekundären Pflanzenstoffe und Ballaststoffe – in Obst und Gemüse enthalten. Solange man sie verträgt, kann man von ihnen nicht genug aufnehmen. Ob eine faserreiche Ernährung mit Obst und Gemüse nicht nur für die Prävention des Herz-Kreislauf-Systems wichtig ist, sondern auch als Schutz gegen Krebs wirkt, ist zurzeit noch nicht restlos geklärt. Einzelne Studien wiesen darauf hin, dass ein durch die Diät erzielter hoher Plasma-Karotinspiegel sich bei der Frau günstig auswirkt. Dass Soja möglicherweise einen Schutz gegen die Entstehung hormonabhängiger Karzinome entfaltet, wird seit vielen Jahren diskutiert. In asiatischen Ländern, wo viel Soja gegessen wird, ist Brustkrebs selten. Vor Kurzem bestätigten zwei große Studien die Schutzwirkung der in Soja enthaltenen Isoflavone. Je höher der Isoflavonspiegel, umso geringer die Wahrscheinlichkeit, an Brustkrebs zu erkranken. Es kommt aber nicht darauf an, wie viel Soja man zu sich nimmt, sondern ob wichtige Bestandteile davon tatsächlich in den Körper aufgenommen werden können.

Eiweiß ist das Baumaterial des Lebens. Die umgangssprachliche Bezeichnung Eiweiß ist gleichbedeutend mit dem Ausdruck Protein. Dieser leitet sich vom griechischen Wort protos ab. Protos bedeutet „erstes", „erstrangig" oder „wichtigstes" und soll die Relevanz dieses Nährstoffs herausstreichen. Viele Stoffwechselvorgänge im menschlichen Organismus wären ohne Protein nicht möglich: der Aufbau von Muskelgewebe, die Herstellung von Hormonen, Sauerstoff- und Eisentransport im Blut, Enzymbildung, Infektionsabwehr und vieles mehr. Unter extremen Bedingungen kann Eiweiß auch als Energielieferant herangezogen werden. Tierisches Eiweiß ist zwar grundsätzlich hochwertiger als pflanzliches, enthält aber auch mehr Fett und andere Stoffe, die in großen Mengen schädlich sind. Durch Zusatzstoffe und Medikamenteneinsatz während der Zucht werden tierische Produkte nicht unbeträchtlich belastet. Um die Aufnahme solcher Stoffe zu minimieren, sollte man wann immer möglich auf Bioprodukte zurückgreifen. Das Prinzip, das beim Konsum von Fleisch zu beachten ist, gilt auch für die Ernährung im Allgemeinen: Qualität vor Quantität!

Pflanzenstoffe als Medizin

Die Wissenschaft bemüht sich seit einigen Jahren sehr intensiv, Pflanzenbestandteile zu finden, welche heilend oder vorbeugend eingesetzt werden können. Sekundäre Pflanzeninhaltsstoffe oder Phytochemicals sind die Hoffnung der Zukunft. Bis zu 10.000 sekundäre Pflanzenstoffe kommen in Nahrungsmitteln vor. Derzeit hat das National Cancer Institute in den USA 35 bioaktive Pflanzenstoffe indentifiziert, die in Obst und Gemüse vorkommen und das Krebsrisiko senken. Dazu zählen unter anderem Knoblauch, Zwiebeln, Tomaten und Kreuzblütlergewächse (Kohlgemüse, Rucola, Kresse, Radieschen, Meerrettich). Bestimmte Pflanzeninhaltsstoffe können die Entstehung einer Krebszellen, in den verschiedenen Stadien stoppen.

An der Krebsentstehung sind Gewebshormone beteiligt, welche die Zellen zu Höchstleistungen anregen und damit die Fehlerwahrscheinlichkeit und das Risiko der Krebsentstehung erhöhen. Diese Wachstumskommandanten bedienen sich biologischer Unteroffiziere, die dann letzten Endes die Zelle in die Arbeit und die Teilung hineindrängen. Gegen sie scheinen offensichtlich Kräuter gewachsen zu sein, denn die bioktiven Pflanzenstoffe können die Zellaktivität einbremsen.

Bioaktive Pflanzenstoffe können die ungehemmte Aktivität von Zellen bremsen und wirken so krebsvorbeugend.

Das wachstumsstimulierende AP1 sowie der Entzündungsmediator NFB (Nuklear-Faktor Kappa B) gehören zu solchen Antreibern der Zelle. Curcumin, das im Curry-Pulver enthalten ist, und Epigallocatechingallat im Grüntee hemmen beide Faktoren. Die Schutzwirkung des Resveratrols, dem Schalenbestandteil roter Weintrauben, beruht ebenfalls auf seiner Fähigkeit, AP1 und NFB bremsen zu können.

Beta-Catenin ist Hauptbestandteil eines anderen Stimulationsprogramms, das einerseits die Zelle zur Höchstleistung anregt, andererseits sie aber auch entarten lässt. Pflanzenstoffe der Distel sowie das in Kohlgemüse vorkommende Indol-3-Carbinol gehören zu jenen Substanzen, welches das Catenin-Signalsystem einbremsen.

Auch Leinsamen erlangt langsam die höheren Weihen in der Vorsorgemedizin. Die darin enthaltenen Stoffe hemmen die Aromatase – ein Enzym, das in der Brust Östrogen herstellt. Sie blockieren außerdem den Östrogenrezeptor und bremsen damit die Zellteilungen, was das Risiko für bösartige Wucherungen reduziert. Weiters überwacht Leinsamen das Schicksal des Östrogens. Dabei ist es gleichgültig, ob dieses vom Körper selbst produziert wurde oder mit der Pille beziehungsweise im Rahmen der Hormonersatztherapie zugeführt wird. Leinsamen fördert den Östrogenabbau in die günstige Richtung und lässt mehr gute 2-Hydroxy-Östrogene entstehen. Ähnliche Wirkung haben auch die Bestandteile von Brokkoli, Kohl und grünem Tee.

Die neue Gen-Diagnostik

Genuntersuchungen fällen kein Urteil, sondern zeigen nur ein Risiko auf. Man kann die Resultate dieser Genanalysen mit dem hohen Cholesterinspiegel oder mit der Hypertonie vergleichen, beides stellen Risikofaktoren für das Herz-Kreislauf-Gefäß dar und beides geht mit einem erhöhten Herzinfarktrisiko und einem erhöhten Risiko für Schlaganfälle einher. Trotzdem gibt es viele Menschen, die trotz hohen Blutdrucks nie an einem Herzinfarkt erkranken. Ähnliches gilt auch für Gen-Untersuchungen, die eine höhere Östrogenbelastung der Brust anzeigen. Sie sollen Motivation für die Vorbeugung sein, aber keine Panik auslösen.

> Gen-Untersuchungen fällen kein Urteil, sondern zeigen nur ein Risiko auf und erleichtern die Prävention.

Bereits heute erlaubt uns die Kenntnis von Gen-Varianten das Verständnis, warum manche Gene langsamer oder schneller arbeiten und das entsprechende Protein mehr oder weniger zur Verfügung steht. Für die Zuordnung vieler Beschwerden ist diese Kenntnis sinnvoll. Ob allerdings diese Gen-Varianten auch mit einem erhöhten Krebsrisiko verbunden sind, ist derzeit noch nicht geklärt. Hier eine Auswahl an Gen-Varianten, die in der Vorsorge von Bedeutung sein können.

Aromatase-Gen (CYP 19)

Die Aromatase ist jenes Enzym, das in der Brust aus männlichen Hormonen Östrogene herstellt. Arbeitet es stärker, so wird mehr Östrogen in der Brust gebildet, was als Risikofaktor angesehen werden kann. Tatsächlich belegen manche Untersuchungen einen Zusammenhang zwischen den schnell arbeitenden Gen-Varianten und der Gefährdung für Brusterkrankungen. Wenn man eine derartige Gen-Variante besitzt, so kann man daraus die Information ableiten, dass die Brust zu einer vermehrten Östrogensynthese neigt. Dies könnte durch die Beobachtung der Brustdichte im Rahmen der Mammografie zusätzlich noch überprüft werden.

Um die Aktivität der Aromatase bei Frauen mit dieser Gen-Variante zu reduzieren, stehen mehrere Möglichkeiten offen. Sport und Gewichtsreduktion bremsen dieses Enzym, Alkohol puscht es noch auf. Daher ist es empfehlenswert, in diesem Fall den Konsum von Alkohol möglichst einzuschränken und Übergewicht zu reduzieren. Flavonoide aus Soja und Rotklee sowie Lignane aus Leinsamen hemmen die Aromatase. In manchen Ländern werden auch aromatasehemmende Medikamente in der Prävention eingesetzt.

Enzym CYP 17

Enzyme können im Körper eine langsame oder schnelle Wirkung entfalten. Das wird von den jeweiligen Gen-Varianten gesteuert.

Das Enzym CYP 17 stellt aus Vorläufermolekülen die endgültigen Hormone (Androgene und Östrogene) her. Das Gen für dieses Enzym liegt ebenfalls in unterschiedlicher Aktivitätsform vor. Das schnell arbeitende Gen ist für eine hohe Hormonsynthese verantwortlich, die weniger aktive Variante versorgt die Zelle mit weniger Hormonen. Die Kenntnis dieser Gen-Variante ist im Zusammenhang mit der Hormonersatztherapie wichtig. Frauen mit einem schnell arbeitenden Gen CYP 17 bilden im Körper meist selbst ausreichend Hormone. Daher sollten sie bei der Zufuhr von zusätzlichen Hormonen

> Die Kenntnis der Gen-Variante des Enzyms CYP 17 ist für die Hormonersatztherapie bedeutsam.

vorsichtig sein. Dies gilt auch für die Einnahme des als Schlankheitshormon bekannten DHEA. Wenn Hormone zugeführt werden, dann in der niedrigst möglichen Dosierung. Viele Frauen mit dem schnell arbeitenden CYP 17 brauchen übrigens gar keine Hormonersatztherapie.

Androgenrezeptor-Gen-Variante

Die männlichen Hormone spielen für die Frauengesundheit eine große Rolle. Sie sind in der Brust die natürlichen Antiöstrogene, die die zellstimulierende Wirkung der Östrogene reduzieren. Die Brustdrüse der Frau bildet sowohl Östrogene wie auch – und dies ist in der Vergangenheit viel zu wenig beachtet worden – Androgene. Diese haben einen Hemmeffekt auf die Aromatase. Um allerdings an der Brust wirken zu können, benötigen männliche Hormone den sogenannten Androgenrezeptor, über den sie ihre Wirkung entfalten. Dieser Rezeptor liegt in einer langsamen und schnellen Gen-Variante vor: Für die Schutzwirkung brauchen die Androgene die schnelle Variante des Rezeptors. Liegt der Androgenrezeptor in einer langsam arbeitenden Gen-Variante vor, so stellt dies möglicherweise sogar eine Belastung für die weibliche Brust dar. Der Körper der Frau kann den Schutzeffekt der männlichen Hormone nicht mehr entgegennehmen, weil er über nicht ausreichende oder nur langsam arbeitende Rezeptoren verfügt. In Frankreich verordnen Ärzte daher therapeutische Salben mit Androgenen, die auf die Brust aufgetragen werden.

> COMT ist das wichtigste Enzym für die Entsorgung von Östrogen aus dem Körper.

Das Gen für die Katechol-O-Methyltransferase (COMT)

Dieses Enzym mit dem unaussprechlichen Namen entsorgt Östrogen aus dem Körper. Damit das Hormon aus dem Körper ausgeschieden werden kann, bekommt es vom Entsorgungsenzym einen „Methylrest“ umgehängt – daher auch der Name. Auch COMT liegt in einer schnellen und langsamen Gen-Variante vor. Östrogene verbleiben länger im Körper der Frau, wenn die Katecholmethyltransferase in einer weniger aktiven Gen-Form vorliegt. Die Kenntnis dieser Gen-Konstellation ist deswegen sinnvoll, weil durch die einfache Zufuhr von Folsäure beziehungsweise von Nahrungsmitteln, in denen Folsäure vorkommt, die schwächere Enzymform in seiner Geschwindigkeit angeregt werden kann. Damit gelingt es, durch einfache diätetische Maßnahmen die Ausscheidung des Östrogens zu beschleunigen.

CYP 1A und CYP 1B

Auch Enzyme, die Gene mit dem kryptischen Namen CYP A und CYP B tragen, sind an der Entsorgung des Östrogens beteiligt. Darüber hinaus stellen sie jene zwei bereits schon erwähnten Abbauprodukte her, die zusätzlich im weiblichen Organismus als Östrogene wirken. Ist das CYP1 A1 verstärkt aktiv, so entsteht das gute 2-Hydroxyöstron. Ist allerdings das CYP 1B aktiver, so bildet der Körper aus dem 17-Beta-Östradiol das schädliche 4-Hydroxyöstron. Eine brokkolireiche Diät und der großzügige Konsum von Grüntee schaffen im Abbau des Östrogens selbst dann Ordnung, wenn die Gen-Struktur einen ungünstigen Stoffwechsel vorgibt.

So günstig das 2-Hydroxyöstron für den Umbau des Östradiols ist, so nachteilig erweist sich die schnell arbeitende Gen-Variante bei Raucherinnen. Denn hier wird – über das gleiche Enzym – der Zigarettenschadstoff in noch aggressivere Stoffe umgewandelt, die mit einem höheren Risiko für Brust- und Lungenkrebs verbunden sind.

Diese Gene beziehungsweise deren Polymorphismen sind Beispiele für Steuerungseinheiten, die direkt in die Bildung, Wirkung und Ausscheidung der Eierstockhormone eingreifen.

Blick in die Zukunft

Von der Reparatur zur Vorbeugung

In der Vergangenheit hat sich die Medizin vor allem als Reparaturmedizin bewiesen und dabei auch Großartiges geleistet. In Zukunft wird – auch aus ökonomischen Gründen – die Vorbeugung und nicht die Heilung von Krankheiten im Vordergrund stehen. Die Molekularbiologie und die Gen-Diagnostik geben uns dafür das Rüstzeug. Sie fahnden mit modernster Computertechnologie nach Gen-Varianten: Werden die Risikofaktoren für Erkrankungen identifiziert, können sie durch Vorsorge gemildert und eines Tages vielleicht auch ausgeschaltet werden.

Aber auch die Psychoneuroimmunologie wird ihren Beitrag leisten: Die komplexen Zusammenhänge zwischen Nerven-, Hormon- und Immunsystem müssen weiter erforscht werden. Dass Geist und Körper eine Einheit bilden, ist schließlich altes medizinisches Know-how.

Die Medizin der Zukunft wird sich in zunehmendem Maße der in der Natur vorkommenden Substanzen, die oft Hunderte Millionen Jahre alt sind, bedienen.

Dass bioaktive Pflanzenstoffe der Gesundheit dienen, ist seit Jahrzehnten bekannt. Allerdings scheinen auch sie bestimmte Indikationsgebiete zu besitzen: Ein Pflanzenstoff wirkt bei einer, der andere wieder bei einer anderen biologischen Konstellation. Die Forschung bemüht sich, die Wirkungen von pflanzlichen Substanzen in Nahrungsmitteln zu entschlüsseln.

Wurden bisher für die Ernährung allgemeingültige Empfehlungen gegeben, so wird in Zukunft maßgeschneiderten Ernährungsprogrammen immer größere Bedeutung bekommen. Denn was dem einen Menschen bekommt, kann für den anderen schädlich sein. Auch was und wie wir verdauen, kann von den Genen mitgesteuert werden. Nutrigenomic heißt dieses interessante Wissensgebiet, an dem derzeit intensiv gearbeitet wird.

13. Kapitel
Das Geheimnis der 14 Stunden

Wie sich das Leben erfolgreich verlängern lässt

Die Suche nach dem Jungbrunnen, der Quelle des ewigen Lebens und ewiger Jugend, ist bisher ergebnislos verlaufen. Dabei ist der Sieg gegen das Altern einer der großen Träume der Menschheit. Heute sind die älteren Menschen nachweislich wesentlich fitter, aktiver und vitaler. In den vergangenen 100 Jahren hat sich in den westlichen Ländern die Lebenserwartung der Menschen immerhin verdoppelt. Der medizinische Fortschritt führt zwar zu einem längeren Leben, der Alterungsprozess als solcher lässt sich jedoch nicht aufhalten.

Das führt zu einer der großen Fragen der Menschheit: Warum altern wir und wie können wir den Alterungsprozess verlangsamen? Hier bestätigt die molekulare Medizin, was eigentlich seit Jahrhunderten bekannt ist: Ein maßvolles Leben ist die Basis für die Altersprävention. Schalten wir ein bisschen den Hausverstand ein, dann wissen wir alle, dass es sinnlos ist, den Organismus mit den

Feinden des Körpers – Zigaretten, übermäßiger Alkoholkonsum und ungesundes, kalorienreiches Essen – zu belasten und auf der anderen Seite von der Medizin Pillen zu verlangen, welche das Leben verlängern sollen.

In den vergangenen Jahren scheint sich bei diesem Thema einiges zu bewegen – vor allem durch die Allianz der Computertechnologie und Datenverarbeitung mit der biomedizinischen Forschung. Vieles, was bis dato verborgen geblieben war, kann nun dank der elektronischen Helfer erforscht und ausgewertet werden. Damit stehen der Medizin ungeahnte Möglichkeiten offen: Experimente können schneller vorgenommen werden, die Auswertung liegt in kürzester Zeit vor. Hierbei zeigen sich interessante Details, die tatsächlich zur Verlangsamung des Alterungsprozesses genützt werden können. Dabei geht es der Medizin nicht so sehr darum, das Leben mit aller Gewalt zu verlängern, sondern die immer länger dauernde zweite Lebenshälfte ähnlich fit und gut zu gestalten wie die erste. Wenn diese Verbesserung der Lebensqualität gleichzeitig auch die Lebensdauer verlängert, ist das sicher kein Nachteil.

Frauen haben schon heute eine höhere Lebenserwartung als Männer. Und es fällt ihnen auch leichter, auf ihre Gesundheit und die Bedürfnisse des Körpers zu achten. Wenn sie die neuesten wissenschaftlichen Erkenntnisse in ihren Lebensstil einfließen lassen, haben sie sehr gut Chancen, noch fitter und älter zu werden. Und damit zumindest einen Teil des Jungbrunnens für sich zu finden.

Im Rhythmus des Lebens

Zu den einfachen Regeln, die seit Jahrhunderten bekannt und für die Altersprävention von Bedeutung sind, gehört die Akzeptanz der biologischen Rhythmen. Unabhängig von unserem Gehirn besitzt der Körper in seinen Organen eine spezifische Intelligenz, die Tages- und Lebensrhythmen erkennt, denen wir unterworfen sind. Im Idealfall sollte der Mensch danach leben.

> Unregelmäßige Essenszeiten bringen den Stoffwechsel durcheinander und fördern die Gewichtszunahme.

Unser Organismus orientiert sich – so wie der zahlreicher anderer Lebewesen – an der Sonneneinstrahlung, an der Rotation der Erde um sich selbst und um die Sonne. Diese

Rhythmen sind in den Genfunktionen verankert und müssen ernst genommen werden. Denn unser Großhirn ist schlecht beraten, gegen diese organinterne Intelligenz anzukämpfen. So sollte der Schlaf- und Wachzyklus, an den sich der Körper einmal gewöhnt hat, wenn möglich im Großen und Ganzen beibehalten werden. Je mehr man davon abweicht und je unregelmäßiger man die Regelmäßigkeit des Zu-Bett-Gehens und des Aufstehens unterbricht, umso schwerer tut sich der Körper, dies zu verstehen. Der Zeitpunkt der Nahrungsaufnahme wird ebenfalls vom Körper genau registriert und in ein chronologisches Zeitprogramm umgeschrieben. Unregelmäßigkeit von Mahlzeiten belastet den Körper – was viele Menschen am eigenen Leib beobachten können. Auch die Rhythmen der Erholung, der Freude, der Bewegung und des Sports fallen in jene allgemeine Empfehlung, die man nicht nur wissen, sondern auch beherzigen sollte. Dann wird es der Körper einem letztendlich danken.

Kann Stress das Leben verlängern?

Hinter verschlossenen Türen wird von Wissenschaftern seit langem die Frage erörtert, ob es genetische Programme gibt, die, erst mal aktiviert, den Alterungsprozess rückgängig machen oder verlangsamen könnten. Dabei haben die Molekularbiologen die Tierwelt vor Augen: Wird bei Reptilien ein Körperteil zerstört oder fällt er einem Feind zum Opfer, so sind manche Arten in der Lage, ein embryonales Gen zu aktivieren, das die zerstörten Gliedmaßen nachwachsen lässt.

Tatsächlich hat auch der menschliche Körper die Fähigkeit, bei besonderer Belastung neue Gene einzuschalten. Während massiver und lang andauernder Stress den Körper schädigt, kann eine kurzfristige Stresssituation wie ein Doping wirken. Bestimmte Gene schalten bei Belastung auch vermehrt Abfangenzyme gegen stressbedingte freie Radikale ein. So werden nicht nur unsere Organe geschützt, sondern auch Altersschäden zumindest teilweise ausgeglichen. Ein gutes Beispiel dafür sind die bei Verletzung auftretenden Programme der Wundheilung. Aber auch bei Veränderungen des Kälte- und Wärmehaushaltes scheinen besondere Gene aktiviert zu werden, die gleichzeitig auch Kräfte gegen das Altern mobilisieren. Dies wird derzeit intensiv untersucht.

> Bei besonderer Belastung kann der menschliche Organismus neue Gene einschalten, die den Alterungsprozess stoppen.

Für eine andere Stresssituation, die scheinbar eine gewaltige Bedrohung für unseren Organismus darstellt, verfügt die Medizin bereits über reichliches und gutes Datenmaterial: Beim Absinken des Glukosespiegels werden die Zellen mit der Gefahr zu verhungern und zu sterben konfrontiert. Dabei setzt der Körper alles in Gang, um zu überleben, wirft altes Gewebe über Bord und schützt in sehr ökonomischer Weise neu heranwachsende Zellen. Die Angstreaktionen unseres Körpers beim Absinken des Glukose- und Insulinspiegels entpuppen sich derzeit als Königsweg in der Altersprävention. Alle momentan zur Verfügung stehenden Untersuchungen deuten darauf hin, dass dieser „Hunger-Stress" ein Geheimtipp ist, um Alterserkrankungen vorzubeugen und das Leben in einem fitten Zustand zu verlängern. Natürlich konzentrieren sich die wissenschaftlichen Daten auf Untersuchungen im Tierreich. Allerdings sind die wissenschaftlichen Ergebnisse so übereinstimmend, dass die Übertragung auf den Menschen naheliegt. Um beim Homo sapiens diesen alterspräventiven Weg schlüssig zu dokumentieren, wird es allerdings noch gut zwei Generationen dauern.

Warum Fasten jung hält

Die Tatsache, dass Fasten für unseren Körper wichtig ist, gehört zu den Schätzen der menschlichen Weisheit. Dieser Rat findet sich auch in den meisten Religionen wieder – vom Christentum bis zum Islam. Neu sind allerdings die Erklärungsmodelle der Medizin, die uns verständlich machen, warum in vielen Kulturen seit Langem den Menschen zum Fasten geraten wird.

Wieso ist Fasten gut für den Organismus? Das Absinken des Glukosespiegels bewirkt eine niedrigere Körpertemperatur. Dadurch verringert sich einerseits die physische Leistung, die an Wärme gebunden ist, andererseits nehmen jene Freien Radikale ab, die bei intensiver Stoffwechselaktivität entstehen und sich störend auf Fette und Proteine, die Bausteine unserer Zelle, auswirken. Obwohl unser Körper nicht mit einem Auto vergleichbar ist, passt das durchaus in diesem Zusammenhang: Wird ständig mit hoher Drehzahl gefahren, erhöht sich auch die Gefahr des Verschleißes.

Das Absinken des Glukosespiegels wirkt noch in anderer Weise verjüngend: Die Hypophyse (Hirnanhangdrüse) steuert wichtige Grundlagen unseres Lebens – die Fortpflanzung, die Stressabwehr, den Energiehaushalt, die Ernährung der Neugeborenen und das Wachstum. Letzteres wird vom sogenannten „somatotropen Hormon“ oder Wachstumshormon gesteuert – nicht nur in der Kindheit und in der Pubertät, sondern auch im späteren Leben. Über sehr komplizierte Mechanismen greift das Wachstumshormon in den Zellzyklus, in die Proteinneubildung, aber auch in den Zuckerhaushalt ein und regeneriert alte Strukturen. Mit zunehmendem Alter, etwa ab der Lebensmitte, bildet die Hirnanhangdrüse immer weniger von dem Hormon.

In den Vereinigten Staaten wird das Wachstumshormon als Jungbrunnen verkauft und über Injektionen älteren Menschen zugeführt. Allerdings hat die Sache einen Haken: Die Ausschüttung des Wachstumshormons schwankt, es wird in Wellen aus der Hirnanhangdrüse an die einzelnen Organe übergeben. Dieses Auf und Ab des Hormons ist für viele seiner Wirkungen mitverantwortlich. Injiziert man es nun, so ist eine einmalige Konzentration verfügbar – es fehlt aber jener Schwankungsbereich, der gerade dabei von Wichtigkeit ist. Deshalb hat die Medizin vieles versucht, um den Körper selbst anzuregen, das Wachstumshormon freizusetzen. Bei dieser Suche wurde das Arginin entdeckt, eine Aminosäure, die einen gewissen Effekt auf die Freisetzung des Wachstumshormons hat. Dies ist übrigens einer der Gründe, warum Fische, die reich an Arginin sind, dem Körper so gut tun.

Durch Absinken des Glukosespiegels wird der Körper zur Produktion des Wachstumshormons animiert.

Die Suche nach Rezepten, die den Körper dazu bringen, das Wachstumshormon selbstständig und in Eigenregie freizusetzen, brachte, neben dem Arginin, eine weitere interessante Erkenntnis: Der Stress des Verhungerns führt ebenfalls zu einer starken inneren Produktion des somatotropen Hormons – als wollte der Körper dem Verhungern und dem Absterben der Zellen entgegenwirken. Dabei ist zu bedenken, dass die Hypophyse das Wachstumshormon nicht den ganzen Tag produziert. Sie tut dies in einem limitierten Zeitraum, und zwar nachts. Zwischen Mitternacht und zwei Uhr morgens ist unser Körper bereit, das Wachstumshormon zu bilden und in die Blutbahn abzugeben – hier reagiert er sehr sensibel auf den Glukosespiegel. Je niedriger dieser ist, umso mehr Wachstumshormon wird gebildet. Rund acht Stunden benötigt der

Körper, um die aufgenommene Nahrung zu verdauen und in Energie umzusetzen. Erst dann beginnt langsam der Zucker im Blut zu sinken. Die Folge davon ist erneuter Appetit. Ist um Mitternacht der Magen leer und sind keine Nahrungsmittel im Darm, so bekommt die Hirnanhangdrüse den Befehl, die Bildung des Wachstumshormons zu verstärken. Rechnet man nun acht Stunden zurück, ergibt das nachmittags um 16 Uhr. Dies ist der Zeitpunkt, wo das letzte Mal Nahrung eingenommen werden soll. Nach acht Stunden, also um Mitternacht, ist die Verdauung beendet, der Darm leer, Insulin und Glukose sinken ab.

14 Stunden für mehr Gesundheit

> Um die 14-Stunden-Regel umzusetzen, braucht es nur den Willen dazu – und etwas Entschlossenheit.

Die moderne Gesellschaft bietet zahlreiche Versuchungen, die das Leben eigentlich verkürzen. Der ungehinderte Zutritt zur permanenten Nahrungsaufnahme befriedigt zwar die Gaumenfreuden, verkürzt aber gleichzeitig die Lebenszeit.
Gerade für Frauen in den Wechseljahren ist es wichtig, die Nahrungsmenge einzuschränken, da die inneren Geschlechtsorgane nicht mehr auf Hochtouren arbeiten. Damit wird auch dem Problem entgegengewirkt, das Frauen um die Lebensmitte häufig beschäftigt: Gewichtszunahme. Hier zeigt sich deutlich, dass dem Körper Nahrung angeboten wird, die er nicht mehr in Energie umsetzen kann. Mediziner geben deshalb den Rat – und das gilt auch für den Mann! –, eine Mahlzeit dann zu beenden, wenn man noch nicht ganz satt ist. Ein leichter Rest-Hunger soll bleiben, das tut den Zellen gut.
Natürlich ist es heutzutage nicht immer leicht, das Abendessen ausfallen zu lassen. Allerdings gibt es hier eine salomonische Lösung: Zweimal pro Woche jene 14 Stunden Nahrungskarenz praktizieren, die den Alterungsprozess verlangsamt. Dieser Entschluss muss im Kopf reifen, dann ist er mit etwas Willenskraft und Entschlossenheit einfach umzusetzen. Der häufige Konsum von warmem Tee oder Wasser hilft in der ersten Zeit, die ärgsten Hungergefühle beiseitezuschieben. Es wird rasch leichter, die 14-Stunden-Regel einzuhalten: Schon nach kurzer Zeit signalisiert der Körper am Morgen ein neues Wohlgefühl, das dazu motiviert, ab und zu den Hunger zu ertragen, ja diesen zu kultivieren.

Die Notprogramme, die unser Organismus einschaltet, wenn er fürchtet, verhungern zu müssen, sind aber noch viel weitreichender. Durch einen noch nicht genau bekannten Spähvorgang hält er unter den Milliarden von Zellen Ausschau, ob sich irgendwo nicht mehr reparierbare Zellverbände befinden, aus denen möglicherweise eines Tages auch bösartige Geschwülste entstehen. Diese werden beim Absinken des Glukosespiegels in den Selbstmord getrieben, ihnen wird das sogenannte „Apoptose-Programm" aufgedrängt: Zellen, die nicht mehr ganz in Ordnung sind, müssen sich selbst umbringen. Die Erklärung dafür ist einleuchtend: Wenn gespart werden muss – und dies ist bei einem niedrigen Glukosespiegel der Fall –, dann zunächst in jenen Organteilen und Zellen, die nicht mehr in Ordnung sind. Dies ist ein wichtiger Schutzmechanismus im Alter, wenn die Gefahr für bösartige Geschwülste zunimmt. Eine Einschränkung der Kalorien scheint übrigens auch eine wirksame Prävention gegen die Entstehung von Diabetes zu sein. Zu den Überlebens- und Verjüngungsgenen, die durch das Hungergefühl angeregt werden, gehören auch solche, die im Alter und bei den Vorstufen der Zuckerkrankheit nur mehr langsam arbeiten.

Das „Leere-Magen-Gefühl" löst einen Balance-Mechanismus aus: Einerseits werden Zellen zerstört, die dem Körper suspekt vorkommen, andererseits wird über das Wachstumshormon der Aufbau neuer Zellverbände gefördert. Beides ereignet sich dann, wenn der Körper den Eindruck vermittelt bekommt, möglicherweise zu verhungern.

Genprogramme als Jungbrunnen

Es sind ganz bestimmte Genprogramme, die der Körper ankurbelt, wenn er sich in Nahrungsnot befindet, und die – wie Experimente mit Tieren zeigen – das Leben signifikant verlängern. So werden etwa die FOXO-Gene durch die Kalorienrestriktion vermehrt aktiviert. FOXO und die entsprechenden Proteine sind sogenannte Transkriptionsfaktoren, welche Gene für die Stressresistenz einschalten, aber auch für die DNA-Reparatur und für Proteine der angeborenen Immunabwehr. Der FOXO-Komplex steigt an, wenn der Magen vor Hunger zu schmerzen beginnt. So bewirkt das Absinken des Glukosespiegels nicht nur, dass weniger Radikale im Körper hergestellt werden, sondern dass darüber hinaus auch vermehrt antioxydative Proteine gebildet werden. Diese Proteine achten in unseren Zellen genau darauf, dass die bei der Arbeit entstehenden Freien Radikale nicht zu großen Schaden anrichten. Schnell arbeitende Zellen fördern schädliche Radikale. Allerdings produzieren sie auch PKP (Proteinkinase P), das die Zellen vor der Apoptose (dem programmierten Selbstmord) schützt. Den ruhenden Zellen fehlt dieses PKP, sie werden durch FOXO vor Radikalen und Stressfaktoren geschützt. Durch das Absinken des Glukosespiegels wird vermehrt FOXO vom Körper gebildet und das Insulinsignalsystem unterdrückt. Gleichzeitig kommt es durch den niedrigen Blutzucker auch zu einem Absinken des Insulins und anderer Wachstumsfaktoren. Und das scheint nach derzeitigen Untersuchungen ebenfalls stark lebensverlängernd zu sein.

Antioxydative Proteine helfen, die ruhende Zelle gegen die Freien Radikale zu schützen.

Die Kalorienrestriktion und der absinkende Zucker kurbeln jedoch auch ein zweites Gensystem an, das ebenfalls die Langlebigkeit der Zellen unterstützt: PHA-4 ist ein embryonaler Wachstumsregulator, der an der Entwicklung unserer Organe mitbeteiligt ist. Nach der Geburt sinkt dieser zwar ab, beim Fasten und bei Kalorienrestriktion steigt er jedoch wieder – und verlangsamt damit das Altern. Während FOXO vor allem auf die Absenkung des Glukosespiegels reagiert, registriert PHA-4 die Kalorienabnahme als solches und aktiviert dann die Langlebigkeitsgene.

Interessant sind auch die sogenannten Sirtuine, Proteine, die in Hungerperioden aktiviert werden und das Überleben der Zellen ermöglichen. Sie sorgen für Ruhe im Zellverband, die es unserem Organismus ermöglicht, Reparaturvorgänge zu starten und geschädigte Zellen zu regenerieren. Hier zeigt sich, dass die Kalorienreduktion einen doppelten Effekt hat: Einerseits tötet sie nicht reparierbare Zellen einfach ab, andererseits verstärkt sie aber auch ein Reparaturprogramm, das dort den Schaden wieder behebt, wo er eben noch korrigierbar ist.

Übergewichtige altern schneller

Nach Berechnungen der Weltgesundheitsbehörde ist mindestens einer von zehn Erwachsenen weltweit übergewichtig, in den westlichen Ländern sind es sogar 25 Prozent und mehr.

An der übermäßigen Nahrungsaufnahme leiden zahlreiche Zellen: die Auskleidungsschicht der Blutgefäße, Leberzellen, Myozyten des Blutes, aber auch die sogenannten mononuklearen Zellen, welche für unsere Immunabwehr wichtig sind. Im Prinzip sind es drei Mechanismen, die durch übermäßiges Essen aktiviert werden und den Körper schneller altern lassen. Bei maßloser Ernährung steigt die Anzahl der Freien Radikale und damit auch die Belastung für den Körper. Dieser oxidative Stress ruft entzündungsähnliche Zustände hervor. Andererseits leidet durch Überernährung auch die Proteinfabrik der Zelle, was zu missgebildeten Proteinen führt, die ihre Aufgaben nicht mehr ordnungsgemäß bewältigen. Drittens werden die Mitochondrien, die Nahrung in Energie umwandeln, gewissermaßen in dem Energieangebot ertränkt und kollabieren letztlich.

Ausgelöst durch Völlerei entsteht ein entzündungsähnlicher Prozess – ohne dass Bakterien im Spiel sind.

Dies hat zur Folge, dass die Aufnahme von Kohlenhydraten in die Zelle gestört wird. Durch die entzündungsähnlichen Reaktionen entsteht eine Insulinresistenz, welche weitere Probleme mit sich zieht. So haben Muskeln und viele arbeitende Zellen unseres Körpers Schwierigkeiten, Insulin aufzunehmen. Im Gehirn entwickelt sich eine Resistenz gegen das Insulin. Damit beginnt der Körper – vom Gehirn aus gesteuert – das Übergewicht und die vermehrten Fettzellen zu verteidigen. Die hormonelle Meldung der Überernährung wird nicht mehr wahrgenommen, der einsetzende Heißhunger ist nur mehr schwer zu korrigieren. Die entzündungsähnlichen Reaktionen, die bei Übergewichtigen in vielen Geweben anzutreffen sind, begünstigen zudem die Verkalkung der Blutgefäße.

Blick in die Zukunft

Der Forschung ist es in den letzten Jahren gelungen, Mechanismen und Genprogramme zu entschlüsseln, die grundlegende Vorgänge in Organismen steuern. Viele der Erkenntnisse entstammen aus der Biologie oder sind erst im Tierversuch dokumentiert worden. In den nächsten Jahren wird die Medizin nach Wegen suchen, diese Erkenntnisse auch für den Menschen anwendbar zu machen.

Die Ausschaltung von Genen

Die lebensverlängernde Wirkung der Kalorienrestriktion konnte auch bei der Hefezelle beeindruckend präsentiert werden. Zehnmal älter können sie werden, wenn man ihren Kalorienverbrauch drosselt und zusätzlich bestimmte Gene ausschaltet. Das haben Forscher von der Universität von Kalifornien in Los Angeles herausgefunden. Ihren Angaben zufolge ist eine derartige unglaubliche Verlängerung der Lebensspanne bisher an keinem anderen Organismus gelungen. Zusätzlich zum Hungern wurden die beiden Gene RAS-2 und SCH-9 reduziert, dadurch wurde der lebensverlängernde Effekt des Hungerns erweitert. Beide Gene sind auch beim Menschen bekannt und man weiß, dass sie die Entstehung von Krebs fördern. Wenn es der Forschung gelingt, in naher Zukunft weitere Gene zu identifizieren, die lebensverkürzend wirken, ist ein großer Schritt in Richtung Jungbrunnen getan. Manche dieser Gene werden sich mit Lebensstilveränderungen in den Griff bekommen lassen, andere werden wir mit Hilfe der Medizin vielleicht eines Tages ausschalten können.

14. Kapitel
Die Heilkraft des grünen Tees

Ein besonderer Schatz von Mutter Natur

Werner Hunstein ist einer der onkologischen Pioniere Deutschlands. Vor einigen Jahren wurde bei dem überzeugten Schulmediziner eine unheilbare Krankheit festgestellt, die er oft bei seinen Patienten diagnostiziert hatte: Amyloidose. Dabei produzieren krankhafte Blutzellen ein bestimmtes Protein, das nicht abgebaut werden kann, sondern sich im Gewebe lebenswichtiger Organe einlagert. Der Hämatologe wusste genau, was ihn erwartet: Bald wurde sein Herz immer schwächer, er hatte Mühe, wenige Meter zurückzulegen, seine Zunge war verdickt und hinderte ihn am Sprechen. Trotz Chemotherapie – mit all ihren unangenehmen Begleiterscheinungen – blieb der erhoffte Durchbruch aus.

Eines Tages erhielt der Professor einen Tipp: Neue Untersuchungen belegten, dass ein bestimmter Inhaltsstoff des grünen Tees, das Epigallocatechingallat, Amyloid-Ablagerungen verhindert – ja sogar auflöst. Werner Hunstein hatte nichts mehr zu verlieren und trank nun täglich 1,5 bis zwei Liter grünen Tee. Die Wirkung verblüffte den passionierten Schulmediziner: Nach wenigen Wochen fühlte er sich viel besser. Bei medizinischen Kontrollen zeigte sich außerdem, dass die Herzscheidewand langsam wieder dünner wurde, das Herz dadurch wieder belastungsfähiger und auch die zunehmende Nierenschwäche gestoppt werden konnte.

Das Geheimnis des grünen Tees

Der grüne Tee stammt aus den Blättern der Camellia sinensis und bekommt seine Farbe durch Behandlung mit Luft und Dampf. Dadurch wird ein Enzym in den Blättern gehemmt, die Polyphenol-Oxidase, wodurch die grüne Farbe entsteht. Die magischen Bestandteile, denen zahlreiche gesundheitsfördernde Effekte zugeschrieben werden, sind Polyphenole, das Epigallocatechingallat (EGCG), das Epigallocatechin (EGC) und das Epicatechin (EC). Ihre Menge beträgt im getrockneten Zustand rund ein Drittel des Gesamtgewichtes der Blätter.

Pflanzen müssen sich gegen Feinde wie Pilze, Bakterien und Viren schützen. Ein Weg ist, dass sie in den Blättern antibiotikaähnliche Substanzen deponieren, die sie aktivieren, wenn sie von den Mikroorganismen befallen werden. Das Besondere daran: Manche dieser pflanzlichen Stoffe haben eine gesundheitsfördernde Wirkung beim Menschen und werden bereits erfolgreich von der Humanmedizin erforscht. Wie etwa das Resveratrol, ein Fungizid, das der Weinstock bildet, um sich gegen Pilze zu wehren. Beim grünen Tee übernimmt diese Aufgabe das Epigallocatechingallat in den Blättern, das Viren und andere Eindringlinge abwehrt. Diesen Effekt entwickelt das natürliche Antibiotikum auch beim Menschen. In Asien weiß man schon lange davon, dort wird grüner Tee seit Jahrhunderten erfolgreich gegen Durchfall und Typhus eingesetzt. Damit wird die Fortpflanzung und das Wachstum vieler Bakterien gehemmt, wie etwa Salmonella, Clostridien, aber auch Helicobacter pylori. Ein ganz besonderer Vorteil des Epigallocatechingallat ist, dass es die Darmflora nicht angreift, sondern sie gewissermaßen als Verbündete betrachtet. Im Gegensatz dazu töten zahlreiche Antibiotika zwar Bakterien und Eindringlinge, allerdings inklusive der körpereigenen Darmbakterien.

Ähnliches passiert, wenn Antibiotika gegen Bakterien der Scheide eingesetzt werden. Diese beseitigen zwar oft erfolgreich die Infektion, andererseits entstehen Probleme im Darm und in der Scheide, deren schützende Flora dabei meist ebenfalls zerstört wird. Der Catechinbestandteil des grünen Tees richtet seine Kraft gegen zwei spezielle Feinde des weiblichen Körpers: den Candida-Pilz und den Herpes-simplex-Virus. Candidainfektionen treten häufig im weiblichen Körper auf und tendieren dazu überhand zu nehmen. Das Catechin im Grüntee hat die Fähigkeit, die Lebensdauer der pathologischen Scheidenpilze zu reduzieren. Das bedeutet nicht, dass auf die klassische schulmedizinische Therapie verzichtet werden soll. Vielmehr zeigt es, dass ein Tee aus der alten Kulturpflanze unterstützend oder zur Vorbeugung eingesetzt werden sollte. Zahlreiche Untersuchungen zeigen auch, dass eine Herpes-Infektion im Genitalbereich durch Grüntee verhindert oder gemildert werden kann und so die eigenen Körperabwehrkräfte unterstützt werden.

Grüner Tee wirkt keimtötend und hilft auch bei Infektionen mit Candida und dem Herpes-simplex-Virus.

Die wirksamen Bestandteile des grünen Tees lagern sich in verschiedenen Organen ein, wie etwa in der Speiseröhre, im Darm, in der Niere, in der Blase, in der Lunge und in der Prostata. Voraussetzung ist allerdings eine gute Resorption der Stoffe. Im Grüntee finden sich mehrere Bestandteile, welche für die Gesundheit des Menschen wichtig sind, wie Koffein, Öle und Polyphenole. Koffein wirkt vor allem auf das Zentrale Nervensystem, es reduziert die Müdigkeit und steigert die geistige Aufmerksamkeit. Der Effekt des Koffeins im grünen Tee wird durch das ebenfalls vorkommende Theophyllin moduliert. Theophyllin hat einen wassertreibenden Effekt, es erweitert die Blutgefäße und bewirkt eine Entspannung der Lungenmuskulatur. Den Polyphenolen kommt wiederum eine stark antioxidative Wirkung zu.

Teegenuss ohne Übertreibung

Neben den Catechinen und den Phytohormonen enthält grüner Tee auch Vitamin C sowie Spurenelemente, die dem westlichen Menschen mitunter fehlen. Diese Spurenelemente sind Mangan, Selen, Chrom und Zink.

Mangan ist ein seltenes Element. Es ist allerdings Bestandteil zahlreicher Enzyme, die für die Entsorgung freier Radikale verantwortlich sind. Selen, Chrom und Zink wiederum spielen für den Stoffwechsel des Menschen eine bedeutende Rolle. Selen ist in machen Gegenden Europas Mangelware, da die Böden und damit auch das Getreide selenverarmt sind. Im Körper ist Selen ein Bestandteil bestimmter Proteine, welche die Abwehr Freier Radikaler steuern. Es ist auch an einem wichtigen Enzym beteiligt, das unseren Körper vor Krebs schützt. Chrom ist für den Lipid- und Kohlenhydratstoffwechsel wichtig. Fehlt dieses Element in der Ernährung, so kann dies Diabetes und Herz-Kreislauf-Erkrankungen fördern. Außerdem wird Chrom mitunter als Hilfe fürs Abnehmen empfohlen. Last, but not least: Zink. Dieses Spurenelement braucht der Organismus für die DNA-Synthese. Es stabilisiert die Zellmembranen und ist Cofaktor für jene Enzyme, welche die Zelle vor freien Radikalen schützen. Die gute Nachricht: Der vom amerikanischen Ernährungsinstitut empfohlene tägliche Bedarf an diesen Elementen kann durch die regelmäßige Konsumation von grünem Tee erreicht werden.

Wie bei allem, kann auch ein Übermaß an grünem Tee das Gegenteil bewirken und der Gesundheit nicht förderlich sein. Koffein ist ein Bestandteil des grünen Tees, rund 30 mg sind es pro Gramm des Tees. Wer darauf überempfindlich reagiert, wird eventuell mit Nervosität, Schlafstörungen, Kopfschmerzen und schnellem Puls zu kämpfen haben. In der Schwangerschaft und während der Stillzeit sollten nicht mehr als zwei Tassen täglich konsumiert werden, da das Koffein die Schlagfrequenz des Herzens beeinflussen kann. Hormonumstellungen wie etwa in der Menopause und Östrogenmangel sind zwar keine Kontraindikation für Genuss des Grüntees, allerdings könnten die hormonellen Veränderungen auch für Herzrhythmusveränderungen mitverantwortlich sein. In der alten asiatischen Kulturpflanze findet sich auch Aluminium, dessen Anteil von der Düngung des Bodens, der Anbauart und Umweltfaktoren abhängt. Große Mengen grüner Tee können somit Erkrankungen auslösen. Allerdings ist der Aluminiumanteil im Schwarztee sechsmal höher. Während auf der einen Seite grüner Tee zur Behandlung von Anämie eingesetzt wird, ist der Einfluss der enthaltenen Polyphenole auf die Verfügbarkeit von Eisen nicht zu unterschätzen. Besteht ein Eisenmangel, was bei vielen Frauen der Fall ist, sollte dieser behoben werden, bevor man Grüntee in höheren Dosen zu sich nimmt.

Gesund abnehmen mit grünem Tee

Bis vor Kurzem waren fettleibige Menschen in Asien seltener anzutreffen als in Europa und in den Vereinigten Staaten. Viele Gründe wurden dafür genannt, einer davon mag durchaus die regelmäßige Konsumation von grünem Tee sein. Dieser nimmt in manchen Ländern des Fernen Ostens die Rolle des Kaffees ein: In konzentrierter Weise wird er nach der Mahlzeit genossen – als ein natürliches Digestivum.

Wird grüner Tee getrunken, erhalten die Fettzellen scheinbar einen „Abbaubefehl" – sie beginnen, die in ihnen gespeicherten Triglyceride zu mobilisieren und die Fettsäuren in Wärme umzuwandeln, um so den Körper zu schützen. Das unterstützt eine Gewichtsabnahme, die durch den regelmäßigen Genuss des Grüntees mitunter beobachtet werden kann.

Gewichtsreduktion: Der „thermogene" Effekt des grünen Tees mobilisiert das Fett in den Speichern und wandelt es in Wärme um.

Wissenschaftliche Arbeiten der vergangenen Jahre erklären, warum Chinesen den grünen Tee so gerne zum oder unmittelbar nach dem Essen genießen – er reduziert die Aufnahme des Cholesterins und der Fette. Normalerweise beginnt vor allem das Cholesterin, das wir mit der Nahrung zu uns nehmen, bereits im Zwölffingerdarm über die Lymphgefäße aufgenommen zu werden. Der „asiatische Zaubertrank" scheint in der Lage zu sein, dies zu verhindern. Die mit der Nahrung aufgenommenen Fette, aber auch das Cholesterin müssen „resorptionsfähig" gemacht werden. Dazu werden sie emulgiert, was durch die Gallensäure geschieht. Grüner Tee verhindert diesen Prozess und bewirkt, dass ein Teil des Cholesterins und der Fette den Darm wieder verlassen – ohne in den Körper und damit auch in die Fettzellen eingebaut zu werden.

Grüner Tee verhindert aber auch die Aufspaltung der Fette, was eine Voraussetzung für die Aufnahme in den Körper ist. Ein Beispiel: Die Fette einer Buttersemmel können nicht direkt vom Darm in den Körper geschleust werden, da sie zu groß sind. Die Bauchspeicheldrüse zerlegt die Fette in kleine Stücke. Dies erledigt ein Enzym, die Lipase, welche aus den Triglyceriden kleine Stücke herausschneidet und sie damit für den Darm aufnehmbar macht. So gelangen sie leichter in die Fettzellen, wo sie wieder zu Triglyceriden zusammengebaut werden. Grüntee bremst die biologischen Scheren der Bauchspeicheldrüse und reduziert damit die Aufnahme der Fettsäuren in den Körper. Um gut resorbiert zu werden, muss Cholesterin mit Fettsäuren verbunden, quasi „verestert“ werden. Das geschieht durch ein Enzym im Darm. Grüner Tee hemmt diesen Prozess – ähnlich wie andere Flavonoide – und senkt damit ebenfalls den Cholesterinspiegel.

Neben den Fetten in der Nahrung gibt es auch noch andere: Zahlreiche Industrierückstände sind fett und werden ähnlich wie Butter im Darm resorbiert. Sie schädigen den Organismus und sind die großen Feinde unseres Körpers. Vor allem die polychlorierten Biphenyle verstecken sich in Nahrungsmitteln und können im Darm nicht von den guten Fetten unterschieden werden. Viele Erkrankungen, aber auch Karzinome werden mit den Umweltgift-Fetten in Zusammenhang gebracht. Grüner Tee scheint auch dagegen zu schützen.

Der cholesterinsenkende Effekt des grünen Tees ist einer der Gründe, warum er einerseits günstigen Einfluss auf das Körpergewicht hat und andererseits die Wahrscheinlichkeit von Herzerkrankungen senkt. In einer groß angelegten Studie mit mehr als 12.500 Männern aus sieben verschiedenen Ländern wurde über 25 Jahre untersucht, ob der grüne Tee vor Herzerkrankungen schützen kann (Herrtock Wetral). Das Ergebnis war beeindruckend: Je höher der Konsum an Catechin, das im Grüntee enthalten ist, desto niedriger die Wahrscheinlichkeit an einer Herzerkrankung zu leiden. Zu einem ähnlichen Ergebnis kam eine weitere Studie: Wer mehr als eine Tasse grünen Tee pro Tag über ein Jahr lang trinkt, hat ein 44 Prozent niedrigeres Risiko für einen Herzinfarkt.

> Trinken Sie täglich eine Tasse grünen Tee, dadurch wird das Herzinfarktrisiko deutlich gesenkt.

Viele Vorteile für den Stoffwechsel

Fettsäuren werden für die Energiespeicherung verwendet. Kohlenhydrate ermöglichen dagegen einen schnellen Zugriff, wenn die Zelle sehr rasch Kraft braucht. Deswegen benützt das Gehirn vorzugsweise Kohlenhydrate als Energiequelle – diese können von einem Moment auf den anderen in Leistung umgesetzt werden. Der grüne Tee hat auf den Stoffwechsel einen doppelten Effekt: Er verhindert die übermäßige Aufnahme von Energie. Ist diese allerdings im Körper vorhanden, dann wird sie rasch der Zelle gut zur Verfügung gestellt. Die Spaltung der Kohlenhydrate und der Fette, aber auch die Resorption von Cholesterin und Fettsäuren wird durch das Epigallocatechingallat reduziert. Damit wird bei der Nahrungszufuhr die Zucker- und Fettaufnahme in den Körper gedrosselt. Andererseits aber verbessert der Grüntee die Aufnahme der Kohlenhydrate in die Zelle. Ist Zucker im Blut vorhanden oder wird es bei Notfällen dem Körper von der Leber zur Verfügung gestellt, so begünstigt der grüne Tee die Aufnahme in die Zellen. Die Wirkung des Insulins, das ja den Import des Zuckers in die Zelle überwacht, wird mit einem „Schallverstärker" versehen. So sinkt einerseits der Blutzucker ab, andererseits gelangt mehr Zucker in die Zelle, die sich dadurch Leistungsfähigkeit verschafft.

Wie grüner Tee auf Kreislauf und Gefäße wirkt

Ein weiterer Erfolg des grünen Tees ist das Sinken des Blutdrucks, vor allem bei Frauen nach der Menopause. Dies hängt vermutlich mit dem Stickoxid in der Postmenopause zusammen. Das Östrogen des Eierstockes hat eine starke Wirkung auf dieses Gas, es sorgt für dessen Freisetzung im Blut – wodurch sich teilweise der Schutz des Herzens durch die Eierstockhormone erklärt. Fehlen nun die Östrogene, so beobachten manche Frauen das plötzliche Entstehen einer labilen Hypertonie: Der Blutdruck steigt an, obwohl weder die Lebensgewohnheiten noch die Ernährung geändert wurden. Dies normalisiert sich nach einiger Zeit, um bald erneut zu steigen. Keine Frage, dass dies viele Frauen beunruhigt. Gibt es keine kardiologische Ursache für den plötzlich schwankenden Blutdruck, können Östrogene wie auch der grüne Tee die vegetative Situation der Blutgefäße günstig beeinflussen. Einen Versuch ist es auf jeden Fall wert.

Der grüne Tee scheint auch jene Menschen zu schützen, die das Stickoxid (NO) nicht in ausreichendem Maße in ihren Blutgefäßzellen herstellen können. Stickoxid erlaubt den Adern, sich zu entspannen, sich auszudehnen und damit letztendlich die Durchblutung zu verbessern. Dies tut nicht nur jenen Organen gut, zu denen das Blut transportiert wird, auch die Blutgefäßzellen profitieren davon: Jeder Krampf, der entsteht, wenn das krampflösende Stickoxid fehlt, schadet dem Blutgefäß selbst. Es verliert seine Funktionsfähigkeit, wird anfälliger für Radikale und verkalkt. Neue Untersuchungen zeigen, dass der Grüntee auch ein Entspannungsgetränk für das Epithel, die Innenauskleidung der Blutgefäße, ist. Es relaxiert sie und schützt sie auf diesem Weg.

Kann grüner Tee Karies verhindern?

Grüntee ist ein wirksamer Kariesschutz: Er transportiert die in ihm enthaltenen Fluoride in die Zähne.

Bereits vor einigen Jahren wurden Arbeiten veröffentlicht, die zeigten, dass der Konsum von grünem Tee die Zahngesundheit fördert. Menschen mit häufigem Grünteekonsum weisen signifikant weniger Karies auf. Und das sogar dann, wenn sie ihre Essgewohnheiten den Zucker betreffend nicht änderten. Kleine Mikroorganismen in unserem Mund setzen Enzyme frei, die in der Lage sind, das Zahnfleisch zu zerschneiden. Grüner Tee hat die Fähigkeit, dies zu verhindern.

Die Alpha-Amylase (Verdauungsenzyme) im Speichel wird ebenfalls durch den Grüntee reduziert. Dabei wird weniger Maltose im Mund freigesetzt, was wiederum die Zähne schützt. Sowohl der grüne wie auch der schwarze Tee enthalten Fluoride und sind in der Lage, deren Transport in das Gewebe und damit in die Zähne zu fördern – ein wirksamer Schutz gegen Karies.

Der grüne Hautschutz von innen

Die menschliche Haut altert durch innere und äußere Einflüsse. Lassen die Nährstoffversorgung der Haut sowie die Hormonproduktion nach, beginnt die innere Hautalterung. Äußere Belastungen wie Zigarettenrauch und UV-Strahlung führen zu einer chronischen Entzündung in den verschiedenen Hautschichten. Das Ergebnis: Die Haut altert deutlich schneller. Dabei werden aber auch Radikale freigesetzt, die übermäßig reagieren und körpereigenes Gewebe belasten. Langfristig führt das zum Zusammenbruch des Kollagens und zum Absterben der oberflächlichen Hautzellen, den Keratinozyten, die nicht in ausreichendem Maß ersetzt werden. Grüner Tee scheint dem erfolgreich entgegenzuwirken: Er bremst die Radikale und verhindert, dass eine zu hohe Anzahl an Hautzellen zerstört wird.

Es gibt deutliche Hinweise, dass manche Bestandteile des grünen Tees auch gewisse Schutzfunktionen gegen Hautkrebs bieten. Zu den besonderen Polizisten der Haut gehören die Langerhans-Zellen, deren Aufgabe es ist, einen potenziellen Feind zu identifizieren. Polypenartig umschlingen sie diesen und rufen andere Immunzellen zu Hilfe, die diesen Feind beseitigen. Diese Langerhans'schen

Zellen reagieren allerdings sehr sensibel auf UV-Strahlen, zu viel Licht verhindert die schützenden Immunreaktionen. In den Bestandteilen des grünen Tees könnten die Langerhans-Zellen ein Schutzschild gegen die Belastung durch Sonnenlicht gefunden haben. Neben diesen ersten Polizisten der Haut reagiert auch das Glutathion, eine Aminosäure, die für die Entsorgung der Radikale verantwortlich ist, hochsensibel auf UV-Strahlen. Schon ein Sonnenbrand kann es zerstören und damit die Aktivität dieses wichtigen Schutzmoleküls reduzieren. Vor und während des Aufenthalts in der Sonne grünen Tee zu konsumieren, hilft deutlich die Haut zu schützen.

Grüner Tee und die weiblichen Hormone

Was haben grüner Tee und das Hormon Östrogen gemeinsam? Den Phenol-Ring. Betrachtet man die chemische Formel des 17-Beta-Östradiols und der Catechine, die Hauptbestandteil des grünen Tees sind, so kommt dieser Ring in beiden Verbindungen vor. Hier zirkulieren Elektronen und bauen jeweils Doppelbindungen auf, die auch in der Lage sind, freie Radikale abzubinden und zu stabilisieren. Biophysisch betrachtet sind damit der grüne Tee und das Östrogen eng verwandt.

Leberzirrhose und -krebs sind häufige Folgen einer chronischen, über Jahre andauernden Entzündung der Leber. Wird das Lebergewebe irritiert, beginnen die Immunzellen, die sogenannten Stellazellen, zu wachsen und verdrängen das gesunde Lebergewebe. Die Eierstockhormone Östrogen und Progesteron unterdrücken die aufflammenden Entzündungsmechanismen, die letztlich das ganze Organ zerstören und den Krebs entstehen lassen. Darum erkranken Frauen auch weitaus seltener an Leberkrebs als Männer. Das Epigallocatechin des grünen Tees hat eine ähnliche Wirkung: Es unterdrückt wie die Eierstockhormone die Stellazellen und stützt damit die Leber. Seit vielen Jahren hat die Medizin im Schatzkästchen von Mutter Natur bereits Anleihe gesucht, so sind Distelextrakte schon lange zum Leberschutz im Einsatz. Entsprechend der neuen Erkenntnisse kann sich der Grüntee mit gutem Recht zur Distel gesellen.

Auf Erkrankungen des Gehirns hat Grüntee offensichtlich ebenso Einfluss – ähnlich wie das Östradiol. Ob Östrogene tatsächlich vor Morbus Alzheimer schützen, wurde lange diskutiert. Mittlerweile weiß man, dass es eine Frage des Timings ist: Wird die Hormonersatztherapie unmittelbar nach der Menopause begonnen, so ist das zweifellos ein Schutzeffekt. Verschreibt man die Hormonersatztherpaie allerdings einer 65- oder 70-jährigen Frau, so verfehlt das Östrogen seine Schutzwirkung. Durch den vermehrten Kalziumimport – eine Wirkung des Östrogens – werden die Nervenzellen in ihrer Aktivität stimuliert; sind sie jedoch schon erkrankt, dann bedeutet dies keinen Schutz, sondern eher eine Belastung. Wissenschaftliche Untersuchungen lassen vermuten, dass die Bestandteile des grünen Tees ebenfalls einen Schutzeffekt auf die Neurone ausüben. Dies muss durch weitere Untersuchungen noch geklärt werden. Sollte sich das bewahrheiten, kommt dem alten Kulturgetränk ein ganz besonderer Stellenwert zu: Durch die Überalterung muss die präventive Medizin – auch aus ökonomischen Gründen – Mittel und Wege finden, um die Neurodegeneration zu verhindern. Die östrogenähnliche Wirkung des grünen Tees ist vielleicht ein Schritt dazu.

Dank östrogenähnlicher Wirkung könnte grüner Tee bald im Kampf gegen Alzheimer eingesetzt werden.

Ein wirksamer Schutz vor Brustkrebs?

Diese Frage muss sehr sensibel beantwortet werden. Auf Grund vieler Untersuchungen, In-vitro-Experimente, In-vivo- und epidemiologischer Studien scheint sich jedoch herauszukristallisieren, dass es kein Fehler ist, grünen Tee zu trinken, um sich vor Krebs zu schützen. Die chemopräventive Abteilung des amerikanischen Gesundheitsinstituts hat eine große Initiative gestartet, um den Krebsvorbeugeeffekt der einzelnen Teebestandteile zu untersuchen. Dies unterstreicht die hohe Wahrscheinlichkeit, dass Mutter Natur im grünen Tee gewisse Schätze verborgen hat, die zur Krebsvorbeugung genutzt werden könnten.

Heutzutage herrscht zunehmend die Meinung, dass chronische Entzündungen einem Krebsgeschehen vorausgehen und diesem mitunter den Weg bereiten. Zwei Stoffe unseres Körpers sind dabei in besonderer Weise beteiligt: die Peroxynitrite sowie die Hypochlorsäure. Sie entstehen durch Freie Radikale, sind also ein gefährliches Nebenprodukt des Energiestoffwechsels der Zelle. Läuft dieser auf Hochtouren, ist die Gefahr groß, dass sich Peroxynitrite bilden und der DNA schaden.

Die chemische Formel des grünen Tees beinhaltet Phenol-Ringe, das sind ähnliche Verbindungen wie Isoflavone. Dieser Phenol-Ring ist es, der die Zelle vor Freien Radikalen bewahrt und auch einen Schutz vor der Entstehung eines Karzinoms bildet.

Mehrere Studien aus Japan zeigen, dass Brustkrebs und Grüntee in einem sogenannten inversen Verhältnis stehen: Je mehr Grüntee man trinkt, umso größer ist der Schutz. Deswegen werden mitunter Grüntee und Isoflavone gemeinsam empfohlen. Obwohl auch hier noch weitere Studien notwendig sind, scheint grüner Tee vor allem bei hormonabhängigen Malignomen einen Schutzeffekt zu haben. Dazu gehört Brustkrebs, aber auch das Prostatakarzinom. Das Antihormon Nolvadex, welches man zur Behandlung mancher Brustkrebsarten verschreibt, wird durch den grünen Tee in seiner Effizienz verstärkt.

Der schützende Mechanismus des grünen Tees scheint vor allem jene Frauen zu betreffen, die eine niedrige Aktivität der Catechol-O-Methyltransferase haben. Dieses Enzym inaktiviert das innere Östrogen des weiblichen Körpers und macht es ausscheidungsfähig. Der Schutzeffekt des grünen Tees auf die Brust kann aber auch andere Ursachen haben: In-vitro-Untersuchungen zeigten, dass die Polyphenole des grünen Tees in der Lage sind, innere Radikale zu hemmen, die durch Angiotensin 2 entstehen. Angiotensin 2 ist an der Tumorentstehung beteiligt. Dessen verstärkte Aktivität führt zu einer höheren Radikalbelastung der Brust – und das erhöht das Mammakarzinomrisiko. Die Grünteebestandteile können offensichtlich jene Radikale hemmen, die durch das Angiotensin 2 entstehen.

Dies wurde durch eine Case-Control-Studie bewertet, die 297 Mammakarzinomfälle und 665 Kontrollen umfasst. Zunächst konnte man bei dieser Untersuchung keinen Zusammenhang zwischen dem Auftreten des Brustkrebses und dem Konsum von Grüntee registrieren. Im Rahmen dieser Untersuchung wurden zwei Gruppen gebildet: Frauen mit normaler Enzymaktivität und jene, die durch einen kleinen Genunterschied eine höhere Aktivität und damit eine höhere Bereitschaft zur Hypertonie, aber auch zur Bildung Freier Radikaler hatten. In dieser Gruppe erreichte man mit dem grünen Tee tatsächlich eine signifikante Reduktion des Mammakarzinomrisikos.

Studien zeigen, dass grüner Tee bei manchen Krebsarten vorbeugend wirken kann.

Sammelt man alle zur Verfügung stehenden wissenschaftlichen Untersuchungen, so wird es wahrscheinlich, dass der grüne Tee einen Schutzeffekt bei manchen Krebsarten ausübt. Das heißt nicht auf die Schulmedizin zu verzichten, allerdings erhält der Grüntee in der Vorbeugung einen immer größeren Stellenwert. Gewichtsreduktion und sportliche Aktivitäten sind für ihren Schutz gegen bösartige Geschwülste bekannt, bald kann wahrscheinlich auch der Grüntee in diese Liste aufgenommen werden.

Blick in die Zukunft

Nach dem heutigen Stand des Wissens greift der Hauptbestandteil des grünen Tees, das Epigallocatechingallat, in verschiedene Signalwege der Zelle ein. Auch von anderen Pflanzenstoffen weiß man, dass sie komplexe Reaktionen im Organismus hervorrufen: das Resveratrol der Traube, das Curcumin der Gelbwurz oder das Lycopen der Tomate.

Pflanzenstoffe als Medikamente

Bei zahlreichen chronischen Erkrankungen und manchen Krebsarten sind einige dieser Signalwege in bestimmter Weise verändert. Die Medizin von morgen wird diese individuellen Veränderungen, die von Mensch zu Mensch unterschiedlich sein können, diagnostizieren und dann jene Pflanzensubstanz in gezielter Weise verordnen, die genau diesen Signalweg korrigiert. Damit wird die heilende Wirkung vieler Naturprodukte gezielt und effektiv einsetzbar sein. Wirkstoffe aus Pflanzen, Obst und Gemüse werden derzeit gezielt erforscht. Die daraus gewonnenen Extrakte werden teilweise auch Medikamente ersetzen.

Das Epigallocatechingallat ist eine Substanz von mehreren die derzeit auf ihre krebshemmende Wirkung untersucht wird. Die Naturwissenschaft bemüht sich auch andere Substanzen, wie Isoflavone, Kurkumin, Resveratrol, etc., auf ähnliche Wirkung zu überprüfen. Bei diesen Forschungen erkannte man immer mehr, an welcher Stelle der Krebsentstehung die einzelnen Pflanzenwirkstoffe eingreifen. Die Medizin von morgen wird jene Schritte immer besser identifizieren können, die – von Mensch zu Mensch verschieden – bei manchen ausgeprägter ist und ihn anfälliger für bestimmte Krebsarten macht. Durch einen gezielten Einsatz von Pflanzenheilstoffen wird man zunehmend eine individuelle Intervention möglich machen.

Geschlechtsspezifische Therapien

In ähnlicher Weise wird auch erforscht, wie Medikamente sich an die individuelle Genkonstellation eines Menschen anpassen können. Diese Wissenschaft heißt Pharmakogenetik und sie wird die Medizin der Zukunft revolutionieren. Mittlerweile ist ja auch schon bekannt, dass geschlechtsspezifische Gene und Enzyme die Aufnahme von Medikamenten im Körper beeinflussen. Damit wird sich die geschlechtsspezifische Pharmakologie etablieren. Man hat erst ansatzweise erkannt, wie die Sexualhormone in den Umbau von Medikamenten im Körper eingreifen. Der weibliche Stoffwechsel funktioniert anders als der männliche. Das bedeutet: Frauen werden in Zukunft andere Medikamente mit anderen Dosierungen erhalten als Männer. Manche Gene scheinen bei der Frau eine erhöhte Enzymaktivität auszulösen und beeinflussen damit auch die Aufnahme und den Umbau von Medikamenten. Hier steht die Medizin aber erst am Anfang.

15. Kapitel
Der neue Code des Lebens

Warum es auf die Gen-Verpackung ankommt

Als man die Gene neu verpackte, entstand Dolly

Für kurze Zeit stellt das Schaf-Dolly-Experiment die Wissenschafter vor unlösbare Fragen. Schottische Forscher waren bestrebt – und die Story ist hinlänglich bekannt –, Brustzellen von Schafen so zu manipulieren, dass sie nicht nur Milch, sondern auch Medikamente herstellen können. Dazu versuchte man, Milchzellen im Labor zu züchten. Damit die milchproduzierenden Brustzellen sich schnell vermehren, gebrauchte man einen biologischen Kunstgriff: Man gab das genetische Material von Schaf-Euterzellen in unbefruchtete Eizellen, deren Chromosome entfernt wurden, da man sich vom embryonalen Zytoplasma einen Wachstumsschub für die Zellen erhoffte. Es folgte eine Überraschung: Denn es bildeten sich nicht wie erwartet neue Milcheuterzellen, sondern es entstand ein Schafembryo – obwohl das genetische Material aus den Brustdrüsenzellen stammte.

Was war geschehen? Wie konnte ein und derselbe genetische Code einmal eine milchproduzierende Zelle bilden und dann – ohne dass man ihn ändert – einen Schafembryo entstehen lassen? Die Antwort liegt in der Verpackung der Gene. Offensichtlich kommt es nicht nur auf die in den Chromosomen befindlichen Befehle an, was in einer Zelle tatsächlich geschieht, sondern auch auf die Verpackung des Erbguts.

Wie Gene verpackt werden

Durch einen einfachen Vergleich versteht man es besser: In jeder einzelnen Zelle befindet sich ein Lebensfaden. Würde man ihn entfalten, so wäre er etwa zwei Meter lang. In diesem Faden sind mit Hilfe des genetischen Alphabets, das aus mehreren Basen besteht, die Befehle für die Organe, für die Zellen und für unseren gesamten Körper enthalten. Der Faden kann unterschiedlich verformt sein. Man kann ihn zu einem Knäuel zusammendrücken, man kann ihn entfalten, man kann verschiedene Figuren mit ihm machen. Die Form entscheidet letztendlich, welche Gene in dem langen Faden aktiviert werden und welche Befehle aus der DNA hervorgehen, denn nicht alle Teile der DNA sind gleichzeitig aktiv. Manche Gene sind nur in der Embryonalzeit, manche bei Belastung, manche erst im Alter aktiv, andere wiederum verlieren in der zweiten Lebenshälfte die Lust, Proteine zu bilden. Das hängt letzten Endes von der Form ab, in der sich der Lebensfaden befindet. Diese Form beziehungsweise die dahinter stehende Ordnung wird „epigenetischer Code" genannt. Es steht zwar von der Geburt an fest, wie unsere Gene verschnürt sein sollen, doch bereits während der Schwangerschaft kann sich die Genverpackung ändern.

Bei Schaf Dolly hat dies die Wissenschaft beobachten können: Die gleichen Chromosomen, die ursprünglich so verpackt waren, dass sie nur milchproduzierende Zellen herstellen konnten, wurden in der unbefruchteten Eizelle von noch nicht ganz bekannten Kräften erfasst, umgepackt und neu konfiguriert, sodass dadurch ein junger Embryo entstehen konnte. Kein einziges Gen wurde dafür geändert, sondern nur die Verpackungsform des DNA-Fadens.

Verändert die Gen-Verpackung das Geburtsgewicht der Kinder?

Vergleicht man die Geburtsdaten der Kinder, die heute geboren werden, mit jenen vor 50 oder 60 Jahren, so zeigt sich ein auffallender Trend. Kinder, die heute zur Welt kommen, sind im Durchschnitt betrachtet deutlich größer und schwerer. Auch der Umfang des Kopfes nimmt zu. Kurze Zeit versuchte man dies mit der besseren Ernährung der Mütter und der steigenden Hygiene zu erklären. Allerdings spricht vieles dafür – und das ist auch die Meinung zahlreicher Molekularbiologen –, dass sich in den letzten Jahrzehnten die epigenetische Steuerung während der Schwangerschaft ändert. Wie lange ein Gen in der 8. oder 9. Schwangerschaftswoche abgelesen wird, entscheidet nicht alleine das Gen selbst, sondern die Verpackung des Steuerungsabschnittes. Und diese Verpackung hängt vom Methylierungs- und Acetylierungsmuster ab. So ist etwa jenes Gen bereits bekannt, das die Gehirnentwicklung reguliert: Es gibt den Nerven während der Schwangerschaft das Signal, entweder ihr Wachstum weiterzuführen oder es zu beenden, wenn das menschliche Gehirn fertig angelegt sei. Wird dieses Stoppsignal verspätet gegeben, wächst das Gehirn weiter, mit mehr Neuronen. Aber auch andere Faktoren können für diese Veränderung der Epigenetik verantwortlich sein: Die Insulin-growth-Faktoren steuern die Größe des Mutterkuchens und das Wachstum des Embryos in der Gebärmutter. Werden vermehrt Insulin-growth-Faktoren in der Schwangerschaft frei – durch eine veränderte Verpackung der Gene –, kann das auch einen Wachstumsschub bewirken.

Die Evolution geht weiter

Da man diese Beschleunigung auch in der Pubertät beobachten kann – diese Entwicklungsphase tritt früher auf und die heute in die Pubertät kommenden Kinder sind viel größer als vor Jahrzehnten –, könnte dies ein Hinweis darauf sein, dass die Evolution zu einem neuen Sprung anhebt, so wie das öfters in der Natur der Fall war. Dass der heutige Mensch der Endpunkt der biologischen Evolutionsentwicklung wäre, steht nirgends geschrieben.

In unserem Körper gibt es sogenannte omnipotente Zellen, aus denen neue Zellen entstehen, die noch nicht differenzieren oder ausreifen. Dass sie in diesem unreifen Zustand gehalten werden, ist für die Regeneration zahlreicher Organe von Wichtigkeit und wird durch die Epigenetik getätigt. Sonst laufen Stammzellen Gefahr, sich zu schnell in fertige Zellen zu wandeln. Die Folge: Jener Zellpool, aus dem wir uns regenerieren, wird dramatisch kleiner. Aber auch eine andere wissenschaftliche Frage wird derzeit intensiv überlegt: Wenn Zellen in unserem Körper ihre Aufgabe übernommen haben, müssen sie bei ihren Leisten bleiben und dürfen sich nicht mehr rückverwandeln in Stammzellen, die unterschiedliche Wege beschreiten könnten. Auch dies wird über das Methylierungs- und Acetylierungsmuster garantiert. Tatsächlich ist es kürzlich gelungen, aus Hautzellen wieder embryonale Stammzellen zu machen – nur wenige Wachstumsfaktoren waren dafür erforderlich. Die Marker der Epigenetik, die Acetylreste und die Methylreste, wurden derartig geändert, dass aus einer hoch differenzierten Zelle wieder eine Stammzelle wurde. Dies scheint die emotionale Diskussion um embryonale Stammzellen zu beruhigen, da es offensichtlich gelingt, embryonale Stammzellen zu gewinnen, ohne Frühembryonen verwenden zu müssen.

Im Alter ändert sich der Lebensfaden

Ernsthafte Wissenschafter sind heute der Meinung, dass der Alterungsprozess nicht nur durch den genetischen Code ausgelöst wird, sondern durch ein Älterwerden der Fadenform, die mit zunehmenden Jahren der Zelle andere Befehle vermittelt als in der Jugend. Würde es gelingen, den altersbedingten Gen-Verpackungswechsel zu verstehen, hätte man möglicherweise die Regulation des Alterns durchschaut. Wäre es demnach möglich, den DNA-Faden der zweiten Lebenshälfte umzuformen, um ihm die Gestalt der Jugend wiederzugeben?

Um diese Frage beantworten zu können, muss man jenen Code zunächst ausspionieren, der die Konfiguration und die Form des Lebensfadens bestimmt. Zum genetischen Code, der durch die Reihenfolge der unterschiedlichen Basen bestimmt wird, gesellt sich nun ein zweiter Code dazu. Dieser neue Verpackungscode wird in der Wissenschaft als „epigenetischer Code" bezeichnet. Dabei handelt es sich um kleine Moleküle, die entweder an den Lebensfaden oder an die Kerne, um die sich die DNA spult, angehängt werden. Das kann die Fadenform grundsätzlich verändern, da diese kleinen Plaketten, welche nur aus wenigen Atomen bestehen, die elektrischen Kräfte am Lebensfaden verändern und damit diesen neu zu falten vermögen.

Bei diesen biochemischen Etiketten, welche an die DNA angefügt oder auch wieder weggenommen werden können, handelt es sich um kleinste Moleküle aus Wasserstoff- und Kohlenstoffatomen – wie Methylreste und Acetylreste. Auch einzelne Phosphatatome können an bestimmten Positionen angehängt werden und so die Konfiguration der DNA verändern.

Unser Lebensfaden ist demnach mit Klebeetiketten versehen, die darüber entscheiden, ob ein Gen aktiv werden darf oder nicht. Manche Stellen im Gen sind besonders sensibel, sie sind leicht formbar und üben darüber hinaus an anderen Gen-Abschnitten Kontrollfunktionen aus. Werden sie mit einem „roten Pickerl" versehen – so könnte man den Methylrest auch bezeichnen –, verlangsamen sie ihre Aktivität und sind nicht mehr in der Lage, die notwendigen Proteine herzustellen. Dieser Prozess ist vor allem beim Altern zu beobachten. Von dieser Inaktivierung können auch jene Gene betroffen sein, die unseren Körper vor Krebs schützen. Das bedeutet: Jene Schutzproteine, die normalerweise entstehende Krebszellen zerstören, fallen weg. Dies erklärt auch, warum im Alter die Häufigkeit mancher Karzinome größer ist – weil die Schutzgene fälschlicherweise Marken bekommen und über den epigenetischen Code blockiert werden.

Der Etikettenfehler in unserem Erbgut

Im Alter geht die Etikettenordnung verloren, und das erklärt viele Probleme, die in der zweiten Lebenshälfte entstehen. Aber warum werden Gene im Alter mit einem falschen Pickerl versehen? Ist das die Folge einer nachlassenden Präzision oder steckt etwas anderes dahinter? Diese Frage wird derzeit intensiv von der Wissenschaft untersucht. Wenn wir jahrzehntelang durch das Leben gehen, so machen unsere Zellen ununterbrochen Bekanntschaft mit Viren. Diese versuchen die Zellen zu zerstören – oder sich zumindest in ihrem Lebensfaden festzusetzen.

Dies gelingt den Viren häufiger, als man glaubt, und ein gar nicht so kleiner Teil unseres Genoms ist mit zunehmendem Alter von Fremd-DNA durchzogen, die aus Viren stammen. Damit wir aber nicht eines Tages selbst die Gestalt eines Virus annehmen und damit die Zelle ungestört ihren eigentlichen Funktionen nachgehen kann –, ohne von den Proteinen der eingeschleusten viralen DNA durcheinandergebracht zu werden –, muss sich die Zelle gegen die Eindringlinge schützen. Manchmal kann sie sie eliminieren, manchmal wirft sie ein Selbstmordprogramm an und zerstört sich lieber selbst, als den Viren das Feld zu überlassen. Und manchmal inaktiviert sie auch den fremden Lebensfaden, indem sie ihm ein Pickerl verleiht – Methylrest. Dadurch wird das von den Viren stammende Genom, das sich in unsere Chromosomen hineinschwindelt, inaktiviert.

Allerdings scheint im Alter diese Markierungsmaschinerie eine gewisse Ungenauigkeit zu bekommen, nicht nur die von Viren stammenden Gene werden markiert und gleichzeitig geblockt. Auch an körpereigenen Genen heftet sich fälschlicherweise ein Methylrest an und verhindert die Umsetzung in Proteine, wodurch der Zelle wichtige Stoffe fehlen. Der Alterungsprozess schreitet voran. Man weiß relativ genau, wo die Methylreste angehängt werden, um ein Gen zu unterdrücken: Der Ort des Geschehens ist in der Cytosinbase am Kohlenstoffatom Nr. 5. Ausgeführt wird dies durch eigene Fähren, welche die Methylreste in die DNA lotsen. Methyltransferase ist der Name der Enzyme, die die Klebeplakette an das Gen heften. Untersucht man das epigenetische Muster von Genen, die in Krebszellen vorkommen, so sieht man tatsächlich eine Veränderung des „Pickerlmusters", verglichen mit gesunden Chromosomen. Während die Steuerungsabschnitte von Genen eine Fülle Methylreste angehängt bekommen, fehlen dem Gen selbst diese Blockaden. Man nimmt an, dass sich bei der Umwandlung einer normalen Zelle in eine Krebszelle dieser epigenetische Code verändert.

Neben den Methylresten gibt es aber auch eine andere Pickerl-Kategorie – die Acetylreste. Werden sie an Gene angekoppelt, dann stimulieren sie deren Aktivität. Wenn diese Acetylreste hingegen entfernt werden, dann sinkt die Transkriptionsgeschwindigkeit der Gene. Sirtuine, die beim Fehlen von Nahrung freigesetzt werden, sind Deacetylierer, sie eliminieren von der Oberfläche der Gene die Acetylreste und stellen sie kurzfristig ruhig – in dieser Zeit kann das Gen repariert werden.

Die Epigenetik hat Einfluss auf Hormone und Keimzellen

Werden Östrogene vom Eierstock oder auch von den Fettzellen gebildet, so benötigen sie in jeder Zelle, wo sie eine Wirkung entfalten, sogenannte Rezeptoren. Das sind die Tore, die Hormone an die DNA heranlassen. Spezifische Gene bauen der Zelle diese Hormontüren, damit Östrogene in den Zellkern eindringen können. Sind die Gene für diese Rezeptoren methyliert – wird ihnen eine Stoppvignette umgehängt –, dann lässt die Gen-Aktivität nach, es kommen weniger Rezeptoren in die Zelle, das Östrogen kann seinen Wirkungen nicht mehr nachgehen. Der komplexe Zusammenhang zwischen dem epigenetischen Code und den Sexualhormonen wird erst im Ansatz von der Wissenschaft erfasst. Hier sind in der Zukunft spannende Erkenntnisse zu erwarten. Wir werden dank der Molekularbiologie aber auch besser begreifen, wie die Umwelt auf unsere Gen-Verpackung wirkt. Und wie wir selbst den genetischen Code beeinflussen.

Die Spermaqualität des Mannes wird kontinuierlich schlechter. Die Ursachen dafür sind vielfältig. Pestizide und Umweltgifte beeinträchtigen vor allem in der ländlichen Bevölkerung die Qualität der Samenfäden. Dass bestimmte Pflanzenschutzmittel die Entwicklung des Hodens und damit die Mobilität der Spermien beeinträchtigen, ist aus Studien an Tieren bekannt. Können sich diese Tiere dennoch fortpflanzen, so tritt der gleiche Schaden bei den männlichen Nachkommen auf, egal ob sie je mit Pestiziden zusammengekommen sind oder nicht. Offensichtlich wurde der erworbene Schaden in den Genen weitervererbt. Biologen konnten sich in der Vergangenheit nicht vorstellen, dass erworbene Eigenschaften an spätere Generationen weitergegeben werden. Die Epigenetik liefert dafür ein Erklärungsmodell. Umweltgifte, aber auch andere Einflüsse können die Methylierungsmuster verändern und auch in den Keimzellen den epigenetischen Code ändern. Diese Veränderung wird dann auf die Kinder übertragen.

Warum Zellen entarten können

War die Wissenschaft früher der Meinung, dass Gen-Mutationen die Triebräder der Evolution wären, so widmet sie sich heute mehr der Gen-Verpackung. Im Alter arbeiten immer mehr Gene langsam, da ihnen an einer bestimmten Stelle eine „Haube" aufgesetzt wird, die sie in ihrem Aktionsradius einschränken. Meist besteht die Haube aus einem Methylrest, der die Transkription in ein Protein reduziert oder überhaupt verhindert. Handelt es sich bei den nicht ausreichend gebildeten Proteinregulatoren um Schutzproteine der Zelle, können bösartige Tumore entstehen. Bekannt ist dies beim Dickdarmkrebs: Durch eine Veränderung der Gen-Verpackung werden bestimmte Wachstumsfaktoren nicht mehr gebremst und Beta Catenin im Überschuss gebildet, was mit einem ungehemmten Wachstum der Dickdarmzellen einhergeht. Dieser Vorgang kann einerseits durch eine Mutation ausgelöst werden, andererseits durch eine Ruhigstellung von Genen, die unter normalen Umständen eine Kontrollfunktion ausüben würden. Dazu gehört das Retinoblastom-Protein, dessen Gene mit so vielen Methylresten behängt werden, dass es von der Zelle nicht mehr hergestellt werden kann. Da es somit keinen Kontrolleur gibt, kann die Catenin-Synthese ungehindert ablaufen – die Darmzellen entarten. HIC-1 ist ein weiteres Protein, das gegen Dickdarmkrebs schützt und bei einer Inaktivierung durch Methylreste die Bereitschaft zum Karzinom erhöht.

Für die Brust- und Lungenzellen übernimmt zum Beispiel das p16-Protein die Schutzfunktion. Werden die Gene dieses p16-Schutzproteins zu stark mit Methylvignetten verklebt, resultiert daraus eine erhöhte Anfälligkeit für Brustkrebs und für das Lungenkarzinom. Ähnliches beobachtet man auch beim Prostatakarzinom. Die Vorsteherdrüse schützt sich mit dem Enzym Glutathion-S-Transferase gegen Freie Radikale, die in den Prostatazellen an der Krebsentstehung beteiligt sind. Wurde nun das Gen für diese Glutathion-S-Transferase inaktiviert, so steigt das Risiko für Prostatakrebs.

Karzinome entstehen nicht von heute auf morgen, sondern entwickeln sich über Jahre. Und in dieser Zeit kann viel geschehen: Die entarteten Zellen können vom Körper entweder repariert oder zerstört werden. Zu den Reparaturkräften der Zelle gehören die sogenannten Sirtuine. Sie steigen bei sinkender Glukosekonzentration an und katapultieren die Zelle in eine Ruhephase, um den Schaden beheben zu können. Wie das p53-Molekül gehören auch die Sirtuine zu den Notprogrammen des Körpers. Während allerdings mit dem p53-Protein kranke Zellen zerstört werden, versuchen Sirtuine vorher noch eine Reparatur. Deswegen hemmen zunächst die Sirtuine das p53-Protein daran, die Zelle zu töten. Sirtuine arbeiten am epigenetischen Code: Sie entfernen den Acetylrest vom Genom und stellen das entsprechende Gen ruhig. Und dann sollte die Reparatur beginnen.

Natürlich ist dies eine Gratwanderung, denn wenn der Zellschaden zu groß ist und die Reparatur nicht funktioniert, dann wird aus der Zelle ein bösartiger Tumor. Sirtuine sind also für die Reparatur zuständig und p53-Protein für die Zerstörung der Zellen (= Apoptose).

Befehlspläne für Stammzellen

In unserem Körper gibt es Depots aus Stammzellen, aus denen sich Organe erneuern und regenerieren. Normalerweise sind diese Stammzellen in einem Schlafzustand und wachen nur kurzzeitig auf, um Zellen und Gewebe in unserem Organismus zu ersetzen und auszutauschen. Das Schlafen dieser Stammzellen wird ebenfalls durch die Epigenetik gesteuert. Methylreste verhindern, dass sich das Stammzellpool entleert und plötzlich über Nacht keine Vorläuferzellen mehr da wären. Die Balance zwischen ruhenden Stammzellen und aktiven Zellen, die die Arbeit in den Organen verrichten, ist für das Überleben unseres Körpers essenziell. Jedes Ungleichgewicht kann zum frühzeitigen Tod führen: Bei zu vielen aktiven Vorläuferzellen werden die Depots zu schnell leer, während ein Überangebot an Stammzellen mitunter zur Tumorbildung führen kann. Daher achtet unser Organismus genau darauf, diese Regenerationszellen in Ruheposition zu halten. Andererseits müssen sie jederzeit aktiviert werden können, wenn der Körper sie braucht. Diese Aktivierung geschieht über den epigenetischen Code: Der Methylrest wird entfernt, das Gen beginnt plötzlich zu arbeiten. Mit diesem Mechanismus werden die ruhenden Stammzellen für die Reparatur von Gewebsdefekten aus ihrem Depot geholt.

Auch chronische Entzündungen bedienen sich des epigenetischen Codes. Durchfluten Entzündungsbotschaften den Körper, so wissen die Stammzellen, dass sie zur Regeneration und zur Wundheilung gebraucht werden. Sie entledigen sich des Methylrestes, werden damit aktiviert und versuchen an den Ort der Verwundung zu eilen, um dort die notwendige Reparatur in Gang zu setzen. Dauern die Entzündungen zu lange, werden ruhende Stammzellen in einem derartig hohen Umfang mobilisiert, dass sie nicht immer Zeit haben, sich des Methylrestes zu entledigen. Sie bleiben damit unreif, beginnen aber trotzdem sich zu teilen, was Ursache für Krebs sein kann.

Die Behandlung epigenetischer Krankheiten

Während die Buchstaben des genetischen Codes in den Genen eingebrannt sind und nur durch Mutationen – mit unabsehbaren Folgen – verändert werden können, ist der epigenetische Code formbar. Umwelteinflüsse, Schadstoffe, aber auch viele bis jetzt noch nicht bekannte Faktoren verändern das Methylierungs- und Acetylierungsmuster, damit die Verpackung und letztendlich die Aktivität zahlreicher Gene.

Von Interesse für den Alterungsprozess sind die „Demethylierer“: Stoffe, welche unnötige Methylreste aus den Genen entfernen. Während des Alterns akkumulieren diese „Bremser“. Die Gene werden dementsprechend nur langsam aktiviert, das notwendige Protein fehlt oder wird defizitär. Der Fehler passiert – wie erwähnt – deswegen, weil unser Körper Virus-DNA – die sich mitunter in die Zelle einschleichen können – mit einem Methylrest inaktiviert. Mit zunehmendem Alter wird dieser Methylrest irrtümlich auch an andere Gene angehängt. Die Medizin sucht daher nach Wegen, diese unnötigen Altersvignetten wieder zu entfernen und die Gene wieder zur jugendlichen Höchstform auflaufen zu lassen. Und zwar ohne die Gefahr der Tumorentstehung.

Nach den bis jetzt vorliegenden Erkenntnissen, scheint die Sonneneinstrahlung eine demethylierende Wirkung zu haben, sie ist in der Lage, das Alterspickerl zu entfernen und die ursprüngliche Gen-Aktivität wieder sicherzustellen. Die Sonne fördert demnach nicht nur den Hautkrebs, sondern hat auch positive Effekte, wie man sich selbst nach einem Urlaub am Meer vergewissern kann. Natürlich ist es auch dabei die Dosis, die heilsam oder (für die Haut) belastend ist.

Die Suche nach „epigenetischen Medikamenten“

Die magische Substanz Epigallokatechingalat – enthalten im grünen Tee – wird derzeit als „epigenetisches Medikament“ gehandelt und in klinischen Prüfungen getestet. Es soll den Alterscode der Epigenetik, die Hypermethylierung, zumindest teilweise korrigieren können. Tatsächlich zeigten zahlreiche Studien, dass Epigallokatechingalat die DNA-Methyltransferaseaktivität hemmt, also jenes Enzym, das wichtige Gene in unserem Körper ruhigstellt. Der grüne Tee kann aber offensichtlich noch mehr: Er entfernt unnötige Methylvignetten, die in bestimmten Genen an Zytosin-Basen hängen. Damit wird das Gen wieder aktiviert und stellt dem Körper seine Proteine zur Verfügung. Wenn es sich dabei um Krebsabwehrproteine handelt – dann ist dieser Effekt des grünen Tees bemerkenswert. Denn bei der Entstehung von Krebs sind zahlreiche Gene für Tumorschutzproteine, aber auch für Hormonrezeptoren unterdrückt, indem sie mit zu viel Methylvignetten versehen wurden. Gelingt es dem grünen Tee tatsächlich, diese Blockade aufzuheben – und die Studien sprechen dafür –, dann wird er in der präventiven Medizin eine besondere Rolle bekommen.

Folsäure stabilisiert unser Erbgut

Ein Übermaß an Methylierung schadet den Genen genauso wie ein Mangel an diesen Stabilisierungsinstrumenten. Das Epigallokatechingalat des grünen Tees verhindert, dass zu viel Methylreste an die DNA andocken. Die Folsäure hingegen fungiert als Methylspender, wenn es notwendig wird gefährliche Gene auszuschalten. Diese Inaktivierung von Genen ist vor allem in der Schwangerschaft von großer Bedeutung. Wenn die Organbildung im Mutterleib abgeschlossen ist, dann müssen die Gene das Signal erhalten, ihre Aktivität zu beenden. Sonst würde es zu schwersten Missbildungen kommen. Die Folsäure stellt jene Plaketten zur Verfügung, mit denen Gene abgeschaltet werden, wenn sie in der Schwangerschaft ihre Aufgabe erfüllt haben.

Methylreste dienen nicht nur zur Ruhigstellung von Genen, sie scheinen auch die Stabilität und die Architektur der Chromosomen zu steuern. Dafür wird der Methylrest vorzugsweise auf die zwei Basen Cytosin und Guanin geklebt.

Ob und wie ein Gen arbeitet, wird natürlich auch von diesen Basenpaaren mitgesteuert. Werden zu viel Methylreste an die Cytosinbasen gehängt, wird das Gen ruhiger, andererseits aber auch anfälliger für Mutationen. Methylreste stabilisieren zwar den Lebensfaden, andererseits erleichtern sie die Umwandlung des Cytosins in eine andere Base, nämlich in das Thymin. Dadurch wird die Gen-Botschaft verändert, was mitunter eine Katastrophe bedeutet. Die Stabilität der DNA – durch Methylreste garantiert – verhindert auch das Umherhüpfen einzelner Gen-Stücke, den Retrotransposums, welche Unruhe in den Lebensfaden bringen. Die Methylreste der Folsäure scheinen auch hier für Ordnung zu sorgen.

Das alles bewirkt Methyl (CH3-Gruppe) aus der Folsäure. Es markiert einzelne DNA-Abschnitte, stabilisiert den Lebensfaden und ist an der Bildung von DNA-Bestandteilen beteiligt: Wird der Methylrest an Uracil transportiert, entsteht daraus der DNA-Bestandteil Cytosin. Vor allem in der Schwangerschaft ist dies wichtig, da für das Kind neue DNA in hohem Ausmaß hergestellt werden muss. Deswegen ist die Zufuhr von Folsäure bei der schwangeren Frau von besonderer Bedeutung. Sie ermöglicht den hohen Bedarf an DNA sicherzustellen.

Auch für die Folsäure gilt: Sowohl Mangel als auch Überschuss scheinen ungünstig zu sein. Wird zu viel Folsäure angeboten, dann steigt die DNA-Produktion stark an und lässt Zellen dort wachsen, wo sie eigentlich ruhig bleiben sollten. Bekannt ist dies in den Herzkranzgefäßen, wo Stents die Durchblutung verbessern sollen. Obwohl einerseits die Folsäure für das Herz und für die Durchblutung Schutzfunktionen hat, lässt sie dort, wo sich Stents befinden, bei einem Überangebot neue Zellen entstehen. Das dadurch bedingte starke Wachstum von Blutgefäßzellen kann die Arteriendurchmesser verengen.

Sind zu viel Methylreste vorhanden, dann werden diese nicht nur an die DNA, sondern auch an Aminosäuren gehängt, die sich dadurch verändern. Das Arginin ist ein wertvoller Bestandteil unserer Proteine. Es hat auch eine Schutzfunktion für das Herz, da es die Blutgefäße erweitert. Werden durch einen Folsäure-Überschuss zu viele Methylreste an das Arginin gehängt, dann entstehen asymmetrische Verbindungen, die genau das Gegenteil bewirken – sie schaden dem Herzen.

Überdosierung von Folsäure kann zu Mangel an Vitamin B12 führen. In der Schwangerschaft ist die Folsäurezufuhr obligat. Erfolgt sie aber in hoher Dosierung, lässt das einerseits die Zwillingsrate ansteigen, andererseits begünstigt dies die labilere, langsam arbeitende Sparform der Methylentetrahydrofolatreduktase.

Obwohl Folsäure den gesunden Menschen vor Krebs schützt, scheint sie bei Krebsvorstufen oder bösartigen Tumoren das Wachstum zu stimulieren anstatt zu bremsen. Die durch die Folsäure zugeführten Kohlenwasserstoffbausteine unterstützen die entartete Zelle. Folsäurehemmer werden bei manchen Karzinomen in der Therapie eingesetzt: Sie reduzieren drastisch jene Methylbausteine, die die Krebs-DNA benötigt, und verlangsamen so das Tumorwachstum. Diese Behandlung mit Folsäurehemmern hat sich übrigens auch bei manchen Formen der Eileiterschwangerschaften bewährt. Jede Schwangerschaft braucht – ähnlich wie ein sehr schnell wachsender Tumor – viele Kohlenwasserstoffbausteine, um die Zellen des heranwachsenden Embryos mit Bauelementen zu versorgen. Statt wie früher sofort zu operieren, versucht man heute, in den frühen Phasen einer Eileiterschwangerschaft die Kohlenwasserstoffversorgung zu hemmen und sie damit „auszuhungern".

COMT – Transportsystem der biologischen Etiketten

Die aus der Folsäure kommenden Methylreste sind für den Körper so wichtig, dass er dafür ein eigenes Botensystem zur Verfügung stellt: Die „Transferase" ist ein Enzym, welches Methylreste von einem Ort zum anderen befördert. Auch Hormone des Eierstockes und Neurotransmitter des Gehirns sind dafür Adressaten: Wird ihnen der Methylrest angehängt, so verändern sowohl die Hormone wie auch die Botenstoffe im Gehirn ihre Funktion.

Dieses Transport-Enzym heißt Catechol-O-Methyltransferase oder COMT. Als im Rahmen der Evolution plötzlich Folsäure in größerer Menge verfügbar war, begann die COMT langsamer zu arbeiten – es entstand eine genetische Variation. Ist also ein Baustein im Übermaß vorhanden, dann ist eine intensive Enzymaktivität, die den Methylrest sicherstellen soll, nicht mehr notwendig. Die Evolution versucht auch hier einzusparen und stellt einfachere, langsamer arbeitende

Enzyme her. Deswegen liegt die Catechol-O-Methyltransferase in unterschiedlichen Formen vor: Die langsam arbeitende ist erst später im Rahmen der Evolution aufgetreten.

Fehlt allerdings die Folsäure, wird es problematisch. Dann stehen sich ein schwach arbeitendes Enzym und eine geringe Ausgangssubstanz gegenüber. Die Methylbausteine des Lebens werden defizitär oder nicht mehr an den richtigen Ort übertragen. In diesem Fall ist es sinnvoll, Folsäure zuzuführen. Sinnvoll ist sie auch dann, wenn der Körper sich in einer Aufbauphase befindet, wie das die Schwangerschaft ist.

Blick in die Zukunft

Zahlreiche Forscher bemühten sich in den letzten Jahrzehnten, den genetischen Code zu lösen; in ähnlicher Weise widmet sich jetzt die Naturwissenschaft dem epigenetischen Code, der allerdings nicht so festgegossen ist wie der genetische. Wird Letzterer bereits bei der Befruchtung angelegt, so bildet sich die epigenetische Verpackung vor allem während der Schwangerschaft. Die Weiterentwicklung einzelner Tierarten war vermutlich durch eine Änderung der Epigenetik und durch eine veränderte Gen-Ablesung in der Schwangerschaft bedingt. Hinter vorgehaltener Hand vermutet man heute, dass sich Ähnliches wieder ereignet und wir damit nicht der Endpunkt der Evolution, sondern ein Punkt in der evolutionären Entwicklung sind, die eben weitergeht. So wie sich der Homo sapiens aus den Primaten entwickelte, wird sich möglicherweise eine neue Gattung aus dem heutigen Menschen ableiten. Dafür werden die Weichen in der Epigenetik der Schwangerschaft gestellt.

Die Epigenetik scheint aber auch dafür verantwortlich zu sein, dass erworbene Eigenschaften weitervererbt werden. Am traurigen Beispiel der Pestizide beobachtete man dies vor einiger Zeit. Treten durch diese Umwelt-Noxen Schäden im Keimepithel auf, so werden diese an die neue Generation weitergegeben, selbst wenn sie nie Kontakt zu Pestiziden hatte. Wir müssen mit den „Sünden unserer Väter“ leben.

Auch der Alterungsprozess scheint mit den epigenetischen Veränderungen einherzugehen, es könnte auch sein, dass er durch sie ausgelöst wird. Dementsprechend bemüht sich die Wissenschaft intensiv, „epigenetische drugs“ auf den Markt zu bringen, die diese Veränderungen wieder rückgängig machen können. Möglicherweise wird damit auch der Alterungscode geknackt.

16. Kapitel

Die Genom-Medizin

Das Erbgut in den Wechseljahren

Noch vor Kurzem galt das Genom als unveränderlicher Bauplan des Menschen, der bei der Empfängnis festgelegt wird und bis zum Lebensende gleich bleibt. In ihm, so die Meinung der Mediziner, werden die Reaktionen unseres Körpers determiniert. So sehr Letzteres stimmt, wird Ersteres jedoch durch die gewaltigen Erkenntnisse der Molekularbiologie hinterfragt: In Wirklichkeit bleibt nämlich unser Erbgut während des Lebens nicht gleich, sondern ist einem ständigen Wandel unterworfen, wie Ulrich Phansen kürzlich in „Der Zeit" formulierte. Möglicherweise beginnt damit ein völlig neues Verständnis der Biologie unseres Körpers, vergleichbar mit der Physik, die vor mehr als hundert Jahren ihre wissenschaftlichen Grundlagen neu definierte und das mechanistische Weltbild begrub. Ähnlich verabschiedet man jetzt das Weltbild eines stabilen Genoms, man nimmt zur Kenntnis, dass dieses einem beständigen Umbau unterworfen ist und in einem Dialog mit der Umwelt, aber auch mit dem Geist steht: In diesem Wechselspiel ist unser Genom eingebettet, in einer Komplexität, die unsere bisherigen Vorstellungen übersteigt. Letztendlich ist es auch die Erklärung für die Evolution und für die Weiterentwicklung der Arten: Die Gene sind ein offenes System, das sich unserer Umwelt, aber auch den inneren Prozessen unseres Körpers und unseres Geistes anpasst – es bleibt viel mehr offen, als man angenommen hatte – in der Entwicklung der Arten, aber auch in der Anpassung an unsere Umwelt. Das Genom ist ein Spiegel.

Der amerikanische Biochemiker und „Herr der Gene" Craig Ventor kommt zu dem Schluss: „Im Rückblick waren unsere damaligen Annahmen über die Funktionsweisen des Genoms dermaßen naiv, dass es heute als schon fast peinlich erscheint." Denn das Erbgut der Menschen ist vielgestaltig – so wie auch Menschen im Körper und in der Psyche verschieden sind. Und diese Variation bleibt während des Lebens erhalten.

Alles ist in Bewegung – auch die Gene

Unser Erbgut stammt von den Eltern, von den Genen des Vaters und denen der Mutter. Ursprünglich war man der Meinung, diese würden in jeder Zelle – gleich verteilt – deponiert sein, dem ist allerdings nicht so. In nahezu jedem zweiten

Gen entdeckte man Unterschiede zwischen mütterlichen und väterlichen Gen-Konstellationen. Manche Gen-Abschnitte des Vaters – vergleicht man diese mit dem mütterlichen Genom – sind völlig verschwunden, andere wurden im mütterlichen Genom ausgeschnitten, umgedreht und wieder neu angebaut: Eine ungeahnte Beweglichkeit scheint hinter den Genen zu stehen. Die bisherige Überzeugung, dass jedes Gen zweimal im Erbgut vorkäme – eben vom Vater und von der Mutter vererbt –, ist unrichtig. Unsere Erbinformationen unterliegen einem noch nicht erkannten Vervielfältigungsprozess. Wenn es der Zelle gefällt, macht sie bis zu 16 Kopien von einem Gen-Abschnitt – copy number variance (CNV), von der Wissenschaft so benannt. Bei bisher 1500 menschlichen Genen hat eine noch unbekannte Xerox-Kraft Gene vervielfältigt und diese Kopiermaschine scheint auch während des Erwachsenenlebens weiterzuarbeiten: Die Kopiezahl der Gene kann sinken oder steigen, einzelne Körperzellen des Menschen unterscheiden sich demnach von Zelle zu Zelle in ihren Genen – ein Paradigmenwechsel von ungeheurem Ausmaß. Ständig scheinen Gene zu kommen und andere wieder zu gehen. Die mechanistische Annahme einer genetischen Stabilität weicht einer mobilen Genetik.

Diese Erkenntnis liefert erstmals auch eine plausible Erklärung für die Verschiedenartigkeit des Menschen, denn erst in ihrem Zusammenspiel können sich derartig dynamische Prozesse auf die körperlichen Eigenschaft des Menschen durchschlagen – diese werden nämlich nicht nur von einzelnen Genen, sondern von Netzwerken aus oft Hunderten von Erbanlagen gesteuert: Schon auf subtile Änderungen in einem einzigen Gen – Polymorphismen genannt – reagieren die Gen-Systeme hoch sensitiv. Aber auch die Kopiermechanik im Erbgut scheint von diesen kleinen Unterschieden abhängig zu sein. Die Entwicklung unseres Gehirns beruht höchstwahrscheinlich auf einer derartigen Kopierfreudigkeit unseres Genoms, denn gerade die Spezies Homo sapiens unterliegt einer genetischen Turborevolution, Hunderte Bereiche im Erbgut haben sich weit schneller gewandelt als bei anderen Primaten. Neue Untersuchungen kommen zu dem Schluss, dass die Zivilisation seit Beginn der Jungsteinzeit die menschliche Evolution um das Hundertfache beschleunigt haben muss. Dabei spielt beim Menschen das Genom mit zweierlei Karten und brachte diese Kartenspieltechnik zur Perfektion, denn diejenige der Gen-Kopien – die väterliche oder die mütterliche –, die einen Vorteil erwirtschaftet, wird bevorzugt. Bei bis zu 10 Prozent aller Erbanlagen ist demnach nur die mütterliche oder nur die väterliche Variante aktiv. „Autosomale monoallelische Expression“ heißt dieses Muster, das bereits im Embryo festgelegt wird: Dort trifft die Zelle ihre eigene Entscheidung – wenn der Embryo sich einnistet, dann ist diese gefallen. Demnach gleicht der erwachsene Organismus einem Fleckerlteppich von Verbänden, deren genetische Netzwerke unterschiedlich gestrickt sind. Von dieser Bevorzugung einer bestimmten Gen-Kopie – von der monoallelischen Expression – sind besonders häufig Gene betroffen, die im Verlauf der Menschwerdung einer beschleunigten Evolution unterlagen und die für unser zentrales Nervensystem notwendig sind. Nach der Geburt bleibt dann unser Genom ein fragiles Puzzle aus biologisch unterschiedlichen Einheiten: Die Gesundheit ist demnach ein instabiler Zustand, in dem die Egoismen der Mosaik-Gene in Schach gehalten werden.

Dies erklärt auch, warum es Unterschiede zwischen eineiigen Zwillingen gibt. Denn auch soziale und materielle Außenfaktoren können einen Menschen prägen, indem sie seine Gen-Funktionen verändern. Durch sogenannte epigenetische Prozesse können Stress, Folter, Ernährungsmangel oder Liebesentzug bis in den Zellkern hinein wirken. In Zukunft wird man auch beweisen können, dass Gedanken und Gefühle den epigenetischen Code beeinflussen.

Angesichts der Flut dieser noch weithin mysteriösen Befunde geht es den Gen-Forschern ganz ähnlich wie den Kosmologen, die seit einigen Jahren nach der geheimnisvollen, dunklen Materie im Universum forschen. Auch die Biowissenschaftler rätseln nun über die dunkle Materie des Erbgutes.

Finden könnte man diese dunklen Geheimnisse in jenen Teilen des Erbgutes, die man bisher als Müll abgetan hat – in den Junk-DNAs, den zwischen zwei Gen-Abschnitten befindlichen Introns. Relevant waren in der Vergangenheit nur jene wenigen Prozente des Genoms, die als Gene die nötige Information für den Aufbau der Eiweißstoffe in den Zellen enthalten. Der Rest galt als evolutionärer Schrott. Nun aber zeigte sich: Es ist vor allem diese scheinbar inaktive DNA-Materie der Chromosomen, in denen sich viele der neu entdeckten motilen Prozesse abspielen. Vor allem die Mikro-RNA-Gene regeln eine Vielzahl von Entwicklungen und Krankheitsprozessen.

Zwar sind die Eigenschaften des Menschen in seinem Genom begründet, gleichwohl aber ist es im offenen System des embryonalen Erbgutes keineswegs determiniert, welcher Mensch einmal aus ihm heranwächst. Selbst wenn man einen bis ins letzte Molekül exakt duplizierten Embryo unter identischen Umständen im Mutterleib heranwachsen lassen könnte – es käme dennoch ein anderer Mensch heraus, versichert der Berliner Genetiker Nikolaus Rajewsky. Erziehung, Kultur und Umwelt sind prägende Faktoren, an denen sich unser Erbgut widerspiegelt.

In den Chromosomen sind die Bausteine des Genoms in Form der charakteristischen Doppelhelix aufgereiht. Aber die Erbfunktion ist nicht in jeder Zelle dieselbe. Schon lange bekannt sind die Abweichungen, bei denen ein Baustein gegen einen anderen ausgetauscht wird, die single nukleotide polymorphismen (SNP). Zwei Menschen unterscheiden sich durch unzählige solcher Polymorphismen.

Veränderungen in unserem Genom können unterschiedlich geschehen: Inversionen entstehen, wenn Abschnitte aus der DNA gelöst und umgekehrt wieder eingebaut werden. Bei Insertionen werden DNA-Stücke neu eingefügt. Bei Deletionen gehen Gene verloren.

Manche Gene liegen in ihren Kopien vor. Diese copy number variance (CNV) beeinflusst die Gen-Aktivität.

Aber auch die Vorstellung, dass ein einzelnes Gen für eine Krankheit verantwortlich ist, trifft in den seltensten Fällen zu. Gene auf unterschiedlichen Abschnitten der DNA wirken auf komplexe Weise zusammen. Nur wenige Prozent des Erbguts bestehen aus Genen herkömmlicher Definition, die eine Bauanleitung zur Herstellung der Proteine in den Zellen enthalten. Der weitaus größte Teil unseres Erbguts galt lange Zeit als sinnloser, evolutionärer Schrott. Inzwischen stellte sich heraus, dass diese vermeidbare Müllhalde des Genoms wichtige biologische Funktionen erfüllt. Hier verbirgt sich offenbar der gesamte hochkomplexe Steuerungsapparat, der die Aktivität der Gene reguliert und koordiniert. Eine wichtige Steuerungsaufgabe hat das erst vor wenigen Jahren entdeckte System der Mikro-RNA-Gene. Es steuert grundlegende biologische Prozesse, wie die Entwicklung, die Zellspezialisierung, die Immunabwehr oder die Alterung. Seine Defekte sind offenbar eine Hauptursache für die Entstehung von Krebs und Metastasen.

Die Medizin von morgen wird auf diese große genetische Unterschiedlichkeit der Menschen mehr eingehen: Das Konzept „ein Medikament – für ein Problem – für alle Patienten“ ist durch das explosionsartig ansteigende Wissen über die Individualität und auch Plastizität unseres Genoms überholt. Dies soll an einigen Beispielen genetischer Variabilität und Individualität, die vor allem bestimmte Aspekte des weiblichen Körpers betreffen, illustriert werden.

Blick in die Zukunft

Ähnlich wie man in der Vergangenheit Unterschiede im Blutdruck, im Cholesterinspiegel und im Gewicht zwischen den einzelnen Menschen festgehalten hat, wird sich in Zukunft die Medizin bemühen, die kleinen genetischen Unterschiede, die einen Menschen von anderen differenzieren, zu erkennen und diese „Eigenheit" in das diagnostische und therapeutische Schema einzubauen. Die genetische Varianz, auch Polymorphismen (Vielgestaltigkeit) genannt, ist für die unterschiedliche Aktivität jener Proteine verantwortlich, die sich aus diesem Gen herleiten. Dies kann einerseits für das körperliche Gleichgewicht von Bedeutung, andererseits aber auch mit bestimmten Erkrankungen assoziiert sein.

Genetische Unterschiedlichkeit der Gene, die die Herstellung unserer Hormone im Körper steuern (CYP 17, CYP 19).

Arbeiten diese Gene schneller, produziert der Körper mehr Hormone, was vor allem für die Beratung der weiblichen Patientin wichtig ist und eine individuelle Behandlung erlaubt bzw. verbessert.

Zwei Gene sind für die Hormonproduktion der Frau von hoher Bedeutung, das CYP 17 sowie das CYP 19 (das Wort CYP steht für Cytochromales Protein, ein Teil unserer Zellen).

Das CYP 17 stellt die Vorläufer-Moleküle der menschlichen Geschlechtshormone her. Ein kleiner genetischer Unterschied (die Base Thymin wird dabei durch die Base Cytosin am Beginn des Gens ersetzt) geht mit einer erhöhten Gen-Aktivität und damit auch mit einer verstärkten Hormonproduktion einher.

Frauen, die diese Gen-Variante in sich tragen, haben viel seltener Wechselbeschwerden und brauchen auch kaum Hormone im Klimakterium. Diese Frauen kommen auch früher in die Pubertät, weil schon in der frühen Jugend vermehrt Hormone gebildet werden.

Ähnlich ist es mit dem CYP 19. Dieses Gen kodiert die Aromatase, ein Enzym, das aus Testosteron Östrogen herstellt, also letztlich der Schlüsselproduzent für die östrogenen Hormone ist. Auch in diesem Gen gibt es eine Variation, bei der in der Gen-Position 1558 die Base Cytosin durch ein Thymin ersetzt wird. Die Folge ist eine erhöhte Aromatase-Aktivität und eine vermehrte Östrogenwirkung im Körper der Frau. Dies kann jene Beschwerden hervorrufen, die von einer zu hohen Östrogenkonzentration bekannt sind: Brustschmerzen, Venenschmerzen, eine hohe Brustdichte etc.

Alkohol regt dieses Enzym, nämlich die Aromatase, an. Ist durch die Gen-Variation mit einer erhöhten Aromatase-Aktivität zu rechnen, wird man – vor allem wenn entsprechende Symptome vorhanden sind – z. B. den Alkohol meiden, der die Aromatase-Aktivität weiter anregen würde. Sportliche Aktivität senkt die Enzymaktivität.

Diese Gen-Varianten können gleichzeitig mit den Spiegeln jener Hormone, für deren Synthese sie mitverantwortlich sind, beurteilt werden: mit dem Östrogen, dem Östradiol, dem Testosteron, dem Androstendion, dem Progesteron und dem Pregnelonon.

Die Umbauenzyme der Östroge: CYP 1A1 und CYP 1B1

Während CYP 17 und CYP 19 die Hormonproduktion ankurbeln, bauen CYP 1A1 und CYP 1B vor allem das Östrogen wieder ab, indem sie an unterschiedliche Positionen des Moleküls eine Wasserstoffsauerstoffgruppe anhängen. Damit nehmen die so entstandenen östrogenen Verbindungen einen ganz neuen Charakter an, mit unterschiedlicher Wirkung. Das CYP 1A1 verpasst dem 17-Beta-Östradiol eine derartige OH-Gruppe an der Position 2, dadurch entsteht das 2-Hydroxyöstron. Das CYP 1B1 zielt auf die Position 4 des Östrogens und assoziiert dort eine OH-Gruppe – das 4-Hydroxyöstron entsteht. Letzteres regt die Zellen im Körper der Frau – auch in der Brust – an, vermehrt die Blutgefäße, ist für die Schwangerschaft wichtig, belastet allerdings den weiblichen Organismus. Jene Gen-Varianten, die mit einer erhöhten CYP-1B1-Aktivität verbunden sind, bilden vermehrt 4-Hydroxyöstrogene.

Durch das CYP 1A1 entsteht präferenziell das 2-Hydroxyöstrogen. Auch dieses CYP-1A1-Gen hat unterschiedliche Gesichter, unterschiedliche Gen-Varianten: Die schnell arbeitenden Gen-Varianten entsorgen das Östradiol rasch, das 2-Hydroxyöstron hat eine schwächere östrogene Wirkung als die Muttersubstanz, das 17-Beta-Östradiol und das 4-Hydroxyöstrogen.

Pflanzenbestandteile können diese Enzyme modulieren. Isoflavone hemmen z. B. die CYP-1B1-Aktivität und verringern damit den Anteil von 4-Hydroxyöstrogen, während Epigallokatechingallat die CYP-1A1-Aktivität stimuliert. Dadurch verfügt die Frau über mehr 2-Hydroxyöstrogen.

Zur Beurteilung können diese Gen-Varianten gleichzeitig mit den Metaboliten des Östrogens, dem 2-Hydroxy-Östradiol, dem 4-Hydroxy-Östradiol sowie der Ausgangs-Muttersubstanz, dem 17-Beta-Östradiol, korreliert werden.

Die Scharfmacher in Brust, Prostata und Gehirn – die 5-α-Reduktase

Dieses Enzym reduziert das Testosteron und das Progesteron, beide Hormone werden damit aktiver. Das Testosteron wandelt sich dabei, vor allem in der Prostata, in das Dihydrotestosteron um, regt die Prostata an, vermehrt deren Zellen und belastet damit dieses Organ. Auch in der Brust wird das Testosteron durch die 5-alpha-Reduktase – ähnlich wie in der Prostata – in Dihydrotestosteron konvertiert, dieses scheint die Brust zu schützen, weil es die Östrogenbildung im Gewebe verringert.

Aber auch das Progesteron wird in ähnlicher Weise durch die 5-alpha-Reduktase weiterverwandelt, das 5-alpha-Progesteron wirkt wehenhemmend auf der einen Seite, auf der anderen Seite stimuliert es ebenfalls das weibliche Gewebe und ist somit eine Belastung.

Dieses Enzym, nämlich die 5-alpha-Reduktase, hat zwei ähnliche Formen (Isoformen), in denen es genetische Variationen gibt, die mit einer verstärkten oder auch verringerten Aktivität des Enzyms einhergehen.

Die Beurteilung dieser genetischen Variationen kann gleichzeitig mit der Erhebung des Dihydrotestosteronspiegels, des Testosteronspiegels, des Progesterons und des 5-alpha-Progesterons vorgenommen werden.

Portale für die Hormone: „Hormonrezeptoren und ihre genetische Variabilität“

Die Hormone der Fortpflanzung dürfen als Steroidhormone direkt an Erbgut andocken und benützen dafür ein Vehikel, das sie – „einem Portal“ vergleichbar – zur DNA vorlässt. Sie werden als Rezeptoren bezeichnet, deren Gene ebenfalls unterschiedlich geformt sein können, was eine Individualität von Hormonwirkungen hervorruft.

Derartige Varianten im Östrogen-Rezeptor bewirken z. B., dass der Östrogeneffekt verstärkt ist.

Ähnliches findet man auch beim Progesteron-Rezeptor, der in zwei unterschiedlichen Formen vorkommt, in denen sich ebenfalls genetische Variationen fanden, die die Wirkung des Progesterons in unterschiedlicher Weise vermitteln.

Aber auch der Androgenrezeptor besitzt derartige kleine Unterschiede, die für eine verringerte Wirkung der männlichen Hormone an der DNA mitverantwortlich sein können. Da männliche Hormone die Brust schützen können, stellen diese Gen-Veränderungen eine mögliche Belastung für die weibliche Brust dar.

Die genetische Variabilität der Rezeptoren soll gleichzeitig mit der Konzentration der Androgene, des Progesterons und des Östradiols ausgewertet werden.

Der Östrogen-Entsorger: die Catechol-Methyl-Transferase

Östrogene werden im weiblichen Körper gebildet und auch entsorgt. Diese Balance ist für die Frauengesundheit wichtig und hängt unter anderem von der individuellen genetischen Ausführung der daran beteiligten Enzyme ab. Dabei geht die Evolution sparsam mit ihren Ressourcen um: Hat sie einmal ein Entsorgungssystem etabliert, dann benützt sie dieses nicht nur für eine, sondern gleich für mehrere Substanzen. Auch unser Gehirn hat Hormone, Neurotransmittoren, die wichtige Funktionen erfüllen: Aufmerksamkeit und Ruhephasen, Freude und Trauer, Stress und Entspannung hängen von diesen Steuerungsfaktoren ab, die genauso wie Östrogene durch Synthese und Abbau in einem Gleichgewicht stehen und über das Anhängen eines sogenannten „Methylrestes" ausscheidungsfähig gemacht werden. Das dafür verantwortliche Enzym heißt Catechol-O-Methyl-Transferase, das in seinem Gen eine Variabilität aufweist, die die Enzym-Aktivität verstärkt oder verringert. Dementsprechend werden die Hormone schneller oder langsamer entsorgt, aber auch Steuerungsfaktoren unseres Gehirns unterschiedlich rasch deaktiviert. Dies regelt einerseits die Verweildauer des Östrogens im weiblichen Körper, andererseits auch die Wirksamkeit der Neurotransmitter im Gehirn.

Diese genetische Variation kann gleichzeitig mit der Kenntnis des Folsäure-Spiegels, des Östrogen-Spiegels und der Konzentration von 2- und 4-Hydroxyöstrogen beurteilt werden.

Ein Geschenkkorb für die Schwangerschaft: Die Folsäure und die Methylentetrahydrofolat-Reduktase

Die Bedeutung der Folsäure für die Schwangerschaft ist bekannt, sie stellt wichtige Bausteine für das Erbgut und die Proteine des heranwachsenden Kindes zur Verfügung. Dafür ist das Enzym mit dem unaussprechlichen Namen Methylentetrahydrofolat-Reduktase (MTFHR) notwendig, dessen Gen verschieden geformt ist und dementsprechend schneller oder langsamer arbeitet. Die Schwangerschaft zählt zu den wichtigsten Aufgaben dieses Enzyms, das aber auch noch andere Aufgaben verrichtet.

Das Enzym katalysiert die Umwandlung von Homocystin zu Methionin, was deswegen wichtig ist, weil Homocystin ein Risikofaktor für das Herz ist. Ist ausreichend MTHFR vorhanden, wird diese gefährliche Substanz rasch entsorgt.

Aber auch die DNA erwachsener Menschen kann durch Folsäure moduliert werden. Das Anhängen eines Methylrestes ändert die Gen-Aktivität.

Eine bekannte Gen-Variante der Tetrahydrofolat-Reduktase ist mit einer reduzierten Enzymaktivität verbunden, dies kann zu einem erhöhten Homocystin führen.

Die Beurteilung dieser Gen-Variante soll gleichzeitig mit dem Serumspiegel der Folsäure erfolgen.

Der Garant der Schwangerschaft – das Stickmonoxidsystem

Stickoxid erfüllt auf Grund seines Alters in unserem Planeten und seiner Kleinheit, die eine schnelle Diffusion durch viele Gewebe erlaubt, eine Vielzahl von Aufgaben im Körper: In beiden Geschlechtern wird es für die Fortpflanzung verwendet, deshalb regen die Östrogene das Stickmonoxid-herstellende Enzym, das in unterschiedlicher genetischer Anatomie vorkommen kann, an.

Für ihre Aktivität benötigen die NO-Synthasen das Substrat Arginin, aber auch Co-Faktoren, wie Tetrahydrobiopterin und Sauerstoff. Eine Hauptaufgabe dieses Systems ist es, die glatte Muskulatur ruhig zu stellen, dadurch bleibt die Gebärmutter während der Schwangerschaft inaktiviert und weist – wichtig für den Embryo – keine Kontraktionen auf. Aber auch die Muskulatur der Blutgefäße ist durch das Stickmonoxid entspannt, was einen großen Schutz für das Herz-Kreislauf-System darstellt.

Das Gen dieses Enzyms hat unterschiedliche Varianten, die mit einer unterschiedlichen Enzymaktivität assoziiert sind. Dementsprechend wird mehr oder weniger Stickmonoxid dem Körper angeboten. Dies kann durch eine vermehrte Zufuhr von Arginin, der Muttersubstanz des Stickmonoxids, verbessert werden.

Die Beurteilung dieser genetischen Variation soll mit der gleichzeitigen Dokumentation des Blutdrucks sowie der NO-Metabolite des Körpers erfolgen.

Menstruation, Wundheilung, Eisprung – der Plasminogenaktivator-Inhibitor

In unseren Blutgefäßen findet permanent eine Balance statt zwischen Blutgerinnung und Blutgerinnselauflösung. Der Plasminogenaktivator-Inhibitor ist ein wichtiges Glied in diesem Wechselspiel, es verhindert, dass Blutgerinnsel zu rasch wieder eliminiert werden, dies würde mit einer verstärkten Blutung einhergehen. Andererseits kann dieser Inhibitor stark aktiviert sein, dies verhindert dann auf der anderen Seite das Auflösen von Blutgerinnseln. Sowohl beim Eisprung wie auch bei der Menstruation spielt die Wundheilung und die Blutgerinnung eine große Rolle.

Das Gen für den Plasminogenaktivator-Inhibitor weist eine Variante auf, die mit einer verstärkten Aktivität einhergeht, was bei Frauen zu einem erhöhten Herzinfarkt-Risiko führt – ein entstehendes Blutgerinnsel wird durch die vermehrte Inhibitor-Aktivität nicht mehr ausreichend eliminiert. Im Rahmen des Alterungsprozesses nimmt die Inhibitor-Aktivität zu, das Thrombose-Risiko steigt. Östrogene reduzieren seine Aktivität und verschieben damit das Gleichgewicht eher in Richtung Thrombolyse.

Die Auswertung dieser genetischen Variation soll der gleichzeitigen Beurteilung von Faktoren der Blutgerinnung und der Fibrinolyse erfolgen.

Ein uraltes Befruchtungssystem – das Renin-Angiontension-Aldosteron-System

Die Uralt-Form dieses Enzyms, das seit hundert Millionen von Jahren die Spermien aktiviert, gibt es nach wie vor beim Menschen, im Hoden des Mannes, dort aktiviert es Spermien und befähigt sie, in die Eizelle einzudringen, indem es Proteinspaltungen vornimmt.

Im Laufe der Evolution hat dieses Enzym seine Funktionen erweitert und reguliert in unserem Körper vor allem den Blutdruck und das Blutvolumen. Es wirkt als Renin-Angiotensin-Aldosteron-System (RAAS), das Angiotensin-Converting-Enzym (ACE-System) aktiviert diese blutdrucksteigernden Substanzen, das Gen für das ACE-Protein zeigt ebenfalls eine Gen-Variation auf, die unterschiedlich aktiv sein kann.

Die Beurteilung dieser Gen-Variation soll gleichzeitig mit der Bewertung des Aldosterons, des Renins und eventuell des Angiotensins erfolgen. Auch die Dokumentation des Blutdrucks ist dabei sinnvoll.

Literatur-
verzeichnis

1. Kapitel

Almeida S, Hutz MH. Genetic variation of estrogen metabolism and the risks of cardiovascular disease. Curr Opin Investig Drugs. 2007 Oct;8(10):814-20.

Arnal JF, Scarabin PY, Trémollières F, Laurell H, Gourdy P. Estrogens in vascular biology and disease: where do we stand today? Curr Opin Lipidol. 2007 Oct;18(5): 554-60.

Chakrabarti S, Lekontseva O, Davidge ST. Estrogen is a modulator of vascular inflammation. IUBMB Life. 2008 Jun;60(6):376-82.

Chen H, Montagnani M, Funahashi T, Shimomura I, Quon MJ. Adiponectin stimulates production of nitric oxide in vascular endothelial cells. J Biol Chem. 2003 Nov 7;278(45):45021-6. Epub 2003 Aug 27.

De Beauvoir S, Man kommt nicht als Frau zur Welt, man wird es. Frankfurter Allgemeine Zeitung vom 9. Jänner 2008.

Dimmeler S, Fleming I, Fisslthaler B, Hermann C, Busse R, Zeiher AM. Activation of nitric oxide synthase in endothelial cells by Akt-dependent phosphorylation. Nature. 1999 Jun 10;399(6736):601-5.

Florian M, Lu Y, Angle M, Magder S. Estrogen induced changes in Akt-dependent activation of endothelial nitric oxide synthase and vasodilation. Steroids. 2004 Sep;69(10):637-45.

Gorodeski GI. Role of nitric oxide and cyclic guanosine 3',5'-monophosphate in the estrogen regulation of cervical epithelial permeability. Endocrinology. 2000 May;141(5):1658-66.

Herrington DM, Howard TD, Hawkins GA, Reboussin DM, Xu J, Zheng SL, Brosnihan KB, Meyers DA, Bleecker ER. Estrogen-receptor polymorphisms and effects of estrogen replacement on high-density lipoprotein cholesterol in women with coronary disease. N Engl J Med. 2002 Mar 28;346(13):967-74.

Hurt KJ, Musicki B, Palese MA, Crone JK, Becker RE, Moriarity JL, Snyder SH, Burnett AL. Akt-dependent phosphorylation of endothelial nitric-oxide synthase mediates penile erection. Proc Natl Acad Sci U S A. 2002 Mar 19;99(6): 4061-6.

Lamireau D, Nuyt AM, Hou X, Bernier S, Beauchamp M, Gobeil F Jr, Lahaie I, Varma DR, Chemtob S. Altered vascular function in fetal programming of hypertension. Stroke. 2002 Dec;33(12):2992-8.

Lobo RA. Postmenopausal hormones and coronary artery disease: potential benefits and risks. Climacteric. 2007 Oct;10 Suppl 2:21-6.

Lorenz M, Wessler S, Follmann E, Michaelis W, Düsterhöft T, Baumann G, Stangl K, Stangl V. A constituent of green tea, epigallocatechin-3-gallate, activates endothelial nitric oxide synthase by a phosphatidylinositol-3-OH-kinase-, cAMP-dependent protein kinase-, and Akt-dependent pathway and leads to endothelial-dependent vasorelaxation. J Biol Chem. 2004 Feb 13;279(7):6190-5. Epub 2003 Nov 24.

McNeill AM, Zhang C, Stanczyk FZ, Duckles SP, Krause DN. Estrogen increases endothelial nitric oxide synthase via estrogen receptors in rat cerebral blood vessels: effect preserved after concurrent treatment with medroxyprogesterone acetate or progesterone. Stroke. 2002 Jun;33(6):1685-91.

Michell BJ, Griffiths JE, Mitchelhill KI, Rodriguez-Crespo I, Tiganis T, Bozinovski S, de Montellano PR, Kemp BE, Pearson RB. The Akt kinase signals directly to endothelial nitric oxide synthase. Curr Biol. 1999 Jul 29-Aug 12;9(15):845-8.

Mineo C, Yuhanna IS, Quon MJ, Shaul PW. High density lipoprotein-induced endothelial nitric-oxide synthase activation is mediated by Akt and MAP kinases. J Biol Chem. 2003 Mar 14;278(11):9142-9. Epub 2003 Jan 2.

Missmer SA, Eliassen AH, Barbieri RL, Hankinson SE. Endogenous estrogen, androgen, and progesterone concentrations and breast cancer risk among postmenopausal women. J Natl Cancer Inst. 2004 Dec 15;96(24):1856-65.

Nelson SH, Steinsland OS, Wang Y, Yallampalli C, Dong YL, Sanchez JM. Increased nitric oxide synthase activity and expression in the human uterine artery during pregnancy. Circ Res. 2000 Sep 1;87(5):406-11.

Oishi A, Ohmichi M, Takahashi K, Takahashi T, Mori-Abe A, Kawagoe J, Otsu R, Mochizuki Y, Inaba N, Kurachi H. Medroxyprogesterone acetate attenuates estrogen-induced nitric oxide production in human umbilical vein endothelial cells. Biochem Biophys Res Commun. 2004 Nov 5;324(1):193-8.

Sladek SM, Magness RR, Conrad KP. Nitric oxide and pregnancy. Am J Physiol. 1997 Feb;272(2 Pt 2):R441-63.

Stirone C, Boroujerdi A, Duckles SP, Krause DN. Estrogen receptor activation of phosphoinositide-3 kinase, akt, and nitric oxide signaling in cerebral blood vessels: rapid and long-term effects. Mol Pharmacol. 2005 Jan;67(1):105-13. Epub 2004 Oct 20.

Vitale C, Miceli M, Rosano GM. Gender-specific characteristics of atherosclerosis in menopausal women: risk factors, clinical course and strategies for prevention. Climacteric. 2007 Oct;10 Suppl 2:16-20.

Vouyouka AG, Kent KC. Arterial vascular disease in women. J Vasc Surg. 2007 Dec;46(6):1295-302. Epub 2007 Oct 22.

Weiner CP, Lizasoain I, Baylis SA, Knowles RG, Charles IG, Moncada S. Induction of calcium-dependent nitric oxide synthases by sex hormones. Proc Natl Acad Sci U S A. 1994 May 24;91(11):5212-6.

Weiner CP, Thompson LP. Nitric oxide and pregnancy. Semin Perinatol. 1997 Oct;21(5):367-80.

West SG, Hinderliter AL, Wells EC, Girdler SS, Light KC. Transdermal estrogen reduces vascular resistance and serum cholesterol in postmenopausal women. Am J Obstet Gynecol. 2001 Apr;184(5):926-33.

Yildiz O. Vascular smooth muscle and endothelial functions in aging. Ann N Y Acad Sci. 2007 Apr;1100:353-60.

2. Kapitel

Blaustein JD. Progesterone and progestin receptors in the brain: the neglected ones. Endocrinology. 2008 Jun;149(6):2737-8. Epub 2008 Apr 24.

Brinton RD, Thompson RF, Foy MR, Baudry M, Wang J, Finch CE, Morgan TE, Pike CJ, Mack WJ, Stanczyk FZ, Nilsen J. Progesterone receptors: form and function in brain. Front Neuroendocrinol. 2008 May;29(2):313-39. Epub 2008 Feb 23.

Doty RL, Kisat M, Tourbier I. Estrogen replacement therapy induces functional asymmetry on an odor memory/discrimination test. Brain Res. 2008 Jun 12;1214:35-9.

Fernandez SM, Lewis MC, Pechenino AS, Harburger LL, Orr PT, Gresack JE, Schafe GE, Frick KM. Estradiol-induced enhancement of object memory consolidation involves hippocampal extracellular signal-regulated kinase activation and membrane-bound estrogen receptors. J Neurosci. 2008 Aug 27;28(35):8660-7.

Gasbarri A, Pompili A, D'Onofrio A, Abreu CT, Tavares MC. Working memory for emotional facial expressions: role of estrogen in humans and non-human primates. Rev Neurosci. 2008;19(2-3):129-48.

Harburger LL, Bennett JC, Frick KM. Effects of estrogen and progesterone on spatial memory consolidation in aged females. Neurobiol Aging. 2007 Apr;28(4):602-10. Epub 2006 Apr 18.

Herzog AG. Neuroactive properties of reproductive steroids. Headache. 2007 Sep;47 Suppl 2:S68-78.

Irwin RW, Yao J, Hamilton RT, Cadenas E, Brinton RD, Nilsen J. Progesterone and estrogen regulate oxidative metabolism in brain mitochondria. Endocrinology. 2008 Jun;149(6):3167-75. Epub 2008 Feb 21.

Martin VT, Behbehani M. Ovarian hormones and migraine headache: understanding mechanisms and pathogenesis--part 2. Headache. 2006 Mar;46(3):365-86.

Micevych P, Sinchak K. Estradiol regulation of progesterone synthesis in the brain. Mol Cell Endocrinol. 2008 Aug 13;290(1-2):44-50. Epub 2008 May 3.

Pan DS, Liu WG, Yang XF, Cao F. Inhibitory effect of progesterone on inflammatory factors after experimental traumatic brain injury. Biomed Environ Sci. 2007 Oct;20(5):432-8.

Pence S, Bosnak M, Kurtul N, Ugur MG, Erkutlu I, Bagci C, Tan U. The effect of progesterone on total brain tissue sialic acid levels in experimental epilepsy. Int J Neurosci. 2008 Jan;118(1):105-18.

Pluchino N, Luisi M, Lenzi E, Centofanti M, Begliuomini S, Freschi L, Ninni F, Genazzani AR. Progesterone and progestins: effects on brain, allopregnanolone and beta-endorphin. J Steroid Biochem Mol Biol. 2006 Dec;102(1-5):205-13. Epub 2006 Oct 18.

Stein DG. Progesterone exerts neuroprotective effects after brain injury. Brain Res Rev. 2008 Mar;57(2):386-97. Epub 2007 Jul 27.

Vandromme M, Melton SM, Kerby JD. Progesterone in traumatic brain injury: time to move on to phase III trials. Crit Care. 2008;12(3):153. Epub 2008 May 29.

Vanlandingham JW, Cekic M, Cutler SM, Hoffman SW, Washington ER, Johnson SJ, Miller D, Stein DG. Progesterone and its metabolite allopregnanolone differentially regulate hemostatic proteins after traumatic brain injury. J Cereb Blood Flow Metab. 2008 Jul 16. [Epub ahead of print]

Vranić A, Hromatko I. Content-specific activational effects of estrogen on working memory performance. J Gen Psychol. 2008 Jul;135(3):323-36.

Wagner CK. The many faces of progesterone: a role in adult and developing male brain. Front Neuroendocrinol. 2006 Sep;27(3):340-59. Epub 2006 Oct 2.

Xiao G, Wei J, Yan W, Wang W, Lu Z. Improved outcomes from the administration of progesterone for patients with acute severe traumatic brain injury: a randomized controlled trial. Crit Care. 2008;12(2):R61. Epub 2008 Apr 30.

Yucel I, Akar M, Durukan A, Akar Y, Taskin O, Dora B, Yilmaz N. The effect of the menstrual cycle on the optic nerve head analysis of migrainous women. Curr Eye Res. 2005 Mar;30(3):163-9.

3. Kapitel

Blackmore KM, Lesosky M, Barnett H, Raboud JM, Vieth R, Knight JA. Vitamin D From Dietary Intake and Sunlight Exposure and the Risk of Hormone-Receptor-Defined Breast Cancer.

Carbonell Sala S, Masi L, Marini F, Del Monte F, Falchetti A, Franceschelli F, Brandi ML. Genetics and pharmacogenetics of osteoporosis. J Endocrinol Invest. 2005;28(10 Suppl):2-7.

Carbonell Sala S, Brandi ML. 2006 update on genetic determinants of osteoporosis. J Endocrinol Invest. 2007;30(6 Suppl):2-7.

Chaban VV, Lakhter AJ, Micevych P. A membrane estrogen receptor mediates intracellular calcium release in astrocytes. Endocrinology. 2004 Aug;145(8):3788-95. Epub 2004 May 6.

Dimitropoulou C, White RE, Ownby DR, Catravas JD. Estrogen reduces carbachol-induced constriction of asthmatic airways by stimulating large-conductance voltage and calcium-dependent potassium channels. Am J Respir Cell Mol Biol. 2005 Mar;32(3):239-47. Epub 2004 Dec 30.

Farmakiotis D, Katsikis I, Panidis D. Calcium homeostasis and anovulatory infertility. Hum Reprod. 2007 Dec;22(12):3264; author reply 3265. Epub 2007 Oct 12.

Fitzpatrick LA. Estrogen therapy for postmenopausal osteoporosis. Arq Bras Endocrinol Metabol. 2006 Aug;50(4):705-19.

Fricke O, Kow LM, Bogun M, Pfaff DW. Estrogen evokes a rapid effect on intracellular calcium in neurons characterized by calcium oscillations in the arcuate nucleus. Endocrine. 2007 Jun;31(3):279-88.

Harkness LS, Bonny AE. Calcium and vitamin D status in the adolescent: key roles for bone, body weight, glucose tolerance, and estrogen biosynthesis. J Pediatr Adolesc Gynecol. 2005 Oct;18(5):305-11.

Hildebolt CF, Pilgram TK, Dotson M, Armamento-Villareal R, Hauser J, Cohen S, Civitelli R. Estrogen and/or calcium plus vitamin D increase mandibular bone mass. J Periodontol. 2004 Jun;75(6):811-6.

Inoue S. Calcium and anti-aging. Clin Calcium. 2008 Jul;18(7):897-903.

Itzhaki I, Schiller J, Beyar R, Satin J, Gepstein L. Calcium handling in embryonic stem cell-derived cardiac myocytes: of mice and men. Ann N Y Acad Sci. 2006 Oct;1080:207-15.

Kaplan JR. Origins and health consequences of stress-induced ovarian dysfunction. Interdiscip Top Gerontol. 2008;36:162-85.

Krum SA, Brown M. Unraveling estrogen action in osteoporosis. Cell Cycle. 2008 May 15;7(10):1348-52. Epub 2008 Feb 29.

Kurabayashi T, Matsushita H, Kato N, Nagata H, Kikuchi M, Tomita M, Yahata T, Honda A, Tanaka K. Effect of vitamin D receptor and estrogen receptor gene polymorphism on the relationship between dietary calcium and bone mineral density in Japanese women. J Bone Miner Metab. 2004;22(2):139-47.

Massart F, Marcucci G, Brandi ML. Pharmacogenetics of bone treatments: the VDR and ERalpha gene story. Pharmacogenomics. 2008 Jun;9(6):733-46.

Napoli N, Thompson J, Civitelli R, Armamento-Villareal RC. Effects of dietary calcium compared with calcium supplements on estrogen metabolism and bone mineral density. Am J Clin Nutr. 2007 May;85(5):1428-33.

Pongchaiyakul C, Songpattanasilp T, Taechakraichana N. Osteoporosis: overview in disease, epidemiology, treatment and health economy. J Med Assoc Thai. 2008 Apr;91(4):581-94.

Porter RL, Calvi LM. Communications between bone cells and hematopoietic stem cells. Arch Biochem Biophys. 2008 May 15;473(2):193-200. Epub 2008 Apr 7.

Poulsen RC, Kruger MC. Soy phytoestrogens: impact on postmenopausal bone loss and mechanisms of action. Nutr Rev. 2008 Jul;66(7):359-74.

Qiao X, McConnell KR, Khalil RA. Sex steroids and vascular responses in hypertension and aging. Gend Med. 2008;5 Suppl A:S46-64.

Qiu J, Bosch MA, Jamali K, Xue C, Kelly MJ, Rønnekleiv OK. Estrogen upregulates T-type calcium channels in the hypothalamus and pituitary. J Neurosci. 2006 Oct 25;26(43):11072-82.

Shen JB, Pappano AJ. An estrogen metabolite, 2-methoxyestradiol, disrupts cardiac microtubules and unmasks muscarinic inhibition of calcium current. J Pharmacol Exp Ther. 2008 May;325(2):507-12. Epub 2008 Feb 14.

Ulla M, Perez A, Elias V, Binci M, Pretel E, Castro M, Talamoni J, Costero B, Mammana M, Babini S, de Barboza GD, de Talamoni NT. Genotypes of vitamin D and estrogen receptors in pre and perimenopausal women from Cordoba, Argentina. Medicina (B Aires). 2007;67(1):32-8.

Vanderschueren D, Gaytant J, Boonen S, Venken K. Androgens and bone. Curr Opin Endocrinol Diabetes Obes. 2008 Jun;15(3):250-4.

Wu Q, Burghardt R, Safe S. Vitamin D-interacting protein 205 (DRIP205) coactivation of estrogen receptor alpha (ERalpha) involves multiple domains of both proteins. J Biol Chem. 2004 Dec 17;279(51):53602-12. Epub 2004 Oct 5.

Yu LL, Zhang JH, He YP, Huang P, Yue LM. Fast action of estrogen on intracellular calcium in dormant mouse blastocyst and its possible mechanism. Fertil Steril. 2008 Feb 21. [Epub ahead of print]

4. Kapitel

Csete M. Gender issues in transplantation. Anesth Analg. 2008 Jul;107(1):232-8.

Gaytán M, Morales C, Bellido C, Sánchez-Criado JE, Gaytán F. Non-steroidal anti-inflammatory drugs (NSAIDs) and ovulation: lessons from morphology. Histol Histopathol. 2006 May;21(5):541-56.

Goldman S, Shalev E. MMPS and TIMPS in ovarian physiology and pathophysiology.

Front Biosci. 2004 Sep 1;9:2474-83.

Jensen-Jarolim E, Untersmayr E. Gender-medicine aspects in allergology. Allergy. 2008 May;63(5):610-5.

King AE, Critchley HO, Kelly RW. Innate immune defences in the human endometrium. Reprod Biol Endocrinol. 2003 Nov 28;1:116.

Liu YX. Plasminogen activator/plasminogen activator inhibitors in ovarian physiology. Front Biosci. 2004 Sep 1;9:3356-73.

Lockshin MD. Sex differences in autoimmune disease. Lupus. 2006;15(11):753-6.

Lockshin MD. Sex differences in autoimmune disease. Orthop Clin North Am. 2006 Oct;37(4):629-33.

Lockshin MD. Invited review: sex ratio and rheumatic disease. J Appl Physiol. 2001 Nov;91(5):2366-73.

Lockshin MD. Sex ratio and rheumatic disease. Isr Med Assoc J. 2001 Jul;3(7):511-6.

Morgan BP, Holmes CH. Immunology of reproduction: protecting the placenta. Curr Biol. 2000 May 18;10(10):R381-3.

Mundy GR. Osteoporosis and inflammation. Nutr Rev. 2007 Dec;65(12 Pt 2): S147-51.

Murdoch WJ, Gottsch ML. Proteolytic mechanisms in the ovulatory folliculo-luteal transformation. Connect Tissue Res. 2003;44(1):50-7.

Nomellini V, Gomez CR, Kovacs EJ. Aging and impairment of innate immunity. Contrib Microbiol. 2008;15:188-205.

Ortona E, Margutti P, Matarrese P, Franconi F, Malorni W. Redox state, cell death and autoimmune diseases: a gender perspective. Autoimmun Rev. 2008 Jul;7(7):579-84. Epub 2008 Jul 1.

Schreiber A. Autoimmune disease and the female patient. Oral Maxillofac Surg Clin North Am. 2007 May;19(2):153-62, v.

Stouffer RL, Xu F, Duffy DM. Molecular control of ovulation and luteinization in the primate follicle. Front Biosci. 2007 Jan 1;12:297-307.

Tsafriri A. Ovulation as a tissue remodelling process. Proteolysis and cumulus expansion. Adv Exp Med Biol. 1995;377:121-40.

Veenstra van Nieuwenhoven AL, Heineman MJ, Faas MM. The immunology of successful pregnancy. Hum Reprod Update. 2003 Jul-Aug;9(4):347-57.

5. Kapitel

Caracta CF. Gender differences in pulmonary disease. Mt Sinai J Med. 2003 Sep;70(4):215-24.

Carey MA, Card JW, Voltz JW, Germolec DR, Korach KS, Zeldin DC. The impact of sex and sex hormones on lung physiology and disease: lessons from animal studies. Am J Physiol Lung Cell Mol Physiol. 2007 Aug;293(2):L272-8. Epub 2007 Jun 15.

Carey MA, Card JW, Voltz JW, Arbes SJ Jr, Germolec DR, Korach KS, Zeldin DC. It's all about sex: gender, lung development and lung disease. Trends Endocrinol Metab. 2007 Oct;18(8):308-13. Epub 2007 Aug 30.

Ceribelli A, Pino MS, Cecere FL. Gender differences: implications for clinical trials and practice. J Thorac Oncol. 2007 May;2(5 Suppl):S15-8.

Coscio AM, Garst J. Lung cancer in women. Curr Oncol Rep. 2006 Jul;8(4):248-51.

Dao H Jr, Kazin RA. Gender differences in skin: a review of the literature. Gend Med. 2007 Dec;4(4):308-28.

Melgert BN, Ray A, Hylkema MN, Timens W, Postma DS. Are there reasons why adult asthma is more common in females? Curr Allergy Asthma Rep. 2007 May;7(2):143-50.

Mucha L, Stephenson J, Morandi N, Dirani R. Meta-analysis of disease risk associated with smoking, by gender and intensity of smoking. Gend Med. 2006 Dec;3(4):279-91.

Postma DS. Gender differences in asthma development and progression. Gend Med. 2007;4 Suppl B:S133-46.

6. Kapitel

Arner P. Effects of testosterone on fat cell lipolysis. Species differences and possible role in polycystic ovarian syndrome. Biochimie. 2005 Jan;87(1):39-43.

Blouin K, Boivin A, Tchernof A. Androgens and body fat distribution. J Steroid Biochem Mol Biol. 2008 Feb;108(3-5):272-80. Epub 2007 Sep 7.

D'Eon T, Braun B. The roles of estrogen and progesterone in regulating carbohydrate and fat utilization at rest and during exercise. J Womens Health Gend Based Med. 2002 Apr;11(3):225-37.

Hong SC, Yoo SW, Cho GJ, Kim T, Hur JY, Park YK, Lee KW, Kim SH. Correlation between estrogens and serum adipocytokines in premenopausal and postmenopausal women. Menopause. 2007 Sep-Oct;14(5):835-40.

Kosková I, Petrásek R, Vondra K, Skibová J. Weight, body composition and fat distribution changes of Czech women in the different reproductive phases: a longitudinal study. Prague Med Rep. 2007;108(3):226-42.

Kosková I, Petrásek R, Vondra K, Bláha P, Skibová J, Glagolicová A, Karasová L. Weight, body composition and fat distribution of Czech women in relation with reproductive phase: a cross-sectional study. Prague Med Rep. 2007;108(1):13-26.

Li RW, Meyer MJ, Van Tassell CP, Sonstegard TS, Connor EE, Van Amburgh ME, Boisclair YR, Capuco AV. Identification of estrogen-responsive genes in the parenchyma and fat pad of the bovine mammary gland by microarray analysis. Physiol Genomics. 2006 Oct 3;27(1):42-53. Epub 2006 Jun 20.

Mattiasson I, Rendell M, Törnquist C, Jeppsson S, Hulthén UL. Effects of estrogen replacement therapy on abdominal fat compartments as related to glucose and lipid metabolism in early postmenopausal women. Horm Metab Res. 2002 Oct;34(10):583-8.

Mayes JS, Watson GH. Direct effects of sex steroid hormones on adipose tissues and obesity. Obes Rev. 2004 Nov;5(4):197-216.

McCarty MF. Modulation of adipocyte lipoprotein lipase expression as a strategy for preventing or treating visceral obesity. Med Hypotheses. 2001 Aug;57(2):192-200.

Monjo M, Rodríguez AM, Palou A, Roca P. Direct effects of testosterone, 17 beta-estradiol, and progesterone on adrenergic regulation in cultured brown adipocytes: potential mechanism for gender-dependent thermogenesis. Endocrinology. 2003 Nov;144(11):4923-30. Epub 2003 Jul 24.

O'Sullivan AJ, Martin A, Brown MA. Efficient fat storage in premenopausal women and in early pregnancy: a role for estrogen. J Clin Endocrinol Metab. 2001 Oct;86(10):4951-6.

Pedersen SB, Bruun JM, Hube F, Kristensen K, Hauner H, Richelsen B. Demonstration of estrogen receptor subtypes alpha and beta in human adipose tissue: influences of adipose cell differentiation and fat depot localization. Mol Cell Endocrinol. 2001 Aug 20;182(1):27-37.

Rendell M, Hulthén UL, Törnquist C, Groop L, Mattiasson I. Relationship between abdominal fat compartments and glucose and lipid metabolism in early postmenopausal women. J Clin Endocrinol Metab. 2001 Feb;86(2):744-9.

Sites CK, L'Hommedieu GD, Toth MJ, Brochu M, Cooper BC, Fairhurst PA. The effect of hormone replacement therapy on body composition, body fat distribution, and insulin sensitivity in menopausal women: a randomized, double-blind, placebo-controlled trial. J Clin Endocrinol Metab. 2005 May;90(5):2701-7. Epub 2005 Feb 1.

Toth MJ, Tchernof A, Sites CK, Poehlman ET. Menopause-related changes in body fat distribution. Ann N Y Acad Sci. 2000 May;904:502-6.

Wiegand S. Gender and obesity--what does "being fat" mean to boys and girls? Ther Umsch. 2007 Jun;64(6):319-24.

Wismann J, Willoughby D. Gender differences in carbohydrate metabolism and carbohydrate loading. J Int Soc Sports Nutr. 2006 Jun 5;3:28-34.

Zang H, Carlström K, Arner P, Hirschberg AL. Effects of treatment with testosterone alone or in combination with estrogen on insulin sensitivity in postmenopausal women. Fertil Steril. 2006 Jul;86(1):136-44. Epub 2006 Jun 5.

Zang H, Rydén M, Wåhlen K, Dahlman-Wright K, Arner P, Lindén Hirschberg A. Effects of testosterone and estrogen treatment on lipolysis signaling pathways in subcutaneous adipose tissue of postmenopausal women. Fertil Steril. 2007 Jul;88(1):100-6. Epub 2007 Apr 3.

7. Kapitel

Callaghan T, Wilhelm KP. An examination of non-invasive imaging techniques in he analysis and review of cellulite. Int J Cosmet Sci. 2006 Jun;28(3):231.

Distante F, Bacci PA, Carrera M. Efficacy of a multifunctional plant complex in the treatment of the so-called 'cellulite': clinical and instrumental evaluation. Int J Cosmet Sci. 2006 Jun;28(3):191-206.

Draelos ZD. The disease of cellulite. J Cosmet Dermatol. 2005 Dec;4(4):221-2.

Ortonne JP, Zartarian M, Verschoore M, Queille-Roussel C, Duteil L. Cellulite and skin ageing: is there any interaction? J Eur Acad Dermatol Venereol. 2008 Jul;22(7):827-34. Epub 2008 Feb 27.

Piérard GE. Commentary on cellulite: skin mechanobiology and the waist-to-hip ratio. J Cosmet Dermatol. 2005 Sep;4(3):151-2.

Pires-de-Campos MS, Leonardi GR, Chorilli M, Spadari-Bratfisch RC, Polacow ML, Grassi-Kassisse DM. The effect of topical caffeine on the morphology of swine hypodermis as measured by ultrasound. J Cosmet Dermatol. 2008 Sep;7(3):232-7.

Pugliese PT. The pathogenesis of cellulite: a new concept. J Cosmet Dermatol. 2007 Jun;6(2):140-2.

Quatresooz P, Xhauflaire-Uhoda E, Piérard-Franchimont C, Piérard GE. Cellulite histopathology and related mechanobiology. Int J Cosmet Sci. 2006 Jun;28(3):207-10.

Rao J, Paabo KE, Goldman MP. A double-blinded randomized trial testing the tolerability and efficacy of a novel topical agent with and without occlusion for the treatment of cellulite: a study and review of the literature. J Drugs Dermatol. 2004 Jul-Aug;3(4):417-25.

Rawlings AV. Cellulite and its treatment. Int J Cosmet Sci. 2006 Jun;28(3):175-90.

Rona C, Carrera M, Berardesca E. Testing anticellulite products. Int J Cosmet Sci. 2006 Jun;28(3):169-73.

Scheinfeld NS. Obesity and dermatology. Clin Dermatol. 2004 Jul-Aug;22(4):303-9.

Terranova F, Berardesca E, Maibach H. Cellulite: nature and aetiopathogenesis. Int J Cosmet Sci. 2006 Jun;28(3):157-67.

Wanner M, Avram M. An evidence-based assessment of treatments for cellulite. J Drugs Dermatol. 2008 Apr;7(4):341-5.

Wollina U, Goldman A, Berger U, Abdel-Naser MB. Esthetic and cosmetic dermatology. Dermatol Ther. 2008 Mar-Apr;21(2):118-30.

Wollina U, Pabst F, Schönlebe J, Abdel-Naser MB, Konrad H, Gruner M, Haroske G, Klemm E, Schreiber G. Side-effects of topical androgenic and anabolic substances and steroids. A short review. Acta Dermatovenerol Alp Panonica Adriat. 2007 Sep;16(3):117-22.

8. Kapitel

American Academy of Orthopaedic Surgeons. Gender-specific knee replacements: a technology overview. J Am Acad Orthop Surg. 2008 Feb;16(2):63-7.

Arendt EA, Bershadsky B, Agel J. Periodicity of noncontact anterior cruciate ligament injuries during the menstrual cycle. J Gend Specif Med. 2002 Mar-Apr;5(2):19-26.

Cairns BE. The influence of gender and sex steroids on craniofacial nociception. Headache. 2007 Feb;47(2):319-24.

Cormier C, Souberbielle JC, Kahan A. DHEA in bone and joint diseases. Joint Bone Spine. 2001 Dec;68(6):588-94.

Galal N, El Beialy W, Deyama Y, Yoshimura Y, Yoshikawa T, Suzuki K, Totsuka Y. Effect of estrogen on bone resorption and inflammation in the temporomandibular joint cellular elements. Int J Mol Med. 2008 Jun;21(6):785-90.

Goldring MB, Goldring SR. Osteoarthritis. J Cell Physiol. 2007 Dec;213(3):626-34.

Greene KA. Gender-specific design in total knee arthroplasty. J Arthroplasty. 2007 Oct;22(7 Suppl 3):27-31.

Hewett TE, Zazulak BT, Myer GD. Effects of the menstrual cycle on anterior cruciate ligament injury risk: a systematic review. Am J Sports Med. 2007 Apr;35(4):659-68. Epub 2007 Feb 9.

Lee W, Reveille JD, Davis JC Jr, Learch TJ, Ward MM, Weisman MH. Are there gender differences in severity of ankylosing spondylitis? Results from the PSOAS cohort. Ann Rheum Dis. 2007 May;66(5):633-8. Epub 2006 Nov 24.

O'Connor MI. Osteoarthritis of the hip and knee: sex and gender differences. Orthop Clin North Am. 2006 Oct;37(4):559-68.

Ouellette EA, Makowski AL. How men and women are affected by osteoarthritis of the hand. Orthop Clin North Am. 2006 Oct;37(4):541-8.

Prodromos CC, Han Y, Rogowski J, Joyce B, Shi K. A meta-analysis of the incidence of anterior cruciate ligament tears as a function of gender, sport, and a knee injury-reduction regimen. Arthroscopy. 2007 Dec;23(12):1320-1325.e6.

Silvers HJ, Mandelbaum BR. Prevention of anterior cruciate ligament injury in the female athlete. Br J Sports Med. 2007 Aug;41 Suppl 1:i52-9. Epub 2007 Jul 3.

Tankó LB, Søndergaard BC, Oestergaard S, Karsdal MA, Christiansen C. An update review of cellular mechanisms conferring the indirect and direct effects of estrogen on articular cartilage. Climacteric. 2008 Feb;11(1):4-16.

Wojtys EM, Huston LJ, Boynton MD, Spindler KP, Lindenfeld TN. The effect of the menstrual cycle on anterior cruciate ligament injuries in women as determined by hormone levels. Am J Sports Med. 2002 Mar-Apr;30(2):182-8.

Zazulak BT, Paterno M, Myer GD, Romani WA, Hewett TE. The effects of the menstrual cycle on anterior knee laxity: a systematic review. Sports Med. 2006;36(10):847-62.

9. Kapitel

[No authors listed]. Getting estrogen through the skin. Harv Womens Health Watch. 1998 Dec;6(4):2-3.

Brincat MP, Baron YM, Galea R. Estrogens and the skin. Climacteric. 2005 Jun;8(2):110-23.

Calleja-Agius J, Muscat-Baron Y, Brincat MP. Skin ageing. Menopause Int. 2007 Jun;13(2):60-4.

Dao H Jr, Kazin RA. Gender differences in skin: a review of the literature. Gend Med. 2007 Dec;4(4):308-28.

Fischer TW, Slominski A, Tobin DJ, Paus R. Melatonin and the hair follicle. J Pineal Res. 2008 Jan;44(1):1-15.

Hall G, Phillips TJ. Estrogen and skin: the effects of estrogen, menopause, and hormone replacement therapy on the skin. J Am Acad Dermatol. 2005 Oct;53(4):555-68; quiz 569-72.

Krause W. Skin diseases in consequence of endocrine alterations. Aging Male. 2006 Jun;9(2):81-95.

Ohnemus U, Uenalan M, Inzunza J, Gustafsson JA, Paus R. The hair follicle as an estrogen target and source. Endocr Rev. 2006 Oct;27(6):677-706. Epub 2006 Jul 28.

Patriarca MT, Goldman KZ, Dos Santos JM, Petri V, Simões RS, Soares JM Jr, Simões MJ, Baracat EC. Effects of topical estradiol on the facial skin collagen of postmenopausal women under oral hormone therapy: a pilot study. Eur J Obstet Gynecol Reprod Biol. 2007 Feb;130(2):202-5. Epub 2006 Jun 23.

Pelletier G, Ren L. Localization of sex steroid receptors in human skin. Histol Histopathol. 2004 Apr;19(2):629-36.

Quatresooz P, Piérard-Franchimont C, Gaspard U, Piérard GE. Skin climacteric aging and hormone replacement therapy. J Cosmet Dermatol. 2006 Mar;5(1):3-8.

Raine-Fenning NJ, Brincat MP, Muscat-Baron Y. Skin aging and menopause : implications for treatment. Am J Clin Dermatol. 2003;4(6):371-8.

Slayden OD, Brenner RM. A critical period of progesterone withdrawal precedes menstruation in macaques. Reprod Biol Endocrinol. 2006;4 Suppl 1:S6.

Thornton MJ. The biological actions of estrogens on skin. Exp Dermatol. 2002 Dec;11(6):487-502.

Verdier-Sévrain S, Bonté F, Gilchrest B. Biology of estrogens in skin: implications for skin aging. Exp Dermatol. 2006 Feb;15(2):83-94.

Verdier-Sévrain S. Effect of estrogens on skin aging and the potential role of selective estrogen receptor modulators. Climacteric. 2007 Aug;10(4):289-97.

Weiss A, Goldman S, Shalev E. The matrix metalloproteinases (MMPS) in the decidua and fetal membranes. Front Biosci. 2007 Jan 1;12:649-59.

Zouboulis CC, Degitz K. Androgen action on human skin -- from basic research to clinical significance. Exp Dermatol. 2004;13 Suppl 4:5-10.

Zouboulis CC, Chen WC, Thornton MJ, Qin K, Rosenfield R. Sexual hormones in human skin. Horm Metab Res. 2007 Feb;39(2):85-95.

10. Kapitel

Altman D, Zetterström J, López A, Pollack J, Nordenstam J, Mellgren A. Effect of hysterectomy on bowel function. Dis Colon Rectum. 2004 Apr;47(4):502-8; discussion 508-9. Epub 2004 Mar 4.

Arjmandi BH, Salih MA, Herbert DC, Sims SH, Kalu DN. Evidence for estrogen receptor-linked calcium transport in the intestine. Bone Miner. 1993 Apr;21(1): 63-74.

al-Azzawi F, Wahab M. Estrogen and colon cancer: current issues. Climacteric. 2002 Mar;5(1):3-14.

Black HE. The effects of steroids upon the gastrointestinal tract. Toxicol Pathol. 1988;16(2):213-22.

Chatterjee B, Echchgadda I, Song CS. Vitamin D receptor regulation of the steroid/bile acid sulfotransferase SULT2A1. Methods Enzymol. 2005;400:165-91.

Dziuk PJ, Parvizi N, Ellendorff F. Concentrations of free steroids in the jugular and hepatic portal veins of pigs after ingestion of testosterone, estrogen, or progesterone or transplantation of ovaries to the intestine. Domest Anim Endocrinol. 1999 Jul;17(1):29-38.

Eliakim R, Abulafia O, Sherer DM. Estrogen, progesterone and the gastrointestinal tract. J Reprod Med. 2000 Oct;45(10):781-8.

Everson GT. Gastrointestinal motility in pregnancy. Gastroenterol Clin North Am. 1992 Dec;21(4):751-76.

Field FJ, Kam NT, Mathur SN. Regulation of cholesterol metabolism in the intestine. Gastroenterology. 1990 Aug;99(2):539-51.

Goffeng AR, Andersch B, Antov S, Berndtsson I, Oresland T, Hultèn L. Does simple hysterectomy alter bowel function? Ann Chir Gynaecol. 1997;86(4):298-303.

Haggerty CL, Ness RB, Kelsey S, Waterer GW. The impact of estrogen and progesterone on asthma. Ann Allergy Asthma Immunol. 2003 Mar;90(3):284-91; quiz 291-3, 347.

Hiramoto K, Homma T, Jikumaru M, Miyashita H, Sato EF, Inoue M. Fasting differentially modulates the immunological system: its mechanism and sex difference. J Clin Biochem Nutr. 2008 Sep;43(2):75-81.

Kennelly R, Kavanagh DO, Hogan AM, Winter DC. Oestrogen and the colon: potential mechanisms for cancer prevention. Lancet Oncol. 2008 Apr;9(4):385-91.

Manber R, Kuo TF, Cataldo N, Colrain IM. The effects of hormone replacement therapy on sleep-disordered breathing in postmenopausal women: a pilot study. Sleep. 2003 Mar 15;26(2):163-8.

Murdoch WJ, Gottsch ML. Proteolytic mechanisms in the ovulatory folliculo-luteal transformation. Connect Tissue Res. 2003;44(1):50-7.

Newcomb PA, Pocobelli G, Chia V. Why hormones protect against large bowel cancer: old ideas, new evidence. Adv Exp Med Biol. 2008;617:259-69.

Ryan AS, Nicklas BJ, Berman DM. Hormone replacement therapy, insulin sensitivity, and abdominal obesity in postmenopausal women. Diabetes Care. 2002 Jan;25(1):127-33.

Saarinen NM, Wärri A, Airio M, Smeds A, Mäkelä S. Role of dietary lignans in the reduction of breast cancer risk. Mol Nutr Food Res. 2007 Jul;51(7):857-66.

Simon JA, Hunninghake DB, Agarwal SK, Lin F, Cauley JA, Ireland CC, Pickar JH. Effect of estrogen plus progestin on risk for biliary tract surgery in postmenopausal women with coronary artery disease. The Heart and Estrogen/progestin Replacement Study. Ann Intern Med. 2001 Oct 2;135(7):493-501.

Taylor T, Smith AN, Fulton M. Effects of hysterectomy on bowel and bladder function. Int J Colorectal Dis. 1990 Dec;5(4):228-31.

Thakar R, Manyonda R, Stanton SL, Clarkson P, Robinson G. Bowel function and hysterectomy--a review. Int Urogynecol J Pelvic Floor Dysfunct. 2001;12(5):337-41.

Tutton PJ, Barkla DH. Steroid hormones as regulators of the proliferative activity of normal and neoplastic intestinal epithelial cells (review). Anticancer Res. 1988 May-Jun;8(3):451-6.

Yuan JP, Wang JH, Liu X. Metabolism of dietary soy isoflavones to equol by human intestinal microflora--implications for health. Mol Nutr Food Res. 2007 Jul;51(7):765-81.

11. Kapitel

Almeida S, Hutz MH. Genetic variation of estrogen metabolism and the risks of cardiovascular disease. Curr Opin Investig Drugs. 2007 Oct;8(10):814-20.

Arnal JF, Douin-Echinard V, Tremollières F, Terrisse AD, Sié P, Payrastre B, Guery JC, Bayard F, Gourdy P. Understanding the controversy about hormonal replacement therapy: insights from estrogen effects on experimental and clinical atherosclerosis. Arch Mal Coeur Vaiss. 2007 Jun-Jul;100(6-7):554-62.

Billeci AM, Paciaroni M, Caso V, Agnelli G. Hormone replacement therapy and stroke. Curr Vasc Pharmacol. 2008 Apr;6(2):112-23.

Canderelli R, Leccesse LA, Miller NL, Unruh Davidson J. Benefits of hormone replacement therapy in postmenopausal women. J Am Acad Nurse Pract. 2007 Dec;19(12):635-41.

Caufriez A. Hormonal replacement therapy (HRT) in postmenopause: a reappraisal. Ann Endocrinol (Paris). 2007 Sep;68(4):241-50. Epub 2007 Jul 24.

Chaikittisilpa S, Jirapinyo M, Chaovisitsaree S, Wipatavit V, Bunyaviroch S, Kanluan B, Panyakhamlerd K, Jaisamrarn U, Taechakraichana N. Impact of women's health initiative study on attitude and acceptance of hormone replacement therapy in Thai women attending menopause clinics. J Med Assoc Thai. 2007 Apr;90(4):628-35.

Dören M. Cognitive function and menopausal hormone therapy. Hum Reprod Update. 2007 May-Jun;13(3):329; author reply 329-30. Epub 2007 Mar 2.

Dull P. Hormone replacement therapy. Prim Care. 2006 Dec;33(4):953-63.

Gambacciani M, Mannella P. Homocysteine, menopause and cardiovascular disease. Menopause Int. 2007 Mar;13(1):23-6.

Harman SM. Estrogen replacement in menopausal women: recent and current prospective studies, the WHI and the KEEPS. Gend Med. 2006 Dec;3(4):254-69.

Ito K. Hormone replacement therapy and cancers: the biological roles of estrogen and progestin in tumorigenesis are different between the endometrium and breast. Tohoku J Exp Med. 2007 May;212(1):1-12.

Ito K, Utsunomiya H, Yaegashi N, Sasano H. Biological roles of estrogen and progesterone in human endometrial carcinoma--new developments in potential endocrine therapy for endometrial cancer. Endocr J. 2007 Dec;54(5):667-79. Epub 2007 Sep 4.

Jacobsen DE, Samson MM, Kezic S, Verhaar HJ. Postmenopausal HRT and tibolone in relation to muscle strength and body composition. Maturitas. 2007 Sep 20;58(1):7-18. Epub 2007 Jun 18.

John SC, Malcolm W. Oral versus non-oral hormone replacement therapy: how important is the route of administration? Ginekol Pol. 2007 Jul;78(7):514-20.

Kirby RS. Menopacenutrient therapy: an alternative approach to pharmaceutical treatments for menopause. Int J Fertil Womens Med. 2006 May-Jun;51(3):125-9.

Koledova VV, Khalil RA. Sex hormone replacement therapy and modulation of vascular function in cardiovascular disease. Expert Rev Cardiovasc Ther. 2007 Jul;5(4):777-89.

Lemay A. The relevance of the Women's Health Initiative results on combined hormone replacement therapy in clinical practice. J Obstet Gynaecol Can. 2002 Sep;24(9):711-5.

Lethaby A, Hogervorst E, Richards M, Yesufu A, Yaffe K. Hormone replacement therapy for cognitive function in postmenopausal women. Cochrane Database Syst Rev. 2008 Jan 23;(1):CD003122.

Lukes A. Evolving issues in the clinical and managed care settings on the management of menopause following the women's health initiative. J Manag Care Pharm. 2008 Apr;14(3 Suppl):7-13.

MacGregor EA. Migraine and the menopause. J Br Menopause Soc. 2006 Sep;12(3): 104-8.

Manber R, Kuo TF, Cataldo N, Colrain IM. The effects of hormone replacement therapy on sleep-disordered breathing in postmenopausal women: a pilot study. Sleep. 2003 Mar 15;26(2):163-8.

Morales AJ, Haubrich RH, Hwang JY, Asakura H, Yen SS. The effect of six months treatment with a 100 mg daily dose of dehydroepiandrosterone (DHEA) on circulating sex steroids, body composition and muscle strength in age-advanced men and women. Clin Endocrinol (Oxf). 1998 Oct;49(4):421-32.

Moskowitz D. A comprehensive review of the safety and efficacy of bioidentical hormones for the management of menopause and related health risks. Altern Med Rev. 2006 Sep;11(3):208-23.

Napoli N, Armamento-Villareal R. Estrogen hydroxylation in osteoporosis. Adv Clin Chem. 2007;43:211-27.

Ness J, Aronow WS, Newkirk E, McDanel D. Use of hormone replacement therapy by postmenopausal women after publication of the Women's Health Initiative Trial. J Gerontol A Biol Sci Med Sci. 2005 Apr;60(4):460-2.

Quatresooz P, Piérard-Franchimont C, Gaspard U, Piérard GE. Skin climacteric aging and hormone replacement therapy. J Cosmet Dermatol. 2006 Mar;5(1):3-8.

Ribom EL, Piehl-Aulin K, Ljunghall S, Ljunggren O, Naessén T. Six months of hormone replacement therapy does not influence muscle strength in postmenopausal women. Maturitas. 2002 Jul 25;42(3):225-31.

Rice S, Whitehead SA. Phytoestrogens and breast cancer--promoters or protectors? Endocr Relat Cancer. 2006 Dec;13(4):995-1015.

Roos PH, Bolt HM. Cytochrome P450 interactions in human cancers: new aspects considering CYP1B1. Expert Opin Drug Metab Toxicol. 2005 Aug;1(2):187-202.

Rosano GM, Vitale C, Marazzi G, Volterrani M. Menopause and cardiovascular disease: the evidence. Climacteric. 2007 Feb;10 Suppl 1:19-24.

Rosano GM, Vitale C, Fini M. Hormone replacement therapy and cardioprotection: what is good and what is bad for the cardiovascular system? Ann N Y Acad Sci. 2006 Dec;1092:341-8.

Rozenbaum H. How to evaluate the risk-benefit ratio of the low-dose hormone replacement therapy? J Steroid Biochem Mol Biol. 2006 Dec;102(1-5):256-60. Epub 2006 Oct 17.

Ryan J, Scali J, Carriere I, Ritchie K, Ancelin ML. Hormonal treatment, mild cognitive impairment and Alzheimer's disease. Int Psychogeriatr. 2008 Feb;20(1):47-56.

Santos ME. Hormone replacement therapy and venous disease. Acta Chir Belg. 2006 Nov-Dec;106(6):659-61.

Schindler AE. Climacteric symptoms and hormones. Gynecol Endocrinol. 2006 Mar;22(3):151-4.

Schmidt M, Kimmig R. The benefits and risks of hormonal replacement therapy--an update. Gynakol Geburtshilfliche Rundsch. 2006;46(4):166-73.

Sørensen MB, Rosenfalck AM, Højgaard L, Ottesen B. Obesity and sarcopenia after menopause are reversed by sex hormone replacement therapy. Obes Res. 2001 Oct;9(10):622-6.

Stevenson S, Thornton J. Effect of estrogens on skin aging and the potential role of SERMs. Clin Interv Aging. 2007;2(3):283-97.

Sturdee DW. The menopausal hot flush--anything new? Maturitas. 2008 May 20;60(1):42-9. Epub 2008 Apr 1.

Umland EM. Treatment strategies for reducing the burden of menopause-associated vasomotor symptoms. J Manag Care Pharm. 2008 Apr;14(3 Suppl):14-9.

12. Kapitel

Baranov VS. The human genome project as a scientific background of preventive medicine. Vestn Ross Akad Med Nauk. 2000;(10):27-37.

Beck LH. Update in preventive medicine. Ann Intern Med. 2001 Jan 16;134(2):128-35.

Brawley OW, Barnes S, Parnes H. The future of prostate cancer prevention. Ann N Y Acad Sci. 2001 Dec;952:145-52.

Brtko J. Role of retinoids and their cognate nuclear receptors in breast cancer chemoprevention. Cent Eur J Public Health. 2007 Mar;15(1):3-6.

Cantor CR. The use of genetic SNPs as new diagnostic markers in preventive medicine. Ann N Y Acad Sci. 2005 Dec;1055:48-57.

Castrellon AB, Glück S. Chemoprevention of breast cancer. Expert Rev Anticancer Ther. 2008 Mar;8(3):443-52.

Clarke JL, Meiris DC. Preventive medicine: a "cure" for the healthcare crisis. Dis Manag. 2006;9 Suppl 1:s1-16.

Djavan B, Zlotta A, Schulman C, Teillac P, Iversen P, Boccon Gibod L, Bartsch G, Marberger M. Chemotherapeutic prevention studies of prostate cancer. J Urol. 2004 Feb;171(2 Pt 2):S10-3; discussion S13-4.

De Backer G, Ambrosioni E, Borch-Johnsen K, Brotons C, Cifkova R, Dallongeville J, Ebrahim S, Faergeman O, Graham I, Mancia G, Manger Cats V, Orth-Gomér K, Perk J, Pyorälä K, Rodicio JL, Sans S, Sansoy V, Sechtem U, Silber S, Thomsene T, Wood D; European Association for the Study of Diabetes (EASD); International Diabetes Federation Europe (IDF-Europe); European Atherosclerosis Society (EAS); European Heart Network (EHN); European Society of Caridiology (ESC); European Society of Hypertension (ESH); International Society of Behavioural Medicine (ISBM); European Society of General Practice/Family Medicine (ESGP/FM). European guidelines on cardiovascular disease prevention in clinical practice. Third Joint Task Force Of European and other societies on cardiovascular disease prevention in clinical practice (constituted by representatives of eight societies and by invited experts). Arch Mal Coeur Vaiss. 2004 Oct;97(10):1019-30.

De Lorgeril M, Salen P. Diet as preventive medicine in cardiology. Curr Opin Cardiol. 2000 Sep;15(5):364-70.

Fujimoto N, Chang C, Nomura M, Matsumoto T. Can we prevent prostate cancer? Rationale and current status of prostate cancer chemoprevention. Urol Int. 2005;74(4):289-97.

Geller BA, Vogel VG. Chemoprevention of breast cancer in postmenopausal women. Breast Dis. 2005-2006;24:79-92.

Jason LA, Corradi K, Torres-Harding S. Preventive psychology in primary care settings. J Prim Prev. 2005 Jan;26(1):37-50.

Kimura Y, Lee WC, Littleton JT. Therapeutic prospects for the prevention of neurodegeneration in Huntington's disease and the polyglutamine repeat disorders. Mini Rev Med Chem. 2007 Jan;7(1):99-106.

Lieberman R. Prostate cancer chemoprevention: Strategies for designing efficient clinical trials. Urology. 2001 Apr;57(4 Suppl 1):224-9.

Lowe JF, Frazee LA. Update on prostate cancer chemoprevention. Pharmacotherapy. 2006 Mar;26(3):353-9.

Mahoney MC. Breast cancer risk reduction and counseling: lifestyle, chemoprevention, and surgery. J Natl Compr Canc Netw. 2007 Sep;5(8):702-10.

Morrow M, Jordan VC. The current status of breast cancer chemoprevention: a star is born. J Surg Oncol. 2007 Jan 1;95(1):4-5.

Namias B. Preventive medicine in geriatrics. J Pharm Belg. 2003;58(4):89-98.

Paul S. Polyglutamine-mediated neurodegeneration: use of chaperones as prevention strategy. Biochemistry (Mosc). 2007 Apr;72(4):359-66.

Stange KC, Kelly RB, Smith CK, Frank S. Preventive medicine in primary care. Moving from theory to practice. Postgrad Med. 1991 Sep 1;90(3):125-8.

Thompson IM. Chemoprevention of prostate cancer: agents and study designs. J Urol. 2007 Sep;178(3 Pt 2):S9-S13. Epub 2007 Jul 20.

Zittermann A. Vitamin D in preventive medicine: are we ignoring the evidence? Br J Nutr. 2003 May;89(5):552-72.

13. Kapitel

Conti B. Considerations on temperature, longevity and aging. Cell Mol Life Sci. 2008 Jun;65(11):1626-30.

Cuervo AM. Calorie restriction and aging: the ultimate "cleansing diet". J Gerontol A Biol Sci Med Sci. 2008 Jun;63(6):547-9.

Guarente L. Sirtuins in aging and disease. Cold Spring Harb Symp Quant Biol. 2007;72:483-8.

Mair W, Dillin A. Aging and survival: the genetics of life span extension by dietary restriction. Annu Rev Biochem. 2008;77:727-54.

Masoro EJ. Caloric restriction and aging: an update. Exp Gerontol. 2000 May;35(3): 299-305.

Masoro EJ. Possible mechanisms underlying the antiaging actions of caloric restriction. Toxicol Pathol. 1996 Nov-Dec;24(6):738-41.

Ravussin E, Redman LM. Caloric restriction and longevity. Journ Annu Diabetol Hotel Dieu. 2007:111-25.

Redman LM, Martin CK, Williamson DA, Ravussin E. Effect of caloric restriction in non-obese humans on physiological, psychological and behavioral outcomes. Physiol Behav. 2008 Aug 6;94(5):643-8. Epub 2008 Apr 18.

Roth GS, Ingram DK, Lane MA. Caloric restriction in primates and relevance to humans. Ann N Y Acad Sci. 2001 Apr;928:305-15.

Yu BP, Chung HY. Stress resistance by caloric restriction for longevity. Ann N Y Acad Sci. 2001 Apr;928:39-47.

14. Kapitel

Adhami VM, Ahmad N, Mukhtar H. Molecular targets for green tea in prostate cancer prevention. J Nutr. 2003 Jul;133(7 Suppl):2417S-2424S.

Arts IC. A review of the epidemiological evidence on tea, flavonoids, and lung cancer. J Nutr. 2008 Aug;138(8):1561S-1566S.

Beltz LA, Bayer DK, Moss AL, Simet IM. Mechanisms of cancer prevention by green and black tea polyphenols. Anticancer Agents Med Chem. 2006 Sep;6(5):389-406.

Busby JE, Kamat AM. Chemoprevention for bladder cancer. J Urol. 2006 Nov;176(5):1914-20.

Chen D, Milacic V, Chen MS, Wan SB, Lam WH, Huo C, Landis-Piwowar KR, Cui QC, Wali A, Chan TH, Dou QP. Tea polyphenols, their biological effects and potential molecular targets. Histol Histopathol. 2008 Apr;23(4):487-96.

Chen L, Zhang HY. Cancer preventive mechanisms of the green tea polyphenol (-)-epigallocatechin-3-gallate. Molecules. 2007 May 3;12(5):946-57.

Cheung E, Wadhera P, Dorff T, Pinski J. Diet and prostate cancer risk reduction. Expert Rev Anticancer Ther. 2008 Jan;8(1):43-50.

Fujiki H, Suganuma M, Okabe S, Sueoka E, Suga K, Imai K, Nakachi K. A new concept of tumor promotion by tumor necrosis factor-alpha, and cancer preventive agents (-)-epigallocatechin gallate and green tea--a review. Cancer Detect Prev. 2000;24(1):91-9.

Fujiki H, Suganuma M, Okabe S, Sueoka E, Suga K, Imai K, Nakachi K, Kimura S. Mechanistic findings of green tea as cancer preventive for humans. Proc Soc Exp Biol Med. 1999 Apr;220(4):225-8.

Fujiki H. Green tea: Health benefits as cancer preventive for humans. Chem Rec. 2005;5(3):119-32.

Katiyar S, Elmets CA, Katiyar SK. Green tea and skin cancer: photoimmunology, angiogenesis and DNA repair. J Nutr Biochem. 2007 May;18(5):287-96. Epub 2006 Oct 17.

Khan N, Mukhtar H. Tea polyphenols for health promotion. Life Sci. 2007 Jul 26;81(7):519-33. Epub 2007 Jun 28.

Kumar N, Shibata D, Helm J, Coppola D, Malafa M. Green tea polyphenols in the prevention of colon cancer. Front Biosci. 2007 Jan 1;12:2309-15.

Kuriyama S. The relation between green tea consumption and cardiovascular disease as evidenced by epidemiological studies. J Nutr. 2008 Aug;138(8):1548S-1553S.

Lee AH, Fraser ML, Meng X, Binns CW. Protective effects of green tea against prostate cancer. Expert Rev Anticancer Ther. 2006 Apr;6(4):507-13.

Mukhtar H, Ahmad N. Tea polyphenols: prevention of cancer and optimizing health. Am J Clin Nutr. 2000 Jun;71(6 Suppl):1698S-702S; discussion 1703S-4S.

Nagle DG, Ferreira D, Zhou YD. Epigallocatechin-3-gallate (EGCG): chemical and biomedical perspectives. Phytochemistry. 2006 Sep;67(17):1849-55. Epub 2006 Jul 31.

Pan T, Jankovic J, Le W. Potential therapeutic properties of green tea polyphenols in Parkinson‘s disease. Drugs Aging. 2003;20(10):711-21.

Reznichenko L, Amit T, Zheng H, Avramovich-Tirosh Y, Youdim MB, Weinreb O, Mandel S. Reduction of iron-regulated amyloid precursor protein and beta-amyloid peptide by (-)-epigallocatechin-3-gallate in cell cultures: implications for iron chelation in Alzheimer‘s disease. J Neurochem. 2006 Apr;97(2):527-36. Epub 2006 Mar 15.

Ross SM. Green tea chings: on health, longevity, and a cup of humanity. Holist Nurs Pract. 2007 Sep-Oct;21(5):280-2.

Sueoka N, Suganuma M, Sueoka E, Okabe S, Matsuyama S, Imai K, Nakachi K, Fujiki H. A new function of green tea: prevention of lifestyle-related diseases. Ann N Y Acad Sci. 2001 Apr;928:274-80.

Shankar S, Ganapathy S, Srivastava RK. Green tea polyphenols: biology and therapeutic implications in cancer. Front Biosci. 2007 Sep 1;12:4881-99.

Shukla Y. Tea and cancer chemoprevention: a comprehensive review. Asian Pac J Cancer Prev. 2007 Apr-Jun;8(2):155-66.

Weinreb O, Amit T, Youdim MB. The application of proteomics for studying the neurorescue activity of the polyphenol (-)-epigallocatechin-3-gallate. Arch Biochem Biophys. 2008 Aug 15;476(2):152-60. Epub 2008 Jan 13.

Weinreb O, Mandel S, Amit T, Youdim MB. Neurological mechanisms of green tea polyphenols in Alzheimer's and Parkinson's diseases. J Nutr Biochem. 2004 Sep;15(9):506-16.

Wolfram S. Effects of green tea and EGCG on cardiovascular and metabolic health. J Am Coll Nutr. 2007 Aug;26(4):373S-388S.

Yusuf N, Irby C, Katiyar SK, Elmets CA. Photoprotective effects of green tea polyphenols. Photodermatol Photoimmunol Photomed. 2007 Feb;23(1):48-56.

15. Kapitel

Bromfield J, Messamore W, Albertini DF. Epigenetic regulation during mammalian oogenesis. Reprod Fertil Dev. 2008;20(1):74-80.

Edwards TM, Myers JP. Environmental exposures and gene regulation in disease etiology. Environ Health Perspect. 2007 Sep;115(9):1264-70.

Ehrlich M. DNA methylation and cancer-associated genetic instability. Adv Exp Med Biol. 2005;570:363-92.

Eilertsen KJ, Floyd Z, Gimble JM. The epigenetics of adult (somatic) stem cells. Crit Rev Eukaryot Gene Expr. 2008;18(3):189-206.

Esteller M. Cancer epigenomics: DNA methylomes and histone-modification maps. Nat Rev Genet. 2007 Apr;8(4):286-98. Epub 2007 Mar 6.

Esteller M. Epigenetics in cancer. N Engl J Med. 2008 Mar 13;358(11):1148-59.

Gluckman PD, Hanson MA, Cooper C, Thornburg KL. Effect of in utero and early-life conditions on adult health and disease. N Engl J Med. 2008 Jul 3;359(1):61-73.

Herman JG. Epigenetic changes in cancer and preneoplasia. Cold Spring Harb Symp Quant Biol. 2005;70:329-33.

Hochberg Z, Albertsson-Wikland K. Evo-devo of infantile and childhood growth. Pediatr Res. 2008 Jul;64(1):2-7.

Jones JR, Skinner C, Friez MJ, Schwartz CE, Stevenson RE. Hypothesis: dysregulation of methylation of brain-expressed genes on the X chromosome and autism spectrum disorders. Am J Med Genet A. 2008 Sep 1;146A(17):2213-20.

Kelsey G. Genomic imprinting--roles and regulation in development. Endocr Dev. 2007;12:99-112.

Keverne EB, Curley JP. Epigenetics, brain evolution and behaviour. Front Neuroendocrinol. 2008 Jun;29(3):398-412. Epub 2008 Mar 10.

Kirk J. Gene silencing. N Engl J Med. 2004 Feb 26;350(9):947-8; author reply 947-8.

Krøll J. Molecular chaperones and the epigenetics of longevity and cancer resistance. Ann N Y Acad Sci. 2007 Apr;1100:75-83.

Lunyak VV, Rosenfeld MG. Epigenetic regulation of stem cell fate. Hum Mol Genet. 2008 Apr 15;17(R1):R28-36.

Mathers JC. Early nutrition: impact on epigenetics. Forum Nutr. 2007;60:42-8.

McCabe DC, Caudill MA. DNA methylation, genomic silencing, and links to nutrition and cancer. Nutr Rev. 2005 Jun;63(6 Pt 1):183-95.

Miranda TB, Jones PA. DNA methylation: the nuts and bolts of repression. J Cell Physiol. 2007 Nov;213(2):384-90.

Nafee TM, Farrell WE, Carroll WD, Fryer AA, Ismail KM. Epigenetic control of fetal gene expression. BJOG. 2008 Jan;115(2):158-68. Epub 2007 Oct 25.

Paoloni-Giacobino A. Epigenetics in reproductive medicine. Pediatr Res. 2007 May;61(5 Pt 2):51R-57R.

Woo M, Patti ME. Diabetes risk begins in utero. Cell Metab. 2008 Jul;8(1):5-7.

16. Kapitel

Binder H, Dittrich R, Hager I, Müller A, Oeser S, Beckmann MW, Hamori M, Fasching PA, Strick R. Association of FSH receptor and CYP19A1 gene variations with sterility and ovarian hyperstimulation syndrome. Reproduction. 2008 Jan;135(1):107-16.

Bulbul A, Yağci A, Altunbaş K, Sevimli A, Celik HA, Karadeniz A, Akdağ E. The role of nitric oxide in the effects of ovarian steroids on spontaneous myometrial contractility in rats. Theriogenology. 2007 Nov;68(8):1156-68. Epub 2007 Sep 14.

Cox DG, Blanché H, Pearce CL, Calle EE, Colditz GA, Pike MC, Albanes D, Allen NE, Amiano P, Berglund G, Boeing H, Buring J, Burtt N, Canzian F, Chanock S, Clavel-Chapelon F, Feigelson HS, Freedman M, Haiman CA, Hankinson SE, Henderson BE, Hoover R, Hunter DJ, Kaaks R, Kolonel L, Kraft P, LeMarchand L, Lund E, Palli D, Peeters PH, Riboli E, Stram DO, Thun M, Tjonneland A, Trichopoulos D, Yeager M; Breast and Prostate Cancer Cohort Consortium. A comprehensive analysis of the androgen receptor gene and risk of breast cancer: results from the National Cancer Institute Breast and Prostate Cancer Cohort Consortium (BPC3). Breast Cancer Res. 2006;8(5):R54.

Dunning AM, Dowsett M, Healey CS, Tee L, Luben RN, Folkerd E, Novik KL, Kelemen L, Ogata S, Pharoah PD, Easton DF, Day NE, Ponder BA. Polymorphisms associated with circulating sex hormone levels in postmenopausal women. J Natl Cancer Inst. 2004 Jun 16;96(12):936-45.

Einarsdóttir K, Rylander-Rudqvist T, Humphreys K, Ahlberg S, Jonasdottir G, Weiderpass E, Chia KS, Ingelman-Sundberg M, Persson I, Liu J, Hall P, Wedrén S. CYP17 gene polymorphism in relation to breast cancer risk: a case-control study. Breast Cancer Res. 2005;7(6):R890-6. Epub 2005 Sep 14.

Gaudet MM, Chanock S, Lissowska J, Berndt SI, Peplonska B, Brinton LA, Welch R, Yeager M, Bardin-Mikolajczak A, Garcia-Closas M. Comprehensive assessment of genetic variation of catechol-O-methyltransferase and breast cancer risk. Cancer Res. 2006 Oct 1;66(19):9781-5.

Gaudet MM, Lacey JV Jr, Lissowska J, Peplonska B, Brinton LA, Chanock S, Garcia-Closas M. Genetic variation in CYP17 and endometrial cancer risk. Hum Genet. 2008 Mar;123(2):155-62. Epub 2008 Jan 3.

Gaudet MM, Bensen JT, Schroeder J, Olshan AF, Terry MB, Eng SM, Teitelbaum SL, Britton JA, Lehman TA, Neugut AI, Ambrosone CB, Santella RM, Gammon MD. Catechol-O-methyltransferase haplotypes and breast cancer among women on Long Island, New York. Breast Cancer Res Treat. 2006 Sep;99(2):235-40. Epub 2006 Apr 5.

Gaudet MM, Chanock S, Lissowska J, Berndt SI, Yang XR, Peplonska B, Brinton LA, Welch R, Yeager M, Bardin-Mikolajczak A, Sherman ME, Sutter TR, Garcia-Closas M. Genetic variation of Cytochrome P450 1B1 (CYP1B1) and risk of breast cancer among Polish women. Pharmacogenet Genomics. 2006 Aug;16(8):547-53.

Goodman M, Lurie G, Thompson P, McDuffie K, Carney M. Association of two common SNPs in the CYP19A1 locus and ovarian cancer risk. Endocr Relat Cancer. 2008 Jul 30. [Epub ahead of print]

Habuchi T, Liqing Z, Suzuki T, Sasaki R, Tsuchiya N, Tachiki H, Shimoda N, Satoh S, Sato K, Kakehi Y, Kamoto T, Ogawa O, Kato T. Increased risk of prostate cancer and benign prostatic hyperplasia associated with a CYP17 gene polymorphism with a gene dosage effect. Cancer Res. 2000 Oct 15;60(20):5710-3.

Haiman CA, Stampfer MJ, Giovannucci E, Ma J, Decalo NE, Kantoff PW, Hunter DJ. The relationship between a polymorphism in CYP17 with plasma hormone levels and prostate cancer. Cancer Epidemiol Biomarkers Prev. 2001 Jul;10(7):743-8.

Haiman CA, Stram DO, Pike MC, Kolonel LN, Burtt NP, Altshuler D, Hirschhorn J, Henderson BE. A comprehensive haplotype analysis of CYP19 and breast cancer risk: the Multiethnic Cohort. Hum Mol Genet. 2003 Oct 15;12(20):2679-92. Epub 2003 Aug 27.

Haiman CA, Dossus L, Setiawan VW, Stram DO, Dunning AM, Thomas G, Thun MJ, Albanes D, Altshuler D, Ardanaz E, Boeing H, Buring J, Burtt N, Calle EE, Chanock S, Clavel-Chapelon F, Colditz GA, Cox DG, Feigelson HS, Hankinson SE, Hayes RB, Henderson BE, Hirschhorn JN, Hoover R, Hunter DJ, Kaaks R, Kolonel LN, Le Marchand L, Lenner P, Lund E, Panico S, Peeters PH, Pike MC, Riboli E, Tjonneland A, Travis R, Trichopoulos D, Wacholder S, Ziegler RG. Genetic variation at the CYP19A1 locus predicts circulating estrogen levels but not breast cancer risk in postmenopausal women. Cancer Res. 2007 Mar 1;67(5):1893-7. Epub 2007 Feb 26.

Hayashi K, Maeda S, Iemitsu M, Otsuki T, Sugawara J, Tanabe T, Miyauchi T, Kuno S, Ajisaka R, Matsuda M. Estrogen receptor-alpha genotype affects exercise-related reduction of arterial stiffness. Med Sci Sports Exerc. 2008 Feb;40(2):252-7.

Kang SG, Choi JE, Park YM, Lee HJ, Han C, Kim YK, Kim SH, Lee MS, Joe SH, Jung IK, Kim L. Val158Met polymorphism in the catechol-O-methyltransferase (COMT) gene is not associated with tardive dyskinesia in schizophrenia. Neuropsychobiology. 2008;57(1-2):22-5. Epub 2008 Apr 18.

Starr JM, Fox H, Harris SE, Deary IJ, Whalley LJ. COMT genotype and cognitive ability: a longitudinal aging study. Neurosci Lett. 2007 Jun 21;421(1):57-61. Epub 2007 May 21.

Liu YC, Kao SJ, Chuang IC, Chen HI. Nitric oxide modulates air embolism-induced lung injury in rats with normotension and hypertension. Clin Exp Pharmacol Physiol. 2007 Nov;34(11):1173-80.

McColgan P, Sharma P. The genetics of carotid dissection: meta-analysis of a MTHFR/C677T common molecular variant. Cerebrovasc Dis. 2008;25(6):561-5. Epub 2008 May 16.

Mill J, Kiss E, Baji I, Kapornai K, Daróczy G, Vetró A, Kennedy J, Kovacs M, Barr C; International Consortium for Childhood-Onset Mood Disorders. Association study of the estrogen receptor alpha gene (ESR1) and childhood-onset mood disorders. Am J Med Genet B Neuropsychiatr Genet. 2008 Oct 5;147B(7):1323-6.

Pahnsen U, Erbgut in Auflösung, Die Zeit 12.Juni 2008.

Rannug A, Alexandrie AK, Persson I, Ingelman-Sundberg M. Genetic polymorphism of cytochromes P450 1A1, 2D6 and 2E1: regulation and toxicological significance. J Occup Environ Med. 1995 Jan;37(1):25-36.

Sato H, Nogueira-de-Souza NC, D'Amora P, Silva ID, Girão MJ, Schor E. Intron 1 and exon 1 alpha estrogen receptor gene polymorphisms in women with endometriosis. Fertil Steril. 2008 Jan 4. [Epub ahead of print]

Setiawan VW, Schumacher FR, Haiman CA, Stram DO, Albanes D, Altshuler D, Berglund G, Buring J, Calle EE, Clavel-Chapelon F, Cox DG, Gaziano JM, Hankinson SE, Hayes RB, Henderson BE, Hirschhorn J, Hoover R, Hunter DJ, Kaaks R, Kolonel LN, Kraft P, Ma J, Le Marchand L, Linseisen J, Lund E, Navarro C, Overvad K, Palli D, Peeters PH,

Pike MC, Riboli E, Stampfer MJ, Thun MJ, Travis R, Trichopoulos D, Yeager M, Ziegler RG, Spencer Feigelson H, Chanock SJ. CYP17 genetic variation and risk of breast and prostate cancer from the National Cancer Institute Breast and Prostate Cancer Cohort Consortium (BPC3). Cancer Epidemiol Biomarkers Prev. 2007 Nov;16(11):2237-46.

Spurdle AB, Hopper JL, Dite GS, Chen X, Cui J, McCredie MR, Giles GG, Southey MC, Venter DJ, Easton DF, Chenevix-Trench G. CYP17 promoter polymorphism and breast cancer in Australian women under age forty years. J Natl Cancer Inst. 2000 Oct 18;92(20):1674-81.

Talbott KE, Gammon MD, Kibriya MG, Chen Y, Teitelbaum SL, Long CM, Gurvich I, Santella RM, Ahsan H. A CYP19 (aromatase) polymorphism is associated with increased premenopausal breast cancer risk. Breast Cancer Res Treat. 2008 Oct;111(3):481-7. Epub 2007 Nov 2.

Van der Linden IJ, Heil SG, den Heijer M, Blom HJ. The 894G>T variant in the endothelial nitric oxide synthase gene and spina bifida risk. J Hum Genet. 2007;52(6):516-20. Epub 2007 May 4.

Yang J, Qian LX, Wu HF, Xu ZQ, Sui YG, Wang XR, Zhang W. Genetic polymorphisms in the cytochrome P450 1A1 and 2E1 genes, smoking, drinking and prostate cancer susceptibility: a case-control study in a Han nationality population in Southern China. Int J Urol. 2006 Jun;13(6):773-80.